upasana
das gute Gefühl

3. Auflage

ISBN 3-906410-55-2

Auslieferung Schweizer Buchzentrum, 4601 Olten
D: Libri / IBU / kno. A: Höller, 8641, St.Marein
Gestaltung und Produktion: Atelier Joseph Hanhart SWB
Carouge/Genève

Dieses Buch repräsentiert weder eine bestimmte Lehre
noch einen Lehrer. Es enthält das universelle Wissen
von der Überwindung des Leidens.

sukumar

upasana

das gute Gefühl

Die von Eberhard Bärr
hier erstmals schriftlich festgehaltenen
Erkenntnisse des Yogalehrers Sukumar

EDITIONS HEUWINKEL
CAROUGE / GENEVE • BASEL / NEUALLSCHWIL

Der Herausgeber dankt: Zuerst geht mein Dank **an Edeltraud**, die mit großem Enthusiasmus an der Vorbereitung dieses Buches beteiligt war. Es bleibt ihr Geheimnis, wie viele Vorträge von Sukumar sie in ungezählten Stunden wortgetreu von Tonkassetten zu Papier gebracht hat. Marianne mit ihrem praktischem Denken stand hilfreich zur Seite, als es darum ging, im Teamwork mit Edeltraut und mir das Geschriebene in der deutschen Version in klare Formen zu bringen. Dankbar erinnere ich mich auch an die durchdachten Vorschläge von Agathe, Edwin und Angela, die auch die Verbindungen zum Verleger herstellte. Es ist mir wichtig zu sagen, dass all diese Menschen die Mitwirkung an diesem Buch niemals als Arbeit empfanden, sondern sich einfach freuten, mit etwas beschäftigt zu sein, das ihnen wirklich wichtig ist. Dank auch an den Künstler Abhinandan, den Cousin von Sukumar, der mit seinen 22 Kapitelzeichnungen und dem trefflichen Umschlagaquarell auf feinster indischer Leinwand kostbare Akzente gesetzt hat. Aus der Tiefe meines Herzens geht mein Dank an meinen Lehrer Sukumar, dem ich es verdanke, dass ich diese Worte der Weisheit niederschreiben durfte. Ich verneige mich in tiefstem Respekt.

Eberhard Bärr

Für

Dr. H.R. Nagendra

und

Prof. A. Satyanarayana Shastri

Bangalore, Südindien

Inhaltsverzeichnis

Vorwort

Im Jahr 1991 hatte ich das Glück, einem Menschen zu begegnen, durch den mein Leben erheblich einfacher und friedlicher wurde. Diesen Menschen, Sukumar, traf ich in einem bekannten Yogazentrum Südindiens, wo er Lehrer in einem vierwöchigen Kurs war. Seinen ersten Vortrag werde ich wohl nie vergessen – vor allem werde ich nie vergessen, was dadurch in mir bewegt wurde. Endlich vernahm ich einfache Worte, die Sinn machten und vor allem auch praktischer anwendbar erschienen!

Aus den vier Wochen wurden zwei Jahre in diesem Zentrum. Und auch nachdem wir gemeinsam diesen Ort verließen, wich ich ihm in den folgenden Jahren in meinem Wissensdurst nicht mehr von seiner Seite. Wir ließen uns in einer ruhigen Gegend in den Bergen Südindiens nieder, um uns dort weitgehend unabhängig mit Spiritualität zu beschäftigen.

Im Laufe der Zeit entwickelte es sich dann doch so, dass hier in Indien und später auch in Europa formelle Seminare gehalten wurden. Und dann kam der Gedanke, dass man dieses Wissen, das Sukumar in immer noch sublimerer und einfühlsamerer Weise vortrug und den Zugang in die Herzen seiner Zuhörerinnen und Zuhörer immer noch besser fand, festhalten sollte. Ich begann, seine Vorträge aufzuzeichnen,um sie erstmals in einem Buch zu vereinen. Dies war eine wunderbare Möglichkeit, mich immer wieder aufs Neue intensiv mit diesem Wissen zu beschäftigen.

Dieses Buch hat weder irgendeine Botschaft noch möchte es als Aufruf verstanden sein. Es entstand ganz einfach aus Freude, aus der gleichen Motivation, die auch Sukumar zum Lehren veranlasst, einfach aus dem Wunsch, diesem Wissen nahe zu sein.

Sukumar bereitet niemals einen Vortrag vor oder überlegt, was er sagen soll – er gibt sich einfach seinem innersten Selbst hin und lässt die Worte fließen. Genau dies bedeutet das Sanskritwort upasana: *die Verehrung oder Hingabe nach innen zum Selbst oder einfach zum guten Gefühl.*

Alle hier niedergeschriebenen Worte entspringen dieser Quelle. Die Geschichten und Analogien, die erzählt werden, entstammen der indischen Vedanta-*Lehre, woraus Sukumar in seinen Vorträgen auch Texte zitiert. Das Wissen aber, das eine so direkte und tiefe Wirkung auf die Zuhörerinnen und Zuhörer ausübt, das ohne komplizierte Modelle und Fachbegriffe auskommt, dieses Wissen entspringt einfach dem Zustand der inneren Hingabe und Ruhe.*

Natürlich kann ein Buch nicht gesprochenes Wort ersetzen, niemals Ersatz für die mündliche Weitergabe dieses Wissens sein. Nicht zuletzt deshalb, weil der lebendige Austausch zwischen Lehrer und Schüler im Buch nicht möglich ist. Denn Frage und Antwort sind es, die dieses Wissen lebendig machen. Um sich dieser Lebendigkeit zumindest anzunähern, besteht jedes Kapitel des Buches aus einem Teil mit Fragen und Antworten, der den einführenden Text jeweils nochmals vertieft und hinterfragt.

Sukumar möchte nicht, dass ich hier weiter auf seine Person eingehe, da er die Person, *die das Wissen vermittelt, nicht für wichtig erachtet. Ich bin dankbar, dass ich einen Lehrer fand, dessen erste Absicht, sich dem* Selbst *hinzugeben noch wichtiger ist als das Lehren.*

Eberhard Bärr
Samse, Südindien

प्रातःस्मरण स्तोत्र

प्रातः स्मरामि हृदि संस्फुरदात्मतत्त्वम्
सत्-चित्-सुखं परमहंसगतिं तुरीयम् ।
यत् स्वप्न-जागर-सुषुप्तमवैति नित्यम्
तद् ब्रह्म निष्कलमहं न च भूतसंघः ॥१॥

प्रातर्भजामि मनसो वचसाम् अगम्यम्
वाचो विभान्ति निखिला यदनुग्रहेण ।
यन् 'नेति नेति' वचनैर् निगमा अवोचुः
तं देवदेवमजमच्युतमाहुरग्र्यम् ॥२॥

प्रातर्नमामि तमसः परमर्कवर्णम्
पूर्णं सनातनपदं पुरुषोत्तमाख्यम् ।
यस्मिन् इदं जगदशेषमशेष-मूर्तौ
रज्ज्वां भुजङ्गम इव प्रतिभासितं वै ॥ ३ ॥

This is a beautiful stotra, to be chanted in the early hours of the morning, before sunrise, in an atmosphere which is calm, fresh and full of latent energy, we remember, through the words of this stotra by Adi Shankarachry, our real nature – the Brahma, the Self.

Prata Smarana Stotra

Bei der Morgendämmerung rufe ich mir ins Gedächtnis das Wesen des Selbst, wie es mir, aus sich selbst leuchtend, ins Herz scheint. "Das Vierte" (*Turya*), das ewiges Sein ist, reines Bewusstsein und Seligkeit, – das Ziel der "Höchsten Schwäne" (*heimatlos und frei*).

Das Wesen, das die Zustände von Traum, Wachen und Tiefschlaf beobachtet – diese erhabenste Substanz (*Brahman*) bin ich. Sie ist unteilbar, ohne Teile. Ich bin nicht aus den fünf vergänglichen Elementen zusammengesetzt. Ich bin weder Leib und Sinne, noch was im Leibe ist. (*Antaranga, die Seele*).

Ich bin nicht die Ich-Funktion. Ich bin nicht die Summe der vitalen Atemkräfte. Ich bin nicht intuitives Verstehen (*Buddhi*). Fern bin ich von Familie, fern von Land, Reichtum und andern Gütern dieser Art. Ich bin der Zeuge, der Ewige, das innere Selbst, der Selige. Das bin Ich.

Morgengedicht von Shankara, dem bekanntesten Vertreter der Advaita Vedanta Philosophie. Geboren ca. 700 n.Chr. in Kaladi, Südindien, gestorben ca.750 in Kedarnath, Nordindien.

Einleitung

Es war einmal ein Vogel, er hieß "Videha", der sich unendlich im Himmel vergnügte und ohne jeglichen Grund glücklich und zufrieden war. Er hatte zwei Flügel namens "Jnana" und "Vairaghya", das bedeutet Weisheit und Losgelöstheit. Zuweilen war er ganz im Geschehen, welches er durch seine eigene Vorstellungskraft erschuf, und doch blieb er unberührt von all dem.

Ganz natürlich glitt er durch den Luftraum, wie ein Adler, hoch am Himmel, ohne die Notwendigkeit, auch nur mit den Flügeln zu schlagen. Im Flug legte er drei Eier. Durch die Reibung, die durch die Fallgeschwindigkeit entstand, brachen die Eierschalen auf, und alle drei Küken schlüpften aus.

Dem ersten Vogel war es gar nicht bewusst, dass er fiel. In seiner Unwissenheit machte er eine Bruchlandung und befand sich in einem völlig erbärmlichen Zustand. Mit gebrochenen Flügeln kam er nach einiger Zeit wieder zu Bewusstsein, nur um seine schrecklichen Schmerzen und sein Leid wahrzunehmen. Er wusste nicht, was er tun sollte, um dieses Leid zu überwinden. Als sein Zustand sich etwas verbesserte, empfand er Hunger und begann, nach lebenden Kreaturen auf dem Boden zu suchen, die seinen Hunger stillen könnten. Und so hat er einen Sinn des Lebens gefunden. In der Gemeinschaft der anderen

Vögel, die ihm ähnlich waren und sich gleich verhielten, vergaß er seine ursprüngliche Herkunft vollkommen – und seine Möglichkeit zurückzufliegen.

Der zweite Vogel nahm die ganze Situation zwar bewusst wahr, befand sich aber trotzdem in völlig hilflosem Zustand. Starr vor Angst machte er ebenfalls eine Bruchlandung. Als auch er sein Bewusstsein wieder erlangte, um seine Schmerzen und sein Leiden wahrzunehmen, fing er an, darüber nachzudenken, wie er dieses Unglück überwinden könnte. Vage erinnerte er sich an die Mutter, sah nach oben in Erwartung ihrer Hilfe und verspürte einen inneren Drang zurückzufliegen. Mit großem Einsatz und vielen Schmerzen erkundete er die Möglichkeit des Fliegens und erkannte diese in seinen beiden Flügeln. Er lernte höher und höher in die Lüfte zu steigen und kehrte vielleicht zu seiner friedvollen Herkunft zurück.

Der dritte Vogel war weise. Noch während des Fallens wurde er sich der Situation völlig bewusst, und durch seine Intelligenz entdeckte er die Möglichkeit des Fliegens. Er lernte seine Flügel auszubreiten und zu benutzen, um noch vor dem Fall, zurück zu seiner Herkunft zu fliegen.

Viele Menschen sind unglücklicherweise wie der erste Vogel, völlig verfangen in der materiellen Welt, ständig bemüht, Erfüllung in Genüssen zu finden. Sie benutzen all ihre Intelligenz, nur um sich ihre Verlangen zu erfüllen. Menschen, die zu dieser Kategorie gehören, sind schlau, egoistisch, effizient und benutzen die Welt zu ihrem Vorteil. Andererseits geben sie der Welt die Schuld an ihrem Leiden und Unglück. Spiritualität spielt nur eine geringe Rolle im Leben solcher Menschen. Im besten Fall werden sie blind einige Götter und Göttinnen verehren, von denen sie sich etwas moralischen Trost erhoffen.

Sehr selten werden Menschen der dritten Kategorie geboren. Sie verfügen über große Gelassenheit und sind leidenschaftslos. Ohne durch großes Leiden gehen zu müssen, sind sie schon durch einen kleinen Hinweis fähig, die Wahrheit zu erkennen. Aus diesem Zustand der Beständigkeit .werden sie den Rest ihres Lebens ohne Probleme verbringen.

Die Menschen der zweiten Kategorie sind intelligent, emotional und sensibel den Geschehnissen der Welt gegenüber. Innerlich reagieren sie stark auf das sogenannte Böse und Schlechte dieser Welt. Mit dieser Einstellung schaffen sie in ihrem Inneren Gewalt, die keinen Ausdruck findet. Auf Grund moralischer Werte, an die sie sich gebunden fühlen, entsteht daher Selbstunterdrückung, Stress und Leid. Solche Menschen sind sensibel genug, ihr eigenes Leid zu erkennen. Sie ahnen einerseits, dass sie in der Welt nicht die Erfüllung finden können, aber andererseits wissen sie nicht, was zu tun ist. Für diese Menschen ist dieses Buch geschrieben.

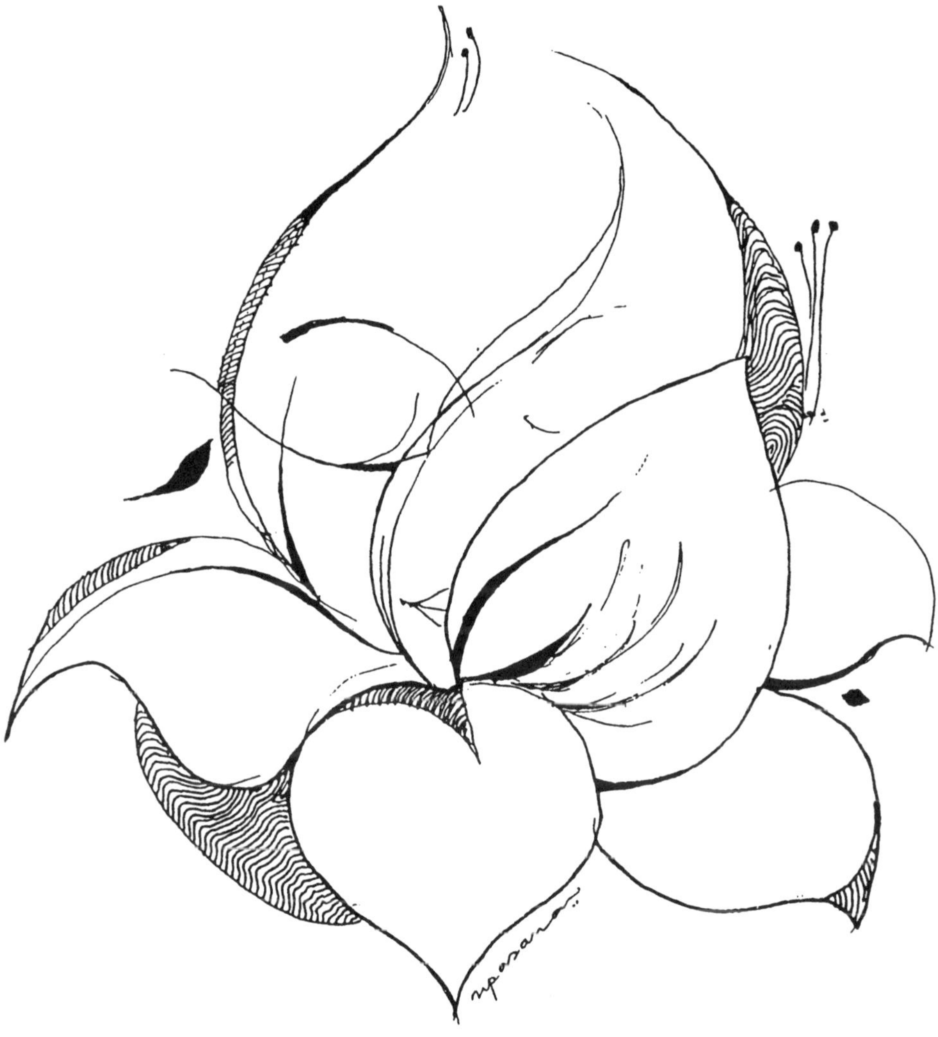

Sich gut fühlen

1.

Sich gut fühlen

Was bedeutet Glück?... Das gute Gefühl aufrecht erhalten... Rechtfertigung des Leidens... Lebensprobleme... Leben, um sich gut zu fühlen... Dein Gefühl und die Welt... Glück aus der Distanz... Glück ohne Abhängigkeit... Der Welt Gutes tun

Glück? Was bedeutet das für uns? Unsere Vorstellungen von Glück sind ganz unterschiedlich. Meist ist die Vorstellung von Glück aber verbunden mit unseren Begabungen und Fähigkeiten, dem materiellen Besitz oder dem sozialen Status.

Beobachte einmal ganz nüchtern einen Tag und stelle dir selbst die Frage, wie er war. Worauf basiert deine Beurteilung des Tages? Manchmal erledigst du alle Dinge mit großer Leichtigkeit, obwohl du auf Probleme gestoßen bist. Wenn du dich in einer guten Verfassung befindest, fällt es dir leicht, mit allem umzugehen, einfach, weil du ein gutes Gefühl in dir hast. Du denkst positiv, du bist gelassen, und deshalb ist es für dich einfach, mit den Dingen umzugehen. Du kommst nach Hause und sagst: *"Heute war ein guter Tag."* Es gibt auch Tage, an denen nicht viel passiert: Du bist vielleicht viel im Haus, hörst Musik, liest ein schönes Buch oder schläfst, du hast Zeit für dich. Es gab keine Probleme, aber am Ende des Tages hast du doch das Gefühl, dass es nun doch kein besonders guter Tag war... Es hätte für dich besser sein können. Du hast dich einfach *nicht gut gefühlt*. Der Geist[1] war vielleicht zu unruhig und du hattest viele Gedanken, du hast dir Sorgen gemacht und das hat dich erschöpft und viel Energie gekostet. Daher kam das *Gefühl*, dass es kein besonders guter Tag war.

So wie du dich dem Leben gegenüber fühlst und wie erfüllt du lebst, das allein ist wichtig. Um dieses gute Gefühl aufrecht zu erhalten, tust du endlos viele Dinge. Betrachte all die Dinge die du bereits besitzt, und sieh andererseits was du alles noch kaufen möchtest!

Industrie und Dienstleistungsgewerbe produzieren immer mehr, um neue Wünsche in dir zu erwecken. Dies erlaubt dir nicht, die Zufriedenheit zu finden. Immer wieder heiβt es: „Hier gibt es etwas Neues! Du kannst es dir noch schöner machen!" Trotz der Tatsache, dass dich vieles umgibt, was dir das Leben angenehm gestalten kann, fühlst du dich nicht wirklich gut. Diese äußeren Annehmlichkeiten machen dich immer verletzlicher. Schon sehr kleine Dinge, wie eine dir nicht genehme Temperatur oder die harte Matratze können dir Unannehmlichkeiten bereiten, und du fühlst dich nicht mehr wohl. Alles muss perfekt sein! Nur eine Kleinigkeit stimmt nicht, und schon bist du schlechter Laune: du wirst immer schwächer, immer verletzlicher, deine Fähigkeit, mit den Veränderungen des Lebens zurecht zu kommen, stirbt langsam ab.

Du bist allerdings schlau genug, den dadurch entstehenden Leidensdruck zu rechtfertigen. Einen Grund außerhalb von dir

---

[1] In diesem Buch wird das englische Wort "mind" entweder mit "Geist" oder mit "Verstand" wiedergegeben, je nach Bedeutungsschwerpunkt. Ein für "mind" völlig gleichbedeutendes Wort existiert im Deutschen nicht.

zu finden, das ist bequemer: Du leidest, weil dein Partner dich stört, dein Nachbar zu laut ist oder dein Boss dich nervt. Die Welt ist nicht okay für dich. Irgendwo in der Welt passiert immer etwas, was dir nicht gefällt.

Nehmen wir einmal an, du machst eine Liste über alles, was dich stört. Schreibe einen Monat lang alle Missstände auf, die für dich in dieser Welt bestehen. Stelle dir nun vor, eine Weile sei die Welt so, wie du sie dir als perfekt vorstellst. Für eine Weile würdest du "Ja" sagen. Aber am zweiten Tag würdest du auch in der perfekten Welt etwas finden, von dem du sagen würdest: "Das könnte besser sein. Hier und da könnte man noch etwas verändern", und deine Klagen würden wieder beginnen. Der Geist wird dann wieder unruhig. Du gehst durch einen Leidensdruck auch ohne äußeren Anlass, weil der Leidensdruck in dir ist. Sehr schnell findest du einen anderen Grund, dein Leid zu rechtfertigen. Es hört nicht auf. Selbst wenn du die Möglichkeit hättest, jede Situation nach deinem Wunsch zu verändern, so würde dich dies dennoch nicht von deinem Leid befreien.

Ein Leben ohne Probleme zu erwarten, ist nicht die Lösung für die Herausforderungen des Lebens. Die Lösung ist, mit diesen Problemen richtig umzugehen. Wenn du das lernst, wird ein Problem schwächer. An den Tagen, an denen du mit guter Laune aufwachst, sind Probleme schwach und klein. Sie sind nicht gelöst, die Situation hat sich nicht geändert. Dies bedeutet, dass deine persönliche Verfassung die Intensität des Problems bestimmt. Wenn du das verstehst, eröffnen sich dir praktische Möglichkeiten, mit den Problemen umgehen zu können. Bist du guter Laune und fühlst dich wohl, dann hast du die Stärke, mit den Herausforderungen des Lebens umzugehen. Dieses Gesetz ist anwendbar auf den gesamten psychischen Bereich des Leidens.

Es gibt natürlich auch die rein praktischen Probleme, bei denen jeder weiß, was zu tun ist. Wenn du Schmerz verspürst, wenn du Hunger hast oder durstig bist, wenn dein Haus brennt, dann ist das ein praktisches Problem. Hier liegt die Lösung meist in einer bestimmten, zielgerichteten, pragmatischen Handlung. Aber dieser Problembereich bereitet dir im Allgemeinen keine unüberwindlichen Sorgen.

Der größte Teil des Leidens gehört in den Bereich der Emotionen. Die emotionalen und sentimentalen Probleme kannst du nicht überwinden, indem du handelst. Wenn das gute Gefühl im Leben verloren geht, multipliziert sich das Leid.

Wenn du zur Quelle aller Erfahrungen gehst, erkennst du die einfache Tatsache: Du fühlst dich gut oder du fühlst dich nicht gut in einer bestimmten Situation. Angefangen vom unbewussten Atmen bis hin zur intelligentesten und bewusstesten Handlung wie Meditation, geschieht alles nur in der Absicht, vom schlechten Gefühl loszukommen oder ein gutes Gefühl zu intensivieren. Du tust alles nur, um dich gut zu fühlen. Das klingt sehr einfach und ist es auch. Betrachte alle deine Handlungen, und du wirst feststellen, dass du alles in dieser Absicht tust.

Niemand kann dieses einfache gute Gefühl vollkommen erklären. Alles im Leben bekommt seine Bedeutung auf Grund dieses Gefühls. Alles, was du in dieser Welt liebst, angefangen vom Partner, über dein Auto bis zu dem Baum im Garten, trägt zu diesem guten inneren Gefühl bei. Also liebst du eigentlich dieses Gefühl in dir. Du tust alles, um dieses gute Gefühl zu behalten. Es ist der bestimmende Faktor deines Lebens. Das kannst du nicht beweisen oder demonstrieren. Es beweist sich aus sich selbst. Es ist rein subjektiv. Du erfährst das Gefühl. Du brauchst nichts von außen, um es wahrzunehmen.

So wie das Gefühl ist, so siehst du die Welt. Mit dem guten Gefühl ist die Welt schön, wenn das gute Gefühl verloren ist, erscheint die Welt schrecklich. Es ist an sich nicht greifbar, aber es bestimmt die Qualität deiner Emotionen, deines Verstandes und deines ganzen Lebens. Es ist der bestimmende Faktor für ein glückliches Leben, und der liegt ganz in dir selbst. Du brauchst nichts, um das zu betrachten. Auch jetzt ist das Gefühl in einem gewissen Ausmaß da. Wie fühlst du dich jetzt? Verbinde dich mit dem Gefühl!

↬ *Was genau ist dieses Gefühl ?*

Du kennst ein Gefühl der Zufriedenheit, und das willst du immer wieder. Du hast es aller dings niemals direkt betrachtet. Anstatt es direkt zu betrachten, mit dem Wissen, *dass es in dir ist,* hast du dieses Gefühl fälschlicherweise mit einer Tasse Kaffee, mit deinem Partner, mit Alkohol, mit Fußball, mit allen möglichen Genüssen verbunden, von denen du denkst, sie würden dich glücklich machen. Du hast dir angewöhnt, das Glück als etwas anzusehen, was von außen kommt. Die Vorstellung, glücklich zu sein, ist niemals mit dem "Jetzt" verbunden. Dadurch betrachten wir das Glück immer aus der Distanz, schieben es vor uns her, so dass es niemals richtig zu uns kommen kann.

*Spiritualität *)* zeigt dir einen Weg, dieses Glücksgefühl zu bekommen ohne äußere Abhängigkeit, ohne Alkohol, ohne Kaffee, ohne Drogen, ohne Sex – ohne das alles. Du kannst es direkt bekommen und dann auch erkennen. Wenn du es einmal in seiner Fülle direkt erkannt hast, dann bist du ein veränderter Mensch.

---

*) Siehe Seite 53

➪ *Wie kann ich mich mit diesem Gefühl verbinden ?*

Du kommst nur dahin über Entspannung, Loslassen oder Hingabe. Für intellektuelle Menschen ist es Loslassen, für die emotionalen Menschen ist es Hingabe, für sehr hektische Menschen ist es Entspannung. Es ist das Gleiche. Es ist einfach da, wenn wir entspannen. Was immer du in der Welt wahrnimmst, das ist in dir. Du musst nur lernen, nach innen zu gehen. Du bist schon immer das gewesen, was du suchst. Das erscheint uns unglaublich, und wir können uns nicht vorstellen, dass es so leicht und so direkt sein kann. Denn wo wäre dann der Sinn all unserer intellektuellen Spiele?

Das uns ureigene Gefühl ist eine absolute Bedrohung für unseren Intellekt. Wir nähren und stärken unseren Intellekt mit komplizierten Fragen und Gedanken. Das Problemm ist, dass wir die Fähigkeit verloren haben, die Wahrheit in ihrer Einfachheit zu akzeptieren.

➪ *Ist das nicht Egoismus, wenn man nur auf sein eigenes gutes Gefühl schaut ?*

Es gibt keine Handlung, die du außerhalb dieses Ego-Rahmens tun kannst. Selbst wenn du anderen Menschen hilfst, frage dich, warum du hilfst und was passiert, wenn du anderen nicht hilfst. Dann bekommst du nämlich Schuldgefühle. Wenn du dich schuldig fühlst, fühlst du dich nicht gut. Weil du dich gut fühlen willst, hilfst du anderen. Immer wieder und auch in solchen Handlungen suchst du das gute Gefühl.

↬ *Wenn es durch Ungerechtigkeit Menschen in der Welt schlecht geht, dann helfe ich ihnen doch nicht meinetwegen ?*

Wenn du dich über die Ungerechtigkeit ärgerst, fühlst du dich nicht gut. Du möchtest von dem unguten Gefühl loskommen, deswegen hilfst du. Es heißt ja nicht, dass du der Welt nicht helfen sollst. Es soll nur klar sein, dass du es für dich selbst tust. Das ist der Einfluss des großen Ego, wenn du denkst, du hilfst der Welt. Sei bescheiden und sage, dass du es für dich tust. Die Welt ist für dich eine Möglichkeit, Gutes für dich selbst zu tun. Das ist Demut und Bescheidenheit. Es ist nicht einfach, bescheiden zu sein. Das Ego hört es so gern, dass du Gutes für die Welt tust. Wenn du so denkst, schmeichelt das dem Ego. Du tust alles für dich selbst. Mit diesem Wissen gehe und tue der Welt Gutes! Sei demütig. Dann hast du keine Probleme. Dann findest du keine Fehler in der Welt. Du wirst Gutes tun, wo es angebracht ist. Erwarte nicht von der Welt, dass sie so aussieht, wie du das für richtig hältst. Die Notwendigkeit einzusehen, dass Hilfe gebraucht wird, und dann zu handeln, ist Mitgefühl. Wo Hilfe angebracht ist, tue es aus Mitgefühl und mit dem Wissen, es für dich zu tun. Dein Selbst ist verbunden mit jedem anderen Selbst. Deswegen sind wir so sensibel für das Leid anderer. Wenn du eine Möglichkeit hast, etwas zu tun, tu es – für dich. Hilf dir selbst erst einmal und sei friedlich in dir selbst. Wenn du dann der Welt helfen willst, tu es! Das ist eine harmlose Selbstsucht.

↳ *Wenn ich in Wald und Feld, in der freien Natur bin, geht es mir immer gut. Kann ich das gute Gefühl auch erreichen, ohne in der Natur zu sein ?*

Du hast die Möglichkeit, es noch viel besser zu erleben, als wenn du in der Natur bist. Wenn du es einmal erfahren und erkannt hast, kann das Gefühl mit dir und du mit dem Gefühl unbeschränkt weiter wachsen. Es gibt da kein Ende.

Alle Genüsse sind beschränkt, denn ab einem bestimmten Punkt kannst du sie nicht mehr steigern. Du kannst z.B. nicht immer mehr Eiscreme essen um dich besser und besser zu fühlen. Überall gibt es den Punkt, wo dem Genuss ein Ende gesetzt ist. Auch beim Spazierengehen und Wandern in der Natur ist das so, irgendwann hältst du an, und es ist genug für dich. Wenn du aber zu diesem direkten Gefühl kommst, gibt es keine Grenzen. Du wirst nie genug davon bekommen.

Wenn du in diesem Zustand lebst, unabhängig von der äußeren Welt, kann alles nur zu deinem Besten geschehen. Was du tust, wenn du glücklich bist, das ist das Beste, was du überhaupt tun kannst. Aus diesem Gefühl heraus kannst du auch der Welt und den anderen Menschen helfen. Dann ist es für die Menschen genug, wenn du einfach da bist. Genauso wie ein Depressiver in anderen Depressionen auslösen kann, fühlen sich Menschen um dich herum gut, weil du dich gut fühlst. Auch die großen christlichen Lehrer kannten diesen Zustand des Friedens. Jesus und Franz von Assisi reden darüber. Wenn du in dem Zustand bist, bist du zufrieden und ausgeglichen. Es spielt dann keine Rolle, ob du allein oder mit jemand anderem zusammen bist.

➪ *Ist es Manipulation, wenn ich das Glück durch Naturerlebnisse, Liebe, Kunst usw. erfahren will ?*

Ja, das ist Manipulation, es ist eine innere Manipulation. Denn in Wirklichkeit bist du unabhängig von Menschen, äußeren Umständen usw. Relativ gesehen ist das Naturerleben zwar positiv und besser als der Genuss von Alkohol oder anderer Stimulationen. In den hiesigen Breitengraden gibt es aber doch vier Monate Winter, in denen du vielleicht nicht so ohne weiteres in die freie Natur gehen kannst. Du vermisst dann den Sonnenschein. Da fängt das Problem an, wenn du etwas vermisst.

Wenn du die Möglichkeit hast, direkt in dieses Gefühl zu gehen, dann bist du wirklich unabhängig. Wenn du Probleme hast in deiner Beziehung, und du setzt dich in den Wald, dann erscheint dir der ganze Wald traurig. Es hängt von der Einstellung deines Geistes ab, ob du Freude im Wald empfindest oder nicht. Wir versuchen ständig, Glück zu bekommen durch das, was wir tun. Manchmal gelingt es, manchmal nicht. So ist das Leben. Was mir Glück bringt, das liebe ich – was mir kein Glück bringt, das hasse ich. Wir leben zwischen Ablehnung und Verlangen. In der Spiritualität lernst du, glücklich zu sein ohne Grund. Das Glück ist in dir – du lernst, in dieser Freude zu leben. Du lernst, alles mit einem freudigen Gefühl zu tun. Es ist ein großer Unterschied, ob du alles tust, um ein gutes Gefühl zu bekommen, oder ob du alles aus diesem guten Gefühl heraus tust.

Dann ist da auch keine Angst oder Sorge mehr. Selbst wenn du versagst, spielt das keine Rolle. Als wir noch ganz kleine Kinder waren, hatten wir keine Vorstellung vom Gewinnen und Verlieren. Das Spiel kam aus der Freude. Die Vorstellung vom Gewinnen und Verlieren wurde uns später anerzogen. Dadurch war Freude nur noch mit dem Gewinnen verbunden. Deshalb kamen Ehrgeiz, Angst und Sorge ins Spiel.

So ist es auch im Leben, das Spielerische in uns ging verloren, und wir wurden ernsthaft. Du kannst nicht mehr unentwegt ernsthaft sein, wenn du ein spiritueller Mensch bist. Das ganze Leben wird spielerisch, wenn du lernst, innerlich glücklich, freudevoll und zufrieden zu sein. Die Ernsthaftigkeit des Lebens entsteht dadurch, dass wir unser Glück von der Welt abhängig machen.

↳ *Wir reden immer nur über das gute Gefühl. Was mache ich mit den schlechten Gefühlen ?*

Es gibt eigentlich keine guten und schlechten Gefühle. Es sind nicht viele Gefühle. Es ist nur *ein* gutes Gefühl. Wenn sich das vermindert, empfindest du das als schlechtes Gefühl. Dann reduziert es sich in seiner Intensität. Wenn das gute Gefühl nicht da wäre, könntest du das schlechte Gefühl nicht erkennen. Es könnte ja immer noch schlimmer sein, was bedeutet, dass das gute Gefühl auch da ist. In Wirklichkeit vermehrt oder vermindert sich das Gefühl nicht. Die Sonne scheint nicht weniger intensiv, wenn sie hinter Wolken verborgen ist. Wenn du über den Wolken bist, weißt du, dass die Sonne immer scheint.

↳ *Ist das Sich-gut-fühlen göttlich ?*

Was du göttlich nennst, das bist du. Du bist nicht ein Teil des Göttlichen, sondern in deiner Quelle bist du selbst göttlich. Du realisierst dies, je mehr du dich mit diesem Gefühl verbindest. Du hast nun eine Vorstellung von Gott und hast großen Respekt vor ihm. Diese Vorstellung ist eine moralische Unterstützung für unsere Existenz. Was existiert ist nur das

Göttliche, in dem alles existiert. Dies hat keinen Anfang, kein Ende, keine Ursache und keinen Grund.

Das Göttliche existiert aus sich selbst heraus, ohne die Vorstellung der Getrenntheit. Ich und du, wir alle und alles existieren in diesem Göttlichen. Das ist unsere wahre Natur, und das können wir realisieren. Wenn du dich mit dieser Quelle verbindest, weißt du, dass wir alle in diesem Göttlichen sind. Du verschmilzt dann mit dem großen ICH, in dem alle Ichs existieren.

Das bedeutet *Upasana* – die Verehrung des Göttlichen, die Verehrung des Selbst,*) das sich durch dieses *gute Gefühl* in dir ausdrückt.

---

*) Vergleiche Fußnote Seite 89

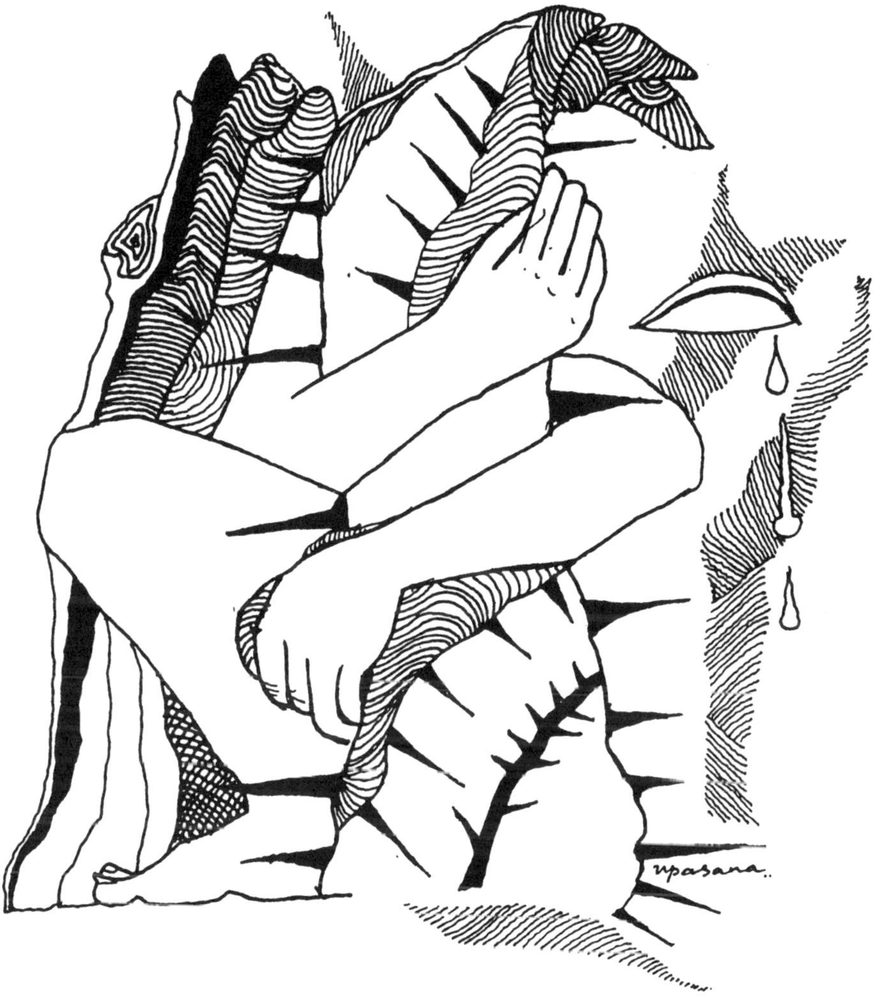

Leiden

2.

Leiden

Klagen über mich oder die Welt... Das Problem liegt in dir... Depression...

Emotional oder pragmatisch sein... Leid loslassen...

Positive und negative Emotionen... Selbstmitleid... Akzeptanz...

Mitfühlen oder Mitleiden... Emotion und Gefühl...

Entspannung... Stimmungsschwankungen... Mangelndes Vertrauen...

Da war ein Mann, der hatte eine sehr seltsame psychische Krankheit. Er hatte die Angst, er sei ein Weizenkorn. Aber nicht nur das, all die anderen Menschen auf der Welt sah er als Hühner, die ständig versuchten, ihn zu fressen. Stell dir dieses Schicksal vor!

Er endete in einer psychiatrischen Anstalt, wo er sich auch ständig irgendwo versteckt hielt: hinter der Gardine, unter dem Tisch usw. Das Problem bestand darin, dass er einerseits vor allen Menschen Angst hatte, weil er dachte, sie wollten ihn essen, andererseits aber nicht allein sein konnte. Er hatte Angst vor dem Alleinsein, er hatte Angst vor der Dunkelheit. So ging er durch Qualen.

Sein Psychiater wusste, dass es sich um ein psychisches Problem handelte, welches in der Außenwelt so nicht existiert. Er rief ihn jeden Tag zu sich und gab ihm Ratschläge: Sieh mal, mein Freund, du bist kein Weizenkorn, du bist wie jeder andere. Sieh in den Spiegel, du hast Augen, du hast ein schönes Gesicht, du kannst reden, du kannst gehen, du kannst viele Dinge tun. Ein Weizenkorn könnte das nicht. Du bist kein Weizenkorn, du bist ein Mensch. Der Patient hörte sich das alles an und sagte: "Ja, Herr Doktor, ich verstehe sehr gut, was sie sagen, aber warum können Sie nicht verstehen, dass ich immer noch ein Weizenkorn bin?"

Irgendwann gaben die Ärzte ihre Bemühungen auf. Sie glaubten nicht mehr an eine Heilung. Nach einigen Tagen war der Arzt überrascht, als er den Patienten sehr entspannt und ruhig im Flur sah. Da dachte der Doktor, seine Bemühungen hätten nun Erfolg gehabt. Er sah die Veränderung und fragte ihn, was geschehen sei. Der Patient sagte ihm: "Ich bin okay, ich weiß jetzt, dass ich kein Weizenkorn bin. Ich bin ein Mensch. Ich kann sprechen, ich kann gehen, ich kann viele Dinge tun." Der Arzt war sehr glücklich und sagte ihm, er könne nun nach Hause gehen.

Der Patient packte sofort seine Sachen und wollte gehen. Als er die Tür nach draußen erreichte, rannte er zurück zum Arzt und rief: "Hilfe, Hilfe." Da sagte der Doktor: "Was ist los, bist du wieder ein Weizenkorn?" "Nein", sagte der Patient, "Ich bin kein Weizenkorn, aber die Hühner da draußen, die wissen das nicht und die jagen mich immer noch."

Die meisten von uns sind wie der Patient in dieser Geschichte. Es ist das gleiche Problem in uns, das sich nur immer anders darstellt. Ich bin nicht okay, ich habe Schuldgefühle und ich klage mich selbst an, ich kritisiere mich selbst und verfange mich in Schuldgefühlen. Ich habe eine schlechte Meinung über mich selbst, ich habe Komplexe, und das wird zur Grundlage vieler Probleme. Es gibt aber andererseits auch viele Menschen, die beschweren sich nicht über sich selbst. Sie sagen, sie selbst seien okay, aber die Welt habe viele Fehler. Die Welt sei nicht okay, dieses und jenes stimme nicht. Sie finden überall Fehler und sind voller Beschwerden über den Zustand der Welt. Entweder hast du Klagen über dich selbst, oder du hast Klagen über die Welt. Das Problem hinter beiden Möglichkeiten ist das gleiche. Solange du dich beklagst, kannst du nicht glücklich sein.

Vielleicht hast du nur ein ganz einfaches Problem, einen ständigen Schmerz in einem Gelenk, oder du hast niemals genug Geld, oder du meinst nicht gut genug auszusehen, oder du kommst mit deinem Partner oder mit deinem Nachbarn nicht aus. Du beklagst dich vielleicht über das schlechte Wetter, über Katastrophen in der Welt, über Hungersnöte, über Ausbeutung, darüber, dass du zu alt bist oder dein Haus nicht mehr modern ist. Du reagierst emotional und leidest darunter. Der Grund deines Leidens ist dabei nicht so wichtig, dass du leidest, das ist eine Tatsache.

Du hast so viele Probleme, und wenn ein Problem gelöst ist, nimmt das nächste Problem schon dessen Platz ein.

Jetzt kommt der Gedanke, etwas zu verändern: Ich kaufe mir ein neues Haus, wechsle die Firma oder suche mir einen neuen Partner. Du denkst, dass du das Problem so lösen kannst. Irgendwann wirst du dann aber herausfinden, dass sich dadurch das Problem nicht löst. Das gleiche Problem taucht immer wieder auf in verschiedenen Lebensbereichen. Das passiert so lange, bis du realisierst: "Das Problem ist eigentlich in mir!" Für ein Problem, das *in dir* liegt, kann die Lösung nicht von außen kommen.

Du kennst das Gefühl der Depression bis zu einem gewissen Ausmaß. Der Geist wird "hässlich" und zieht plötzlich alle kleinen Probleme aus allen Ecken auf sich, vergrößert sie durch seine Vorstellungskraft und schafft dadurch großes Leid. Die kleinsten Probleme erscheinen im Zustand der Depression riesengroß. Sie vergrößern sich durch die Kraft des negativen Geistes. Du bist hilflos und leidest. Wenn du aus der Depression herauskommst, dann lässt der Geist all diese Probleme fallen und du fühlst dich wieder besser. Du realisierst, dass die Probleme eigentlich gar nicht so groß sind. Die emotionalen und sentimentalen Probleme deines Lebens sowie die Probleme, die auf Grund deines eigenen Wertesystems bestehen, sind direkt abhängig vom Zustand deines Geistes. Wenn du die innere Kraft hast, mit diesen Problemen umgehen zu können, dann verlieren sie ihre Intensität. Weil du stark bist, verringert sich das Problem, und dadurch wird es leichter, mit Situationen umzugehen. Dies trägt zur Freude und Erfülltheit deines Lebens bei.

Wenn du dir ein Leben ohne Probleme wünschst, dann ist das unrealistisch. Auch wenn deine Wünsche gut und edel sind, dass es jedem in der Welt gut gehen möge und nur noch Frieden herrsche, – das ist unmöglich! Ob du in deinen Absichten pragmatisch oder emotional bist, das macht hier den großen Unterschied. Wenn du emotional wirst, geht deine praktische Handlungsfähigkeit verloren und du leidest. Wenn du mit den Schwierigkeiten im Leben praktisch umgehst, gibt dir dies die Stärke, die Dinge zu tun, die dir möglich sind. Sich ohne Aufregung den Problemen zu stellen, innerlich gleichmütig zu bleiben, ist das, was den wirklichen Erfolg im Leben ausmacht.

Wenn du dem Leid einen Stellenwert in deinem Leben gibst, dann kann dir niemand helfen. Wenn du aber vom Leiden des Lebens wirklich loskommen möchtest, dann kann dir Spiritualität eine Antwort geben.

In dem Haus meiner Großeltern war ein Gemälde, das einen Mann darstellt, der einen Baum umarmt, der voller Dornen ist. Er hält sich daran fest und ruft "Hilfe"! Er denkt, der Baum hält sich an ihm fest. Er muss nur realisieren, dass er selbst die Möglichkeit hat, den Baum zu verlassen. Genauso ist es mit deinen Problemen. Du wählst das Leiden und erhältst es aufrecht in der Vorstellung, es sei edel und gerecht. Wenn du die ganze Welt frei vom Leid sehen möchtest, dann musst du *bei dir* beginnen! Lerne, selbst frei vom Leiden zu sein und dies wird auch anderen diese Möglichkeit aufzeigen. Wenn du frei vom Leiden bist, hast du die Möglichkeit, wirklich praktisch der Welt zu helfen.

Wenn ein Arzt übersensibel und emotional ist, kann er keine Operation erfolgreich durchführen, denn er wird nervös. Die grundlegende Klarheit, um ein lebenswertes Leben zu führen, bekommst du nur, wenn du dich vom Emotionalen[2] zum Praktischen hin bewegst. Du betrachtest viele Dinge oft zu emotional und verlierst dadurch die Klarheit.

Die meisten Probleme werden durch Emotionen unnötig verschlimmert. Du bist bestrebt, die positiven Emotionen wie Mitgefühl, Freundlichkeit und Großzügigkeit in dir zu verstärken. Du kannst aber nicht erwarten, dass in dir nur gute Emotionen wachsen. Positive und negative Emotionen wachsen gleichzeitig. Es gibt keine Möglichkeit, nur die positiven Emotionen zu stärken. Zunächst musst du verstehen, dass man Emotionen überhaupt nicht verstärken soll! Wenn sich die Emotionen abschwächen, dann verweilen von selbst zunehmend nur

---

[2] Vgl. Kp. 12

langsame und sanfte Emotionen in dir. Es ist praktischer, wenn wir die Angewohnheit überwinden, in allen Situationen emotional zu reagieren.

Wenn eine Straße voller Dornen ist, wäre eine Möglichkeit, sie zu kehren. Die einfachere Lösung ist, sich einfach Schuhe anzuziehen. Das Problem ist noch da, aber es betrifft dich dann nicht mehr. Wenn du Schuhe trägst, dann kannst du auch die Straße kehren – ohne Probleme. Versuche zunächst, dich selbst zu sichern und stark zu machen, dann wirst du nicht verletzt.

Die Tendenz zum Selbstmitleid erlaubt es dir nicht, Hilfe anzunehmen, die vom Leid befreien kann. Du vermehrst das Leid mit noblen Ideen wie z. B.: Ich leide, weil mein Nachbar leidet. Wenn du daran festhältst, dann gerätst du in den Zustand des Selbstmitleides. Wenn das der Weg ist, an den du glaubst, dann kann dir niemand helfen, dem Leid zu entfliehen.

Wenn du deinen Vorstellungen nachhängst, wie die Schöpfung und das Leben *sein sollten*, stoppst du den Fluss des Lebens und bleibst hängen. Du wirst clever und kritisch, und so entsteht Leid für dich.

Die Natur sorgt für sich selbst. Wir haben nicht genug Vertrauen, uns in diesen Plan mit einzubeziehen. Wir denken, wir seien verantwortlich für die Welt und für uns. Das was wir tun, ist Inhalt des Gesamtplanes der Natur. Alles ist perfekt, es gibt nichts zu verändern. Wenn du entspannt bist, dann kannst du diesen Standpunkt auch akzeptieren. Es ist sehr wichtig, dies zu wissen, sonst nimmst du jedes Lebensproblem persönlich. Ein Problem an sich hat keine Kraft, die Kraft hat es nur, wenn du sie ihm gibst. Wir sind Experten darin, jedes Problem in der Welt sehr persönlich zu nehmen. Selbst das, was mit der Erde geschieht und mit der Menschheit sehen wir als unsere persönliche Angelegenheit.

Es gibt tausend Gründe zu leiden, und wir denken, wir müssten die Welt vom Leid erlösen. Es kann auch sein, dass Religionen dem Leid einen gewissen Stellenwert verleihen. Das ist eine große Last und moralische Verantwortung, denn du kannst nicht glücklich sein, bevor die ganze Welt glücklich ist. Jeder denkt, dass er nicht glücklich sein darf, bevor nicht die ganze Welt glücklich ist. Das ist die Hölle. Es ist so, als wenn tausend Menschen im Wasser zu ertrinken drohen, jeder den anderen retten will, aber keiner weiß, wie man schwimmen kann.

➭ *Die einfache Antwort ist also nicht nur "entspanne", sondern "akzeptiere"?*

Du kannst nicht akzeptieren, wenn du nicht entspannt bist. Alles positiv sehen, lieben und vergeben, kannst du nur in einem inneren Zustand, der schön und angenehm ist. Ohne Entspannung ist Spiritualität ein unnützes Wissen. Je entspannter und wacher du bist, um so größer ist die innere Klarheit und Sensibilität und um so handlungsfähiger und pragmatischer bist du auch.

All die positiven Eigenschaften wachsen in dem Ausmaß, in dem du zu entspannen lernst. Entspannung bedeutet, sich leicht zu fühlen, mit einem gelassenen Geist, der hellwach ist. Das ist die Antwort auf deine Probleme und auch das Ende deiner Suche. Bei allem, was du tust, suchst du eigentlich nur das. Du nennst es Glück, Schönheit, Freude oder Liebe. Es sind verschiedene Namen für den gleichen Inhalt.

Wenn ein geliebter Mensch leidet, kann ich mich doch nicht distanzieren ?

Wenn ein geliebter Mensch leidet, dann ist es nur natürlich, dass du ihm hilfst. Aber die Frage ist, warum *du* leiden solltest, wenn ein anderer leidet. Gibt es ein Gesetz, das sagt, dass du auch leiden musst, wenn ein anderer Mensch leidet? Ist dieses Leid wirklich notwendig und warum entsteht es in dir? Versuche diese Fragen für dich zu beantworten.

Als ob es gewissen Gesetzen unterliege, wann zu leiden ist, akzeptieren wir allzu leicht unser Leid. Solche Gesetze gibt es zwar in der Physik, wo die Fallgeschwindigkeit eines Objektes genau bestimmt werden kann. Aber der Bereich der menschlichen Psyche ist in seinem Potenzial vollkommen flexibel und an keine Gesetze gebunden. Du leidest, weil du mit dem anderen Menschen oder mit seiner Situation sentimental und emotional verbunden bist. Die sentimentalen Bindungen erzeugen die Reaktion und das Leid.

Wenn ein Körperteil leidet, dann helfen die anderen Körperteile diesem ganz spontan. Das ist Mitgefühl. Es ist ganz natürlich. Wenn jemand stolpert, dann hilfst du ihm wieder auf die Beine, das ist auch ganz natürlich. Der Leidensdruck entsteht nur aus Unwissenheit. Du hast dann nicht die Freiheit erkannt, solche Situationen praktisch zu handhaben. Wenn du versuchst, Sentimentalitäten ins praktische Leben zu bringen, entstehen Probleme. Versuche dich von Sentimentalitäten zu befreien. Was verbleibt, wenn du sie wegnimmst, das ist dann einfach nur schön.

Wir aber halten uns immer wieder bei Sentimentalitäten auf. Jemand, der keine Emotionen hat, der wird in unserer Gesellschaft als unnormal bezeichnet. So werden diese falschen Ideen immer wieder genährt.

↳ *Was ist der Unterschied zwischen Emotion und Gefühl ?*

Zur Emotion gehört immer das Denken. Versuche einmal nicht zu denken, wenn du dich ärgerst! Das geht nicht, denn ohne den Gedanken kann sich der Ärger nicht aufrecht erhalten. Eine Emotion ist ein Gefühl, das durch den unruhigen Verstand beeinflusst wird. Das Gefühl wird gestört durch den Verstand. Wir identifizieren uns ständig mit unserer Gedankenwelt, obwohl das Gefühl unser Zentrum ist. Wir verlieren das Zentrum und leben im Kopf. Deshalb sind wir nicht glücklich.

Wenn du Glück erlebst, identifizierst du dich nicht mit diesem Gefühl, sondern mit dem Verstand. Du gibst dem Verstand Priorität und erkennst das Gefühl nicht. Das Gefühl selbst ist neutral, aber wenn das Denken einsetzt, wird es zur Emotion und ist negativ oder positiv.

Lerne vom Gefühl her zu leben – anstatt vom Verstand. Das ist der Weg. Wenn du nur mit dem Gefühl verweilst, funktioniert der Verstand aus sich selbst heraus und das Denken geschieht einfach.

Alles geschieht nur zum Besten, so lange du mit dem Gefühl verweilst. Wenn du zur Quelle gehst, ist da nur *ein* Gefühl; da ist keine Spur von vielen, vielschichtigen Gefühlen. Gedanken und Gefühle gibt es, aber das grundlegende Gefühl ist nur ein einziges.

↳ *Woher weiß ich, ob es dieses grundlegende Gefühl ist ?*

Entspannung ist dieses Gefühl. Versuche es in seiner reinsten Form zu erkennen und identifiziere dich damit. Dann siehst du, wie schön es ist. Es umfasst alles, was du vom Leben möchtest. Das ist die Quelle des Lebens.

➷ *Das Gefühl entsteht in der Entspannung ?*

Nein, es *ist* die Entspannung und zwar in einem ganz tiefen Ausmaß. Lerne tiefer und tiefer mit großer Wachheit in die Entspannung hinein zu gehen. Erkenne das Gefühl, wachse mit ihm!

Das Erkennen ermöglicht es dir, tiefer da hinein zu gehen und dieses Gefühl wirklich schätzen zu lernen. Dadurch wächst es aus eigener Kraft. Das ist die direkteste Form der Meditation. Lerne, einfach mit diesem Gefühl zu verweilen, auch wenn du es nur in einem kleinem Ausmaß fühlen kannst. Das ist der Anfang von Meditation. Du hast die Möglichkeit, dieses Gefühl in dir auszudehnen, indem du es verehrst, lebendig hältst und schätzen lernst. Dann sagst du einfach: Wie schön! Wenn du das tust, dann wächst es in dir. Mit diesem Gefühl zu wachsen, das ist auch das Wachstum in der Meditation.

➷ *Wird dies auch eine ausgleichende Wirkung auf Stimmungsschwankungen haben ?*

Es sind Veränderungen, die in unterschiedlichen Zyklen und Intensitäten in jedem geschehen. Diese Instabilität ist eine Schwäche, die das Leben für uns schmerzhaft macht.

In der Spiritualität sollen sich die Veränderungen der Laune durch die Entspanntheit langsam abschwächen. Die Aufgeregtheit, in die du aus geringfügigen Gründen hineinspringst, sowie die schlechte Laune, in die du hineinfällst, sind beide problematisch. Solange du immer gut gelaunt sein willst, ist das Tief für dich unumgänglich. Glaube nicht, dass Yoga dir immer zu guter Laune verhilft, das ist ein Irrglaube. Anzustreben ist ein Zustand innerer Ruhe. Jede bewusste Entspannung bringt dir etwas mehr Stabilität, die auch in dir verbleiben wird.

Wir haben das Vertrauen in uns selbst verloren. Wir wissen nicht, wieviel Potenzial wir besitzen, um durch die Extreme des Lebens zu gehen. Das mangelnde Vertrauen ist der Grund dafür, dass wir dieses Potenzial nicht nutzen. Wir versuchen ständig, das Leben sicherer zu gestalten. Tief in uns wissen wir allerdings genau, dass es keinen absoluten Schutz gibt und jederzeit das Schlimmste geschehen kann. Das Leben an sich ist absolut verletzlich.

Dein "Nein" zu ungewollten Abläufen des Lebens wird nichts verändern. Es ist dieses "Nein", das das Leid überhaupt verursacht. Deine Ablehnung und die daraus entstehende Gegenwehr, durch die Veränderungen des Lebens hindurchzugehen, deine Unfähigkeit, mit dem Fluss des Lebens zu fließen, schaffen Leid. Jeder Mensch hat potenziell die Fähigkeit, durch alles hindurchzugehen. In vielen schwierigen und schmerzvollen Lebenssituationen kämpfen wir. Aber irgendwann sagst du: Es geht nicht mehr. Dann gibst du auf. In diesem Moment lässt du den Dingen ihren Lauf und dadurch kann alles nur zum Besten geschehen.

Wir lernen einfach unsere Lektion nicht. Wenn du zu den Schwierigkeiten "Ja" sagst, bekommst du die Stärke, sie zu bewältigen. Dadurch entwickelst du Vertrauen. So kannst du Leid überwinden. Du kannst Leid nicht überwinden, indem du davor wegläufst. Wenn du fliehst, wird es dich irgendwo wieder einholen.

Gib auf! Das ist die eigentliche Lektion des Lebens. Gib auf! Die Wurzel aller Probleme ist die Vorstellung, Kontrolle über das Leben zu haben. Lerne aufzugeben, lerne loszulassen, das ist die große Botschaft der Spiritualität. Je größer, verbitterter deine Gegenwehr ist, um so heftiger ist der Schlag, den du immer wieder bekommst. Das Leben ist wie eine strenge und weise Mutter.

↳ *Aber dies ist doch nicht in jeder Situation anwendbar !*

Spiritualität gibt dir keine Chance, dein Leid zu rechtfertigen. Es gibt keinen Hinterausgang. Der Intellekt wird durch die Spiritualität besiegt, und muss sein falsches Spiel der Rechtfertigungen aufgeben. Intelligenz im üblichen Sinne besagt, über wieviel Wissen du verfügst und welche Fähigkeiten und Fertigkeiten du hast. Spirituelle Intelligenz ist die Fähigkeit, ohne Leid zu leben.

Du kannst nicht Intelligenz für dich in Anspruch nehmen und gleichzeitig leiden. Das ist zunächst einmal eine Herausforderung für einen Menschen, der von sich annimmt, er sei intelligent. Wenn du deine Hilflosigkeit realisierst und den Kampf aufgibst, – denn jeder Kampf ist gegen dich selbst gerichtet – dann wird alles in perfekter Weise geschehen. Das ist die Essenz von Spiritualität. Nicht ganz einfach! Denn der Intellekt kommt mit vielen Zweifeln und Fragen, bis er "Ja" sagen kann.

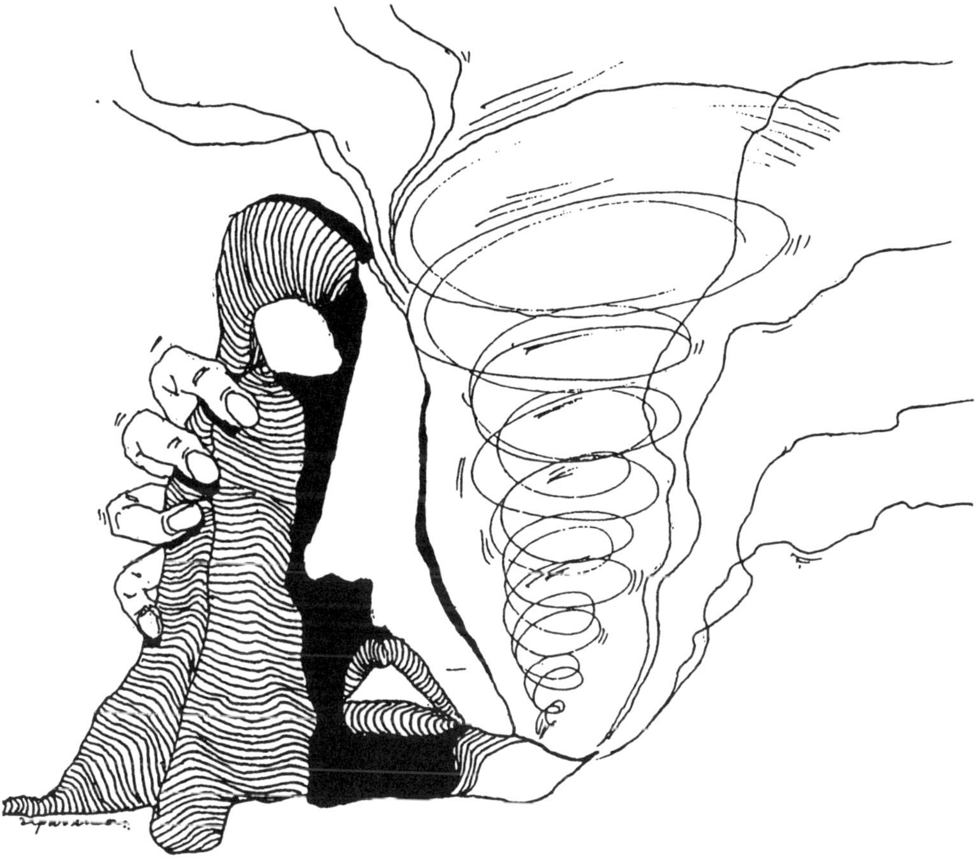

Geschwindigkeit

3.

Geschwindigkeit

Angst... Stress... Zur Ruhe finden... Steigern der Geschwindigkeit... Verengung des Verstandes... Himmel und Hölle... Krankheit... Eile... Verlangsamung... Wachheit und Ruhe... Die Bedeutung von Uebungen... Das Gefühl erkennen... Meditation...

Wir leben in einer Hochgeschwindigkeitskultur. Ständig werden wir angetrieben und ermutigt, schnell und effizient zu sein. Unser ganzes System ist angefüllt mit Geschwindigkeit. Geschwindigkeit bringt Angst mit sich, hat aber auch anscheinend etwas für uns Angenehmes. Wenn wir einmal alle Handlungen einstellen würden, dann würde in uns sehr rasch ein unangenehmes Gefühl entstehen. Die Geschwindigkeit hilft uns also, unser Wohlbefinden aufrecht zu erhalten. Das ist allerdings nur eine scheinbare Hilfe. Wenn wir den Mechanismus unseres Geistes verstehen, wird das klarer.

Gemäß Yoga ist jedes Individuum mit einer bestimmten "inneren Geschwindigkeit" oder einem gewissen Maß an innerer Unruhe geboren. Wir bezeichnen das als Stress. Das Maß dieser

Geschwindigkeit bzw. inneren Unruhe ist unterschiedlich. Gemeint ist hier die Geschwindigkeit oder die Unruhe des Geistes. Es handelt sich dabei um angeborene Tendenzen.

Geschwindigkeit ist Stress, und dieser innere Stress verursacht menschliches Leiden. Wenn die Geschwindigkeit in dir zunimmt, fühlst du dich nicht leicht. Jeder hat eine natürliche Tendenz, von dieser inneren Geschwindigkeit loszukommen. Jeder hat den Drang in sich, Ruhe zu finden. Jeder möchte zurück zu der Quelle, wo Ruhe, Freude und Entspanntheit ist. Letztendlich sind alle Handlungen darauf ausgerichtet, sich von der Geschwindigkeit zu befreien. Es ist die Triebfeder für all unserer Handlungen. Es ist die Suche nach Freude im Leben. Die Suche ist natürlich, aber unser Weg dahin ist fragwürdig. Wir denken, wenn wir viele Dinge tun, kommen wir irgendwann zurück zu unserer Quelle, und daher jagen wir von einer Aktivität zur anderen.

Wir lieben Aktivitäten mit Geschwindigkeit, da es dadurch für uns einfacher wird, mit den depressiven Tendenzen umzugehen. Denn wenn wir die Geschwindigkeit steigern, dann steigert sich dadurch die Wachheit. Die Wachheit wirkt der Depression entgegen. Wenn aber diese Geschwindigkeit zur Gewohnheit wird, verfallen wir dadurch in das andere Extrem von Stress und Angst. Es wird auf Dauer sehr erschöpfend, die Geschwindigkeit aufrecht zu erhalten. Dadurch wird viel Energie aufgebraucht. Die Geschwindigkeit wird zur Last. Geschwindigkeit und Stress sind nicht verschiedene Dinge.

Gemäss Yoga sind Stress, Geschwindigkeit und Leid das Gleiche. Du kannst Geschwindigkeit nur bis zu einer gewissen Grenze steigern, dann kommt die Angst. Wir verfangen uns in den beiden Extremen: Einerseits können wir die Geschwindigkeit nicht mehr steigern, andererseits auch nicht mehr zur Ruhe zurück finden. Aus diesem Grund gibt es so viel Angst in unserer Gesellschaft, die Angst, das Leben nicht mehr „im Griff“ zu haben.

Vieles von dem, was uns angeblich glücklich machen soll, haben wir schon ausprobiert. Wir haben auch erfahren, dass wir so das Glück nicht finden können. Immer wieder werden wir enttäuscht. Es ist uns unklar, was wir wirklich möchten. Dadurch entsteht ein Gefühl der Unsicherheit, das wir zu überdecken versuchen, indem wir viele verschiedene Dinge tun.

Durch die Genüsse berührst du immer wieder das Gefühl der Freude in kleinen Dosierungen. Wenn du Musik hörst, Kaffee, Alkohol trinkst oder deine Sexualität auslebst, verspürst du eine innere Freude. Aber wenn du mal genau betrachtest, wieviel Energie du ständig aufbringen musst, um all die kleinen Freuden des Lebens zu bekommen, dann wirst du feststellen, dass Aufwand und Ergebnis nicht im richtigen Verhältnis stehen. Du gibst viel mehr ab, als du bekommst. Dieser Prozess, der Freude nachzujagen, ist meist sehr kostspielig und erschöpfend für uns.

Geschwindigkeit und Verengung gehören zusammen. Der einzig positive Aspekt der Geschwindigkeit ist der, die Wachheit zu fördern. Daher fühlst du dich angenehm in diesem Geschwindigkeitszustand, denn die Wachheit verhindert, dass du den inneren Druck der Verengung fühlst. Deshalb glaubst du, die Geschwindigkeit ständig steigern zu müssen.

Du erreichst allerdings irgendwann einen Höhepunkt, ein Kollaps tritt ein, und du gehst in Depression. Depression ist die Hölle. Das Gegenteil davon erleben wir als Himmel. Himmel und Hölle sind Gegensätze unseres eigenen Geistes. Depression ist ein sehr verengter Geisteszustand. In diesem Zustand haben wir einen geringen Handlungsspielraum. Vieles erscheint uns hoffnungslos, und wir empfinden das Leben als nicht mehr lebenswert.

In der Erfahrung von Traurigkeit, Ärger, Depression oder Angst erlebst du einerseits eine unkontrollierte und qualvolle Geschwindigkeit, andererseits zieht sich etwas auf schmerzhafte Weise in dir zusammen. Dein Geist kann sich so weit verengen, dass nur noch ein einziger Gedanke darin Platz hat. Nachdem sich dieser Zustand wieder aufgelöst hat, bemerkst du, wie dumm du dich verhalten hast. Wenn du aber in diesem Zustand bist, kann ein einziger Gedanke dein ganzes Leben absorbieren. Alle diese negativen Erlebnisse wie Sorgen, Ärger, Hass oder Eifersucht haben mit Geschwindigkeit und Verengung zu tun.

Diese Verengung wirkt sich auch auf den Körper aus. Der Geist beeinflusst den Körper, und diese Verengung manifestiert sich in Form verschiedener Krankheiten. Kopfschmerzen, Migräne, Augenprobleme, Asthma, Herzprobleme – es gibt Tausende verschiedener Krankheiten, die so entstehen. Es sind die psychosomatischen Krankheiten, die vom Geist her den Körper beeinflussen.

Das Gefühl der Eile erlaubt uns nicht zu entspannen. Wir fühlen uns unwohl, wenn kein Programm mehr da ist, wenn nichts zu tun ist. Wir sind abhängig von „Ereignissen“, von dem, was passiert. Wir wissen oft nicht, wie wir friedlich und angenehm anhalten und entspannen können. Deshalb: Lerne zu verlangsamen, lerne zu entspannen, lerne mit deinen Energien umzugehen! Wenn du innerlich entspannt bist, kannst du mehr Dinge tun, als im Zustand von Stress.

Das gute Gefühl kannst du nicht vergleichen mit irgendeiner Freude, die du von außen bekommst. Die Sonne ist da, auch wenn der Himmel mit Wolken bedeckt ist. Du kannst sie nur nicht sehen. Genau so ist es in uns. Das Schöne ist in uns, manchmal ist es sichtbar, manchmal nicht.

Das bedeutet aber nur, dass du damit in Kontakt bist oder nicht. Wenn Geschwindigkeit in dir ist, kannst du aber nicht mit diesem Schönen in Kontakt kommen. Mit der Geschwindigkeit im Geist sind die zerstörerischen Kräfte aktiv. Wenn du die Geschwindigkeit reduzierst, dann verlangsamt sich der Geist und wird kreativ und friedlich. Kreativität kommt aus der Tiefe der Langsamkeit.

Du kommst mit diesem schönen Gefühl in Kontakt, wenn du ruhig und sanft bist. Das kannst du lernen, und damit hast du das Wichtigste für dein Leben gelernt. Lerne durch Entspannung bewusst und wach die inneren Kräfte zu besänftigen und zu verlangsamen. Bewusstheit ist notwendig, sonst schläfst du ein. Der Schlaf nimmt dir nicht deine Probleme. Sie lösen sich durch bewusste Entspannung und Verlangsamung auf. Du willst den inneren Sonnenschein zurückbekommen und das Leben in Fülle leben. So kannst du alles erleben und sehen, so wie es ist, ohne es verändern zu müssen.

Das zu verstehen, ist der Anfang spirituellen Wissens. *Verstehen* ist aber noch nicht das Wissen selbst. Nur wenn das Verstehen in die Erfahrung übergeht, ist es das Wissen. Auch wenn du schon hunderte von Büchern gelesen und intellektuell verdaut hast, du weißt es noch immer nicht wirklich.

Es ist, wie wenn du Hunger hättest und ein Bild anschaust, auf dem ein Apfel abgebildet ist. Wie der Apfel schmeckt, weißt du nur, wenn du ihn isst. Dieses zu leben, ist nicht nur eine Idee oder eine Vorstellung, es ist das, was wir Spiritualität nennen. Die Quelle des Lebens! Nur da kannst du die Erfüllung finden! Die Fülle des Lebens zu erfahren, ist nur auf diesem Weg möglich. Es gibt kein anderes Mittel und keinen Ersatz. Es ist so einfach und direkt, es ist immer in dir, und es wartet auf dich!

↬ *Meinst du das Göttliche in uns ?*

Ja, du kannst es so nennen. Deshalb ist das Wichtigste im Leben, der bewussten und wachen Entspannung Priorität zu geben! Alles andere, wie Beruf, Geld usw. ist zweitrangig. Nur wenn du dieser bewussten und wachen Entspannung in deinem Alltag den ersten Platz einräumst, wirst du ein spiritueller Mensch. Nicht, indem du viele Bücher liest und von einem Guru zum anderen rennst. Du wirst auch kein spiritueller Mensch, weil du in Tempel und Kirchen gehst. Vielleicht trägst du dann die Maske eines spirituellen Menschen.

Der Weg zur Spiritualität, zum Göttlichen in uns, ist eine wundervolle, offene Herausforderung des Lebens. Wir müssen dies so akzeptieren. Es ist nicht möglich, durch irgendwelche Abkürzungen und einfache Mittel zum Ziel zu kommen.

↬ *Wie erreiche ich die Entspannung ?*

Man kann Entspannung missverstehen. Ein Alkoholiker sucht auch Entspannung. Menschen versuchen, Entspannung in verschiedenen Bereichen zu bekommen und werden dabei getäuscht. Das Leben "entschlüpft" ihrer Hand immer wieder, denn nach einem gewissen Punkt kommt der Leidensdruck. Wenn du z.B. mit Drinks, mit Bier und Wein entspannen willst, wird es irgendwann leidvoll für dich, und du wirst dumpf und unsensibel. Schau dir Fußball oder irgend etwas anderes im Fernsehen an, – nach einiger Zeit wirst du erschöpft und müde. Schlaf ist schön, aber wenn du zu viel schläfst, kommt auch ein unangenehmes Dumpfheitsgefühl. Immer wieder steht da am Ende deiner Suche das Gegenteil von dem, was du eigentlich wolltest.

Sieh die Beschränktheit in all diesen Dingen und werde dir bewusst darüber, dass hier nicht die Antwort liegt. Entspannung beinhaltet Wachheit und Ruhe des Geistes. Du verlangsamst die mentalen Aktivitäten mit großer innerer Wachheit Diese Entspannung gibt dir eine wirkliche Antwort auf die Probleme deines Lebens. Dein Leben wird besser in allen seinen Dimensionen. Entspannung ist der Prozess, der das gute Gefühl im Leben verstärkt.

Die verschiedenen Techniken des Yoga helfen dir, dieses Gefühl in dir wachzurufen. Es ist wie die Beziehung zwischen theoretischer Wissenschaft und Technik. Wissenschaft kann ihre Erfüllung nur mit der aus ihr entwickelten praktischen Technologie finden.

Spiritualität ist wie die Wissenschaft, *Yoga* ist wie die Technologie. Es ist wertlos, nur Bücher zu lesen und Vorträgen zuzuhören. Die Übung[3] ist genauso wichtig wie das Wissen. Beides ergänzt sich. Mit der Übung wird die Idee in die Tat umgesetzt. Wenn dir die Wichtigkeit der Entspannung klar geworden ist, wird es für dich einfacher, in die Entspannung zu gehen. Jede Übung, die dich entspannt, kann man als Yoga bezeichnen.

Der erste Schritt in der Entspannung besteht darin, das Gefühl auch in seinem kleinsten Ausmaß zu erkennen. Lerne mit diesem Gefühl zu verweilen. Wenn die Wachheit verloren geht, kannst du ein paar kurze Atemstöße benutzen, um sie wieder zu erlangen[4]. Wenn die Gedanken dich wegtragen, dann

---

[3] Die hier angesprochenen Yoga-Übungen können schriftlich nicht adäquat vermittelt werden. Es bedarf hier einer persönlichen Anleitung.

[4] Vgl. Fußnote zu 'Übungen".

hilft dir langsame und tiefe Atmung, um wieder in das Gefühl hineinzukommen.

Tu dein Bestes, dich immer wieder mit diesem Gefühl zu verbinden. Auch wenn du anfänglich nur für einige Sekunden dieses Gefühl hast, lerne es zu schätzen und werde mehr und mehr vertraut damit. Entwickele eine Sehnsucht in dir, dahin immer wieder zurück zu gehen. Erfahre, wie schön und wunderbar es ist, entspannt zu sein. Das ist wirkliche Meditation.

Nach der Meditation solltest du dich entspannt, wach und achtsam fühlen. Daran kannst du erkennen ob deine Meditation in die richtige Richtung geht. Alles wird klarer um dich herum.

Wenn dies geschieht, machst du Fortschritte. Wenn du morgens aufwachst, nimm dir Zeit und versuche, dich mit diesem friedlichen Gefühl zu verbinden. Erkenne dieses Prinzip, das von deinem Herzen kommt. Es wird einen guten Einfluss auf den ganzen Tag haben. Lasse dies der erste Gedanke beim Aufwachen und der letzte Gedanke vor dem Einschlafen sein.

↳ *Was genau ist Meditation ?*

Unabhängig von allem zu diesem *guten Gefühl* in dir zu gelangen, das ist Meditation. Wenn es dir möglich ist, ohne jegliche Hilfen dieses Gefühl zu ergreifen, gehe tiefer hinein.

Wenn das nicht möglich ist, nimm etwas wie ein *Mantra**) oder den Atem zur Hilfe. Sollte dir auch das nicht gelingen, dann nimm die Unterstützung durch körperliche Übungen oder andere Aktivitäten.

---

* Ein Mantra ist ein spiritueller Rezitationstext

Jedes Objekt der Meditation sollte etwas Entspannendes und Neutrales beinhalten. Es sollte Ruhe auf dich ausströmen. Je mehr du entspannen lernst ohne Aktivitäten, um so mehr kannst du in Aktivitäten wirklich entspannt sein. Das ist Befreiung – mit weniger Abhängigkeit von Dingen und Menschen zu leben.

Der Grad der Entspanntheit, den du in der Meditation berührst, mag am Anfang noch sehr gering sein. Trotzdem fühlst du dich da schon sehr gut. Stelle dir vor, du könntest hundertmal entspannter sein. Es würde immer schöner, je weiter du gehst, und um so mehr öffnet sich etwas, worüber du dich nur noch wundern kannst.

Von allem Schönen, was du sonst erleben kannst, hast du irgendwann genug, aber hiervon wirst du niemals genug bekommen. Je weiter du gehst, um so schöner wird es. Da gibt es keinen Sättigungspunkt mehr. Stelle dir die beste Erfahrung vor, die du jemals in deinem Leben gehabt hast. Die wirkliche Schönheit des Lebens weit hinter dieser Erfahrung zu erleben, ist nicht mit dem Körper und den Sinnesorganen möglich. Das ist die Beschränktheit unseres Körpers.

Spiritualität zeigt dir einen Weg, wie du weitergehen kannst. Es ist das, was du in Liebe, Sexualität und in erregten Zuständen erfährst – aber in einer viel reineren Form. In allen diesen Erfahrungen sind Unruhe und Geschwindigkeit, hier ist vollkommene Ruhe und Frieden. Es ist unmöglich, jemandem, der es nicht erfahren hat, richtig zu erklären. Du kannst auch jemanden, der noch nie entspannt hat, nicht erklären, was Entspannung ist.

Entspannung ist der Weg zum Göttlichen. Das Göttliche ist Entspannung in Vollkommenheit. Wenn du Entspannung erkannt hast, hast du das Göttliche erkannt. Je tiefer du in die Entspannung gehst, um so klarer erkennst du das Göttliche.

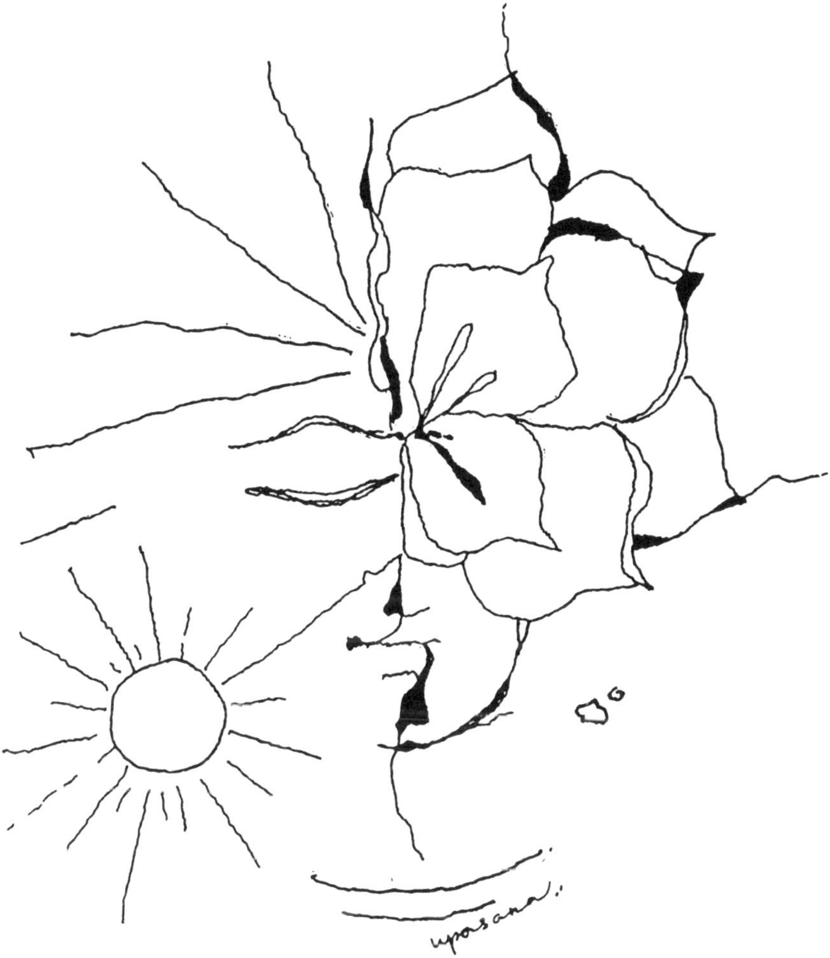

Wachheit und Langsamkeit

4.

Wachheit und Langsamkeit

Der Geist schläft... Glückseligkeit...Erregtheit... Erhöhung der Wachheit... Zusammenspiel von Wachheit und Langsamkeit... Zeit- und Raumaspekt des Geistes... Halbschlaf... Trance... Trennung innerer und äußerer Welt... Glücklich sein ohne Grund... Erfahrungen in der Meditation

In jedem Lebensbereich hast du eine andere Rolle und die damit verbundenen Probleme. Zu Hause hast du die Probleme einer Mutter, im Büro die Probleme eines Angestellten oder Chefs, in der Öffentlichkeit hast du gesellschaftliche Probleme.

Aber in welcher Rolle oder in welchem Aspekt der Persönlichkeit lebst du im Schlaf? Du bist in einem Zustand von Glückseligkeit. Das Schöne am Schlaf[5] ist, dass die verschiede-

[5] Hier ist der traumlose Tiefschlaf gemeint.

nen Aspekte der Persönlichkeit und deren spezifische Probleme nicht mehr da sind. Der Geist ist nicht in Funktion, und das ist eine große Erleichterung. Nur der Geist schläft, nicht der Körper. Der Körper kann nie schlafen, weil er nie wach ist. Es ist der Geist, der aufwacht und schläft. Wenn er aufwacht, dann funktioniert er im Körper. Wenn er schläft, benutzt er den Körper nicht, das ist alles.

Du erfährst Frieden, Ruhe und Glückseligkeit. Du bist im Schlaf ein "Niemand", du hast keinen Namen und keine Identität. Du lässt alle Identifikationen fallen. Die ganze Persönlichkeit mit all den verschiedenen Rollen, die du sonst mit so viel Anstrengung aufrecht erhältst, bricht in sich zusammen. Du bist nichts als ein großes Ausmaß an Glückseligkeit und Frieden. Das ist deine Identifikation im Tiefschlaf. Aber es fehlt die Wachheit und Lebendigkeit in diesem Zustand. Den freudigen Aspekt des Lebens kennst du im Schlaf nicht. Dies erfährst du nur, wenn du aufwachst.

Andererseits ist die Erfahrung der freudigen Erregtheit und die Erfahrung von Genüssen wichtig für uns: die Freude des Essens, die Freude des Sehens, die Freude des Berührens, der Genuss, uns zu bewegen, der Genuss den uns Sexualität bringt. Überall dort findest du Genuss – und das ist auch der Antrieb, diesen Genuss immer wieder zu suchen. Es ist schön, wenn man erregt ist. Der Verstand ist dann in einem erhöhtem Wachzustand. Im Schlaf ist keine Wachheit, aber du hast das schöne Gefühl, ohne Probleme zu sein.

In der Erregtheit erfährst du Ausdehnung und Wachheit, und das gibt dir Lebensfreude. Die Geschwindigkeit und Unruhe, die im Wachzustand herrschen, sind an sich nicht angenehm, aber du empfindest mehr Lebendigkeit. Du liebst diese Erregungszustände, die sogenannten Nervenkitzel, denn sie bedeuten eine Steigerung der Wachheit.

Die erregenden Zustände können nicht den Schlaf ersetzen, und die Freude des Schlafes kann nicht durch Erregtheit ersetzt werden. In den beiden Erfahrungen von Schlaf und Erregtheit ist Freude und Glück enthalten. Was schön ist am Schlaf, ist absolut nicht da in der Erregtheit; was an der Erregtheit schön ist, fehlt im Schlaf. Das Leben aber benötigt beides, um die Erfüllung zu finden.

Beide Zustände haben jedoch auch unangenehme Seiten. Im Schlaf ist Dumpfheit, Dunkelheit und es gibt keine Sensibilität, keine Lebendigkeit und keine Intelligenz. Es käme wohl niemand auf die Idee, zur Lösung seiner Probleme das ganze Leben schlafen zu wollen. Wenn wir aber nicht genügend Schlaf bekommst, werden wir irritierbar und sehr verletzlich. Die unangenehme Seite an den Erregungszuständen ist Hektik und Unruhe, die uns ermüden und auszehren. Sie lassen Gewalt und Angst in uns entstehen.

Das Zusammenspiel beider Erfahrungen erlebst du bis zu einem gewissem Ausmaß, wenn du sanfte Musik hörst. Allerdings wird auch da irgendwann ein Sättigungspunkt erreicht. Die vollkommenste Verbindung der beiden angenehmen Seiten von Schlaf und Erregtheit erleben wir in der Liebe. Wenn du verliebt bist, bist du sehr wach, extrem sensibel, und du erlebst in dir eine angenehme Langsamkeit. Daher ist die Liebe die wichtigste Erfahrung im Leben.

Du liebst an der Entspannung die Langsamkeit und Wachheit. Du siehst immer die zwei Komponenten: einer ist mit dem Zeitaspekt und der andere mit dem Raumaspekt verbunden.

Der Geist funktioniert immer nur in Raum und Zeit. Zeit ist hier der Aspekt der Geschwindigkeit, und Raum erlebst du als Ausdehnung in der Wachheit. In der Spiritualität sind diese beiden Aspekte für die Praxis sehr bedeutend.

Wenn du in der Meditation nur die Langsamkeit suchst, besteht die Gefahr, dass du in Dumpfheit verfällst. Du fühlst dich sehr angenehm, bist aber nur halbwach. Du gehst in einen Zustand von Halbschlaf, eine Art angenehmer Dumpfheit. Du kommst zurück aus der Meditation und sagst, dass du dich sehr gut gefühlt hast. Das aber will Yoga nicht in dir verstärken. Wenn du diese Gewohnheit entwickelst, machst du keine Fortschritte. Du kannst abhängig werden von dieser Art der Meditation, in der du dich der Welt entziehst.

Das gleiche geschieht auch im Trancezustand. Es ist ein Zustand zwischen Träumen und Wachsein. Es ist eine der unendlich vielen Dimensionen, die der Geist aus sich selbst heraus erschaffen kann. Es ist ein ähnlicher Zustand wie bei der Hypnose, bei der du ebenfalls nicht richtig wach bist und auch nicht richtig schläfst.

Es wird eine Welt erschaffen, die dir real erscheint. Das ist sehr angenehm. Manche Menschen sehen Farben, sie fliegen, sie hören Klänge, es gibt Phantasien, und alles ist wie ein schöner Traum. Wenn du das suchst, dann verliebst du dich in diese Eindrücke, dann trennst du die äußere von der inneren Welt und möchtest in der inneren Welt bleiben. Du wirst abhängig wie ein Trinker, dem es gut geht, wenn er betrunken ist, aber ansonsten das Leben schrecklich findet. Die Trennung von innerer und äußerer Welt wird dich letztlich nicht glücklich machen.

Viele Menschen bleiben hier hängen. Du machst Reisen durch Astralwelten und erfährst frühere Leben. Du meditierst deine Phantasien, und das wird zur Gewohnheit. Es ist einfach, diesen Zustand zu erreichen, weil es immer noch im Rahmen des Geistes ist. Dies ist nichts anderes als positives und aktives Träumen.

Spirituelles Wachstum setzt Wachheit und Sensibilität voraus. Es ist sehr einfach, einen tranceartigen Zustand des Halbschlafs zu erreichen. Sensibilität, Wachheit und Ausdehnung zu erlangen, ist dagegen viel schwieriger. Es fehlt an nichts, die freudige Wachheit ist da sowie die Glückseligkeit des Schlafes. Du bist wach, ruhig und entspannt. Du bist absolut sensibel, und doch reagierst du nicht. Du bleibst durch die innere Ruhe unberührt. Du erlebst die beiden Aspekte der Langsamkeit und Wachheit zusammen.

Die Langsamkeit gibt dir die Ruhe, und die Wachheit gibt dir die Ausgedehntheit, die Lebendigkeit und die Freude. Du kannst Kompromisse eingehen hinsichtlich der Langsamkeit aber nicht hinsichtlich der Wachheit, sonst verfällst du zu leicht der Dumpfheit. Achte also auf diese Wachheit und erhalte sie aufrecht! Wenn der Geist in die Dumpfheit geht, wecke ihn auf durch Stimulation – wenn der Geist zu aktiv ist, beruhige ihn ganz bewusst. Wenn du spürst, dass du ein Gleichgewicht erreicht hast, dann verweile da.

Das ist es, was die spirituellen Meister vermitteln wollen: Sie zeigen dir die Möglichkeit, das Beste in dir selbst zu erfahren. Es ist eine subjektive Erfahrung, eine Möglichkeit, die in jedem Menschen existiert. Du kannst das Glück direkt in dir erleben. Das ist das Ziel all deiner Handlungen. Entspanne mit Bewusstsein! Das ist der spirituelle Weg. Lerne in die innere Welt einzudringen, und doch bewusst in der äußeren Welt zu leben, ohne von ihr abhängig zu sein oder sie abzulehnen. Das Ziel der Spiritualität ist, ohne Grund glücklich zu sein!

Das bedeutet, das Glück in jeder Situation in dir zu behalten. Es bedeutet, ohne äußere Abhängigkeiten willentlich in diesem Gefühl verweilen zu können. Das ist die Übung der bewussten Entspannung: Tiefer und tiefer in die Entspannung einzudringen mit immer größerer Wachheit.

Wenn du das versuchst, stößt du auf Schwierigkeiten, da es Kräfte gibt, die dich aus diesem Zustand immer wieder herausholen wollen. Einerseits ist es die Unruhe, die dich wegträgt in Phantasien und Gedanken. Vielleicht sind es sogar positive Gedanken, dennoch lassen sie dich das Erkennen und Erfahren dieses Gefühls verpassen. Du bist dann nicht mehr mit dem Fluss des Lebens verbunden. Die andere Schwierigkeit besteht darin, dass das Gefühl verschwindet, da du in Dumpfheit verfällst. Du bist dann nicht sensibel genug, das Gefühl richtig wahrzunehmen.

Mit positiven Kräften kann man die negativen Kräfte überwinden. Die erhöhte Wachheit der Schnelligkeit kann man nutzen, um die Dumpfheit zu überwinden. Die Ruhe der Dumpfheit kann man nutzen, um die Unruhe zu überwinden. Lerne die Kräfte, die in dir vorhanden sind, in der richtigen Art und Weise zu gebrauchen. Lerne die Entspannung, die die Kraft hat, unsere Tendenzen auszulöschen und den tief verwurzelten Stress in uns zu beseitigen.

Wird man durch einen Trancezustand nicht auch kreativ ?

Ja, mit Ruhe wird Kreativität gefördert! Dieser Zustand kann auch den Stress reduzieren, aber er wird niemals deine Tendenzen und Reaktionsmuster verändern. Auf dein tägliches Leben wird es keinen Einfluss haben. Es entsteht eine Kluft zwischen Leben und Spiritualität.

Wenn du meditierst, bist du in der spirituellen Welt, und wenn du den Alltag lebst, dann bist du draußen. Du tauchst ein in die spirituelle Welt, weil es schön und angenehm ist – und das kann zu einer Abwehr gegen die reale Welt führen. So verkehrt sich Spiritualität in Weltflucht.

↳ *Trance kenne ich als Zustand, in dem Kontakt zu einer anderen Ebene der Wirklichkeit aufgenommen werden kann.*

Das ist auch die Realität des Traumes. Wenn ich dich jetzt in Hypnose versetze, dann bringe ich dich in eine andere Welt. Da kannst du alles erfahren, was ich dir sage. In der Hypnose ist das alles für dich real. Ich weiß aber, dass das nur eine Vorstellung ist, die dir aufgezwungen wurde.

Was ist da anders als im Trancezustand? Trance ist eine andere Projektion des Geistes. Es gibt verschiedene Dimensionen des Geistes wie Tiefschlaf, Traum oder Wachzustand, wobei Trance die Dimension eines wachen Traumzustandes ist. Die Frage ist doch: Was hilft dir, dein Leben zu verbessern. So lange du in Trance bist, fühlst du dich gut. Aber hilft es dir wirklich, mit dem Leben besser zurecht zu kommen?

↳ *In Trance habe ich Beziehung zum Unterbewussten, wo ich Lösungen für meine Probleme finden kann!*

Ja, das ist die lineare Methode, wie man das Leben verbessert und ein Problem nach dem anderen zu lösen versucht. Wenn du die spirituelle Entspannung und Ausdehnung erfährst, dann werden nicht selektiv einzelne Probleme angesprochen, es wird die Basis verändert. Das ist der Unterschied. Spiritualität hat einen ganzheitlichen Ansatz.

↳ *Was ist, wenn in der Meditation Bilder kommen, während der Geist ruhig ist ?*

Bilder haben keine Wichtigkeit. Lediglich die Wachheit ist von Bedeutung. Wenn du vom Schlaf aufwachst, weißt du, dass du wach bist, du brauchst es nicht zu denken. Erst kommt die

Wachheit, dann kommen Gedanken und Bilder. Es ist die Wachheit, die sich selbst kennt. Du kennst dich selbst.

↬ *Was soll denn wach sein? Den Geist soll ich beruhigen, gleichzeitig soll er aber wach sein ?*

Du kennst zweifelsfrei deine Wachheit. Diese Wachheit ist nicht immer die gleiche von morgens bis abends. Es gibt verschiedene Grade der Wachheit. In manchen Momenten steigert sie sich, in anderen dagegen vermindert sie sich. Könntest du auch wacher sein, als du jetzt bist? Manchmal wird deine Wachheit leuchtender und heller. In den Erregungszuständen wirst du hellwach, deswegen fühlst du dich da so gut. Erhöhte Wachheit ist Ausdehnung.

Du fährst ein Auto, plötzlich kommt ein anderes Auto von der Seite. Die Zeitspanne, in der du handeln musst, lässt dir keine Möglichkeit mehr, etwas zu denken. Was machst du dann? Die Augen weiten sich und es kommt eine große Ausdehnung. Im Bruchteil einer Sekunde kannst du ausweichen. Mit einem denkenden Geist hättest du das unmöglich tun können. Es ist einfach geschehen. Es nimmt sich etwas deiner im Notfall an. Das ist ein Gesetz des Lebens.

↬ *Ist eine Erfahrung der Einheit hilfreich ?*

Ja, weil die Vorstellung, dass alles eins ist – obwohl es eine Vorstellung ist – einen guten Einfluss auf das Gefühl hat. Bis zu dem Ausmaß, dass du so tiefer entspannen kannst, ist es auch nützlich. Aber das Gefühl der Einheit ist keine Vorstellung – es ist gerade die *Abwesenheit* der Vorstellung "Ich und die anderen". Du kannst es dir nicht vorstellen, du kannst es nur erfahren.

↳ *Ich habe in der Meditation dieses gute Gefühl einmal ganz stark erlebt, obwohl ich damit überhaupt nicht gerechnet hatte. Wenn ich jetzt meditiere, habe ich die Erwartung, dies wieder zu erfahren.*

Kennst du den Unterschied zwischen Sehnsucht und Erwartung? Erwartung ist ein großes Hindernis in der Meditation. Sehnsucht ist notwendig. Wenn du diesen Unterschied verstehst, dann löst das dein Problem. Bei vielen Menschen ist diese Erwartung eine große Hürde.

Ich kann nicht einmal sagen: Erwarte nichts, denn damit ist eine neue Erwartung geschaffen. Das wäre so, als wenn eine Mutter ihrem Kind sagt: Ärgere dich nicht. Nur das Wissen und das Verstehen kann die Erwartungen wegnehmen und die Sehnsucht wachsen lassen.

Erkenne den Zustand, in dem du dich jetzt befindest. Das ist es, woran du jetzt festhalten kannst. Suche nicht irgend etwas in der Meditation. Wenn du suchst, wirst du es niemals finden. Meditation ist keine Suche, sondern einfach nur ein Wachstum. Du solltest erkennen, was jetzt schon in dir ist, es ergreifen und damit wachsen.

Du zögerst doch auch bei Genüssen nicht, dich ihnen vollkommen hinzugeben und dich darin zu verlieren. Genau das solltest du auch in der Meditation tun: Lasse dich ganz darauf ein, und gib dich diesem Gefühl hin. Solange du das Gefühl in dir nicht schätzen kannst, kann es nicht wachsen. Du berührst es, du hast es für eine Weile, aber es kann nicht wachsen.

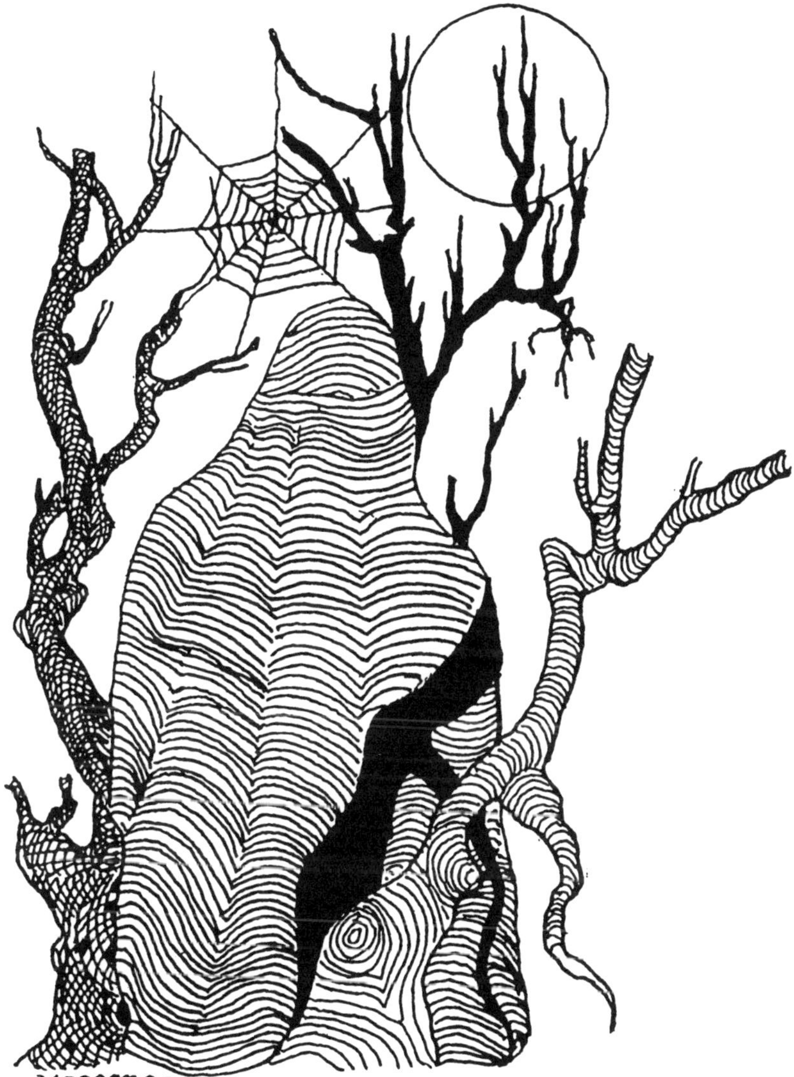

Deine Welt

5.

Deine Welt

Verlangen und Ablehnung... Verkauf des Gefühls...
Vertrauen in den Verstand... Die Welt als Vorstellung...
Der Traumzustand... Aufwachen... Kräfte des Geistes...
Vorstellung von Besitz... Dankbarkeit

Es ist letztlich nur wichtig, ob du dich mit dem Leben und mit dir selbst wohl fühlst. Wenn du dich schlecht fühlst, äußert sich das in der Form von verschiedenen Schwierigkeiten, und du findest Gründe, um dein Leid zu rechtfertigen. Es erscheinen die Lebensprobleme.

Der Verstand sucht immer wieder nach Gründen, um das Leid zu rechtfertigen. Wenn du diese Probleme als real betrachtest, gerätst du in einen endlosen Kreislauf. Du kennst aber andererseits einen Zustand innerer Zufriedenheit, und daher liebst du alles in dieser Welt, was dich diesem guten Gefühl näher bringt. Alles, was dein Gefühl stört, magst du nicht. Wenn du etwas siehst, was dir ein gutes Gefühl gibt, dann möchtest du es.

Die ganze Welt teilen wir auf in das, was wir mögen, und was wir nicht mögen. Was dich aber vor Jahren begeistert hat, magst du heute vielleicht nicht mehr. Oder du hasst es heute sogar. Es sind nicht die äußeren Dinge, die ein gutes oder schlechtes Gefühl in uns auslösen.

Wir verkaufen unser Gefühl an die materielle Welt und versklaven uns. Wir geben der Welt einen Freibrief, so dass sie unser Gefühl beeinflussen kann. Wenn ein Objekt die Macht hat, mir ein gutes oder schlechtes Gefühl zu vermitteln, dann hat das Objekt diese Macht nur bekommen auf Grund meines eigenes Wertesystems. Jedes Objekt an sich ist neutral. Nur wenn ich dem Objekt eine bestimmte Wertigkeit gebe, dann bekommt es die Macht, mich zu beeinflussen. Die Welt an sich ist vollkommen neutral.

Wir sind gewohnt, die Welt mit Konditionierungen, Ideen und Meinungen zu sehen und können das schwer verstehen. Wenn du sagst, dass du dich wohl fühlst, dann ist das ein Gefühl. Die Qualität deiner Emotionen und deines Verstandes werden bestimmt durch dieses Gefühl. Wenn du dich nicht gut fühlst, kannst du keine angenehmen und friedlichen Gedanken haben. Aber wir geben immer dem Verstand die größere Bedeutung und ignorieren das Gefühl. Hier ist der Inhalt des Geistes gemeint. Er erhält die Welt, so wie wir sie sehen, aufrecht.

Als neugeborenes Kind wusstest du z.B. nicht, was ein Baum ist. Ein Objekt ist ein Objekt, weil dein Verstand das so aufrecht erhält. Wenn ein Objekt nicht mit deinem Gedanken verbunden ist, was bleibt dann? Die Welt existiert auch für ein Baby, aber nicht in getrennten Objekten. Die ganze Welt existiert als ein Teil seines Selbst! Was dann übrig bleibt, wenn du Namen und Formen der Objekte wegnimmst, ist nicht zu benennen.

Jeder hat das schon erfahren. Vielleicht hast du schon einmal erlebt, dass du nach einem kurzen und tiefen Mittagsschlaf aufgewacht bist und für einen Augenblick nicht mehr wusstest, wo du bist und wer du bist. Der Verstand hatte noch nicht angefangen zu funktionieren. Du hattest die Welt außerhalb noch nicht erkannt. Subjektiv existierst du dann, aber die Welt existiert genau so im Subjektiven. Wenn der Verstand wach wird, dann beginnen die Gedanken. Wenn du anfängst zu denken, qualifiziert der Verstand und objektiviert. Die Qualität der Welt, die wir erfahren, ist die Schöpfung unseres eigenen Verstandes.

Im Traumzustand machst du verschiedene Erfahrungen. Du hast einen Körper im Traum, aber es ist ein anderer Körper als der des Wachzustandes. Das ist ein Körper, der im Traum zu vielen Orten geht und viele Menschen trifft. Es stellt sich hier doch die Frage, ob es sich um Realität handelt.

Diese Erlebnisse sind genau so real wie diese Welt. Der Körper, mit dem du dich im Traum bewegt hast, war wirklich. Du konntest hören und sehen mit dem Traumkörper, vielleicht konntest du sogar fliegen. Du stellst dir diesen Körper vor. Er kommt aus deinem eigenen Geist. Wenn du aufwachst weißt du, dass es nur ein Traum war und damit unwirklich. Genau so ist es mit dieser Welt. Diese Welt ist auch nur ein Traum. Die objektive Welt existiert als solche nicht mehr, wenn es den Geist nicht gibt. Ohne den Geist wird die objektive Welt in die subjektive Bewusstheit absorbiert. Da gibt es keine Vorstellung von Getrenntheit, – es ist nur einheitliche Bewusstheit. Nichts geschieht da. Der Geist kann sich nicht vorstellen, wie es ohne ihn wäre. Aber es ist erfahrbar.

Nehmen wir einmal an, du kennst den Wachzustand nicht, und du wechselst immer nur zwischen Schlaf und Traum. Im Traum hast du Tausende von Problemen, die du zu lösen versuchst. Dein enger Freund, der im Wachzustand ist, weiß, dass da keine realen Probleme sind. Die einzige Lösung für deine Probleme wäre *aufzuwachen*. Wenn dein Freund aus Mitgefühl nun in deine Traumwelt käme, und du könntest ihm alle deine Probleme und Schwierigkeiten mitteilen, würde er antworten: "Sieh mal, alle diese Probleme sind nicht wirklich. Alle Probleme werden verschwinden, wenn du aufwachst." Wenn du nicht weißt, was aufwachen ist, könntest du ihn nicht verstehen. Trotzdem würde dein Freund versuchen, dich aufzuwecken, weil er genau weiß, es gibt keine andere Antwort und keine andere Lösung für deine Probleme.

Wenn du aus dem normalen Traum aufwachst, dann bist du vollkommen abgeschnitten von der Traumwelt. Aber wenn du aus diesem Traum des Wachzustandes erwachst, dann bist du nicht abgeschnitten vom Leben. Du bist vollkommen verbunden mit dem Leben, aber gleichzeitig von ihm unberührt. Das ist der große Unterschied und der Grund, warum du eine große Kraft und enorme Fähigkeit bekommst, mit den Problemen umzugehen. Du hast dann die Klarheit, die Situation nicht emotional sondern praktisch zu betrachten. Die ganze Intelligenz ist darin enthalten.

Viele Menschen haben mysteriöse Vorstellungen von dem, was Samadhi[6] ist. Sie denken, es habe nichts mit dieser Welt zu tun und würde vom Leben wegführen. Das ist ein falsches Verständnis. Es ist ein Zustand absoluter Wachheit. Es ist nicht im Himmel oder sonstwo – es ist hier. Wenn du es einmal erfahren hast, dann weißt du es zweifelsfrei. Dann wird deine spirituelle Übung eine bestimmte Form annehmen, weil du die Richtung kennst. Deine spirituellen Übungen werden dadurch sehr direkt. Bis dahin bist du auf Verstehen angewiesen. *Samadhi ist Aufwachen.* Es ist ein Aufwachen aus dieser Welt, die wir als Realität bezeichnen. Es ist ein Aufwachen zu einer umfassenden Sicht, die auch die distanzierte Wahrnehmung deines eigenen Geistes einschließt. Du siehst, dass du im Traumzustand lebst.

---

[6] Ein Zustand der Bewusstseinsausdehnung, über den in Kapitel 9 näher gesprochen wird

Warum träume ich dieses Leben ?

Du könntest auch fragen, warum es Dunkelheit und Licht gibt. Es existiert einfach. Genau so gibt es den Wachzustand und den Schlaf. Das Phänomen, das den Wachzustand erschafft, ist der Geist. Der Geist braucht den Wachzustand, um funktionieren zu können. Die Welt, in der du lebst, ist die Schöpfung des Geistes. Wie und als wen du dich siehst, durch welche Erfahrungen du gehst, alles wird aufrechterhalten durch den Geist. Wenn er nicht da ist, existiert das alles nicht. Aber du existierst auch ohne ihn, und zwar in deiner ursprünglichen Form. Das zu wissen bedeutet aufzuwachen.

Wenn ich ins Bett gehe und im Zustand entspannten Wachseins bin, bitte ich mein Unterbewusstsein, mir Antworten zu geben auf meine Fragen oder Probleme. Ich bekomme fast immer Antworten. Wie ist das zu erklären ?

Ja, das passiert, wenn du die Frage hast, bevor du schlafen gehst. Auch als Traum kann die Antwort kommen. Es kann aber auch in Meditation passieren. Gib dem Verstand einen "Input", kümmere dich nicht mehr drum, dann kommt die Antwort anstrengungslos. Das ist so, wie wenn man z.B. einen Namen vergessen hat. Solange man angestrengt nachdenkt, fällt es einem nicht ein. Wenn man dann das Suchen aufgibt, wird der Geist ruhiger, und irgendwann ist der Name da. Das klingt alles interessant, wie die verschiedenen Kräfte des Geistes funktionieren, aber für die Spiritualität sind all diese Dinge gleich unnütz.

Wenn du die Erfüllung des Lebens suchst, dann wirst du diesen Dingen keine Bedeutung geben, nicht einmal den besten Kräften des Geistes. Es ist möglich, einen "magischen" Geist zu bekommen, es ist möglich, die Gedanken anderer Menschen zu lesen, es ist möglich, andere zu beeinflussen, ohne zu reden, es ist möglich, in die Zukunft zu sehen oder Wünsche zu materialisieren: All diese Dinge passieren auch in der Ausdehnung – sie sind aber unwichtig.

↬ *Muss man aufhören, nach dem Sinn des Lebens zu fragen?*

Das kannst du nicht. Du kannst mit der Suche nicht aufhören. Eine ständige Unzufriedenheit in dir, zwingt dich, weiter zu suchen. Es ist nicht möglich, mit dieser Unzufriedenheit glücklich zu leben. Mit dem Verstehen wird es bis zu einem gewissen Ausmaß erträglicher. Es ist aber nicht möglich, auf Grund des Verstehens die Suche aufzugeben. Es geht hier ja nicht um einen Verständnisprozess. So gesehen ist jeder Mensch ein Suchender, und keiner erreicht mit Verstehen das Ende seiner Suche. Ramana Maharshi[7] und andere Heilige haben diesen Zustand durch die Erleuchtung erfahren – durch Aufwachen, nicht durch Verstehen!

↬ *Wenn ich aufwache, was sehe ich denn dann ?*

Du siehst dasselbe was du jetzt siehst. Aber du siehst es als nicht getrennt von dir. Diese Inhalte sind nicht verbal kommunizierbar. Worte allein können dieses Erleben nicht erfassen. Jedes Wort hat eine Bedeutung, die hinter der vordergründigen Bedeutung liegt. Wenn ich "Liebe" sage, dann hat das Wort eine Bedeutung, du weißt, was Liebe ist. Aber es ist ein bestimmtes Gefühl dahinter, das gleichzeitig mitgeteilt wird.

---

[7] Einer der bekanntesten spirituellen Meister Indiens des letzen Jahrhunderts. Geboren 1879 in der Nähe von Madurai, Tamil Nadu. Gestorben im April 1950 in Tiruvannamalai.

Versuche das zu erfassen in der Spiritualität. Man kann diese Inhalte nicht mit Worten kommunizieren – aber man kann doch darüber in Kommunikation sein. Obwohl das Verstehen der Anfang ist, kommst du durch Verstehen allein nicht weiter. Wenn du verstehst und du machst die Erfahrung, dann kannst du es erkennen, aber ohne das Verständnis verpasst du das Erkennen. Es ist eine ganz andere Art von Wissen, die du dir nicht im üblichen Sinne aneignen kannst. Es ist so, wie mit dem Wissen um deine Existenz. Du kannst das nicht verstehen, du weißt es einfach.

↳ *Kommt dieses Aufwachen auf einen zu, oder kann man das beeinflussen ?*

Es passiert unter ganz bestimmten Bedingungen. Es kann im vollkommen ruhigen Zustand des Geistes geschehen. Es ist der Zustand ganz tiefer Entspannung. Wenn die Geschwindigkeit geht, dann kann sich der Geist nicht mehr aufrechterhalten, und er kollabiert. Dann gehst du vom Traum in die Wachheit über.

↳ *Muss ich die Fähigkeiten des Geistes entwickeln ?*

Die Fähigkeiten sich zu erinnern und klar zu denken, sind Fähigkeiten des Geistes, die sich ganz natürlich in einem entspannten Zustand entwickeln. Wenn du entspannt bist, bedeutet das auch Klarheit des Geistes.

Wenn du einen "schnellen" Geist hast, bestimmen die Gedanken deine Welt und reißen dich hilflos mit. Wenn du einen großen Hund mitnimmst, der stärker ist als du, dann führt der Hund dich "Gassi". So ist es mit dem schnellen Geist, er lässt dir keine Chance. Wenn der Geist entspannt ist, bekommst du Kontrolle über ihn. Mit einem solchen Geist hast du keine Probleme.

➷ *Hat dieses Aufwachen Auswirkungen auf unsere Ängste ?*

Wenn du aus einem Traum aufwachst, hast du absolut nichts mehr mit der Traumwelt zu tun, du bist davon vollkommen abgeschnitten. Wenn du von dieser Traumwelt[8] in die andere Wachheit kommst, bist du nicht vollkommen von der Welt abgeschnitten. Du bist losgelöst aber nicht abgeschnitten.

Wenn du wieder in den Traumzustand zurückkommst, weißt du, dass das nicht die Realität ist, in der du lebst, und dadurch verschwinden Ängste und Sorgen des Lebens allmählich.

Nimm als Beispiel eine Geisterbahn. Du gehst in ein dunkles Tunell, um dich zu ängstigen und bezahlst dafür auch noch Geld. Stelle dir vor, du verbindest jemandem, der keine Geisterbahn kennt, die Augen und nimmst ihn mit hinein. Dann nimmst du ihm die Augenbinde ab. Er muss doch denken, das alles sei real und wird einen Schock erleben. Stelle dir die Erleichterung vor, wenn ihm jemand erklärt, dieses alles sei nicht real! Wenn nach diesem Verstehen plötzlich wieder ein Skelett herunterfällt, erschrickt er zwar wieder, aber das ist dann eine andere Angst, weil es nicht mehr real für ihn ist.

So ist es auch mit dem Leben: Wenn du aufwachst und wieder zurückgehst in den Traumzustand, dann hast du das Wissen, und die Welt kann dir nicht mehr so viel anhaben.

---

[8] Hiermit ist unser jetziger Wachzustand gemeint

⇘ *Ist denn der Tod – vom Wachzustand aus gesehen – nur ein Traum ?*

Der Tod existiert nur für den Körper. Du bist jetzt von deiner körperlichen Existenz überzeugt. Wenn du Samadhi erfährst, gehst du durch die Erfahrung des Todes hindurch. Dann wirst du deine wirkliche Existenz erkennen ohne Körper und Geist. In Samadhi stirbst du. Es ist nicht der Tod des Körpers. Deine Identifikation mit Körper und Geist verschwindet. Danach weißt du, dass du nicht sterben kannst, weil du nicht der Körper bist.

⇘ *Gibt es die Welt wirklich oder gibt es sie nicht ?*

Was existiert ist nur ein Prinzip. Die Wahrheit über unsere Existenz kann nicht verstanden werden, sie kann nur erfahren werden, wenn du zurück gehst zu dieser Quelle. Die Welt hat nur eine Realität, weil wir ihr sie verleihen. Die Objekte haben keine qualitative Realität, außer in der eigenen Vorstellung. Das Objekt an sich ist neutral.

⇘ *Meint "Objekte" in diesem Zusammenhang auch "Menschen" ?*

Natürlich. Alles ist darin eingeschlossen. Den praktischen Nutzen der Welt kann man nicht verneinen. Wenn du Durst hast, erfüllt das Wasser seinen Zweck. Wenn du Hunger hast, erfüllt die Nahrung ihren Zweck. Du kannst das nicht negieren.

Es geht hier um die emotionalen und sentimentalen Verhaftungen, z.B. sage ich, etwas ist "mein". Versuche einmal zu verstehen, zu welchen Dingen du "mein" sagst. In welcher Hinsicht gehört wirklich etwas dir? Es beruht doch letztendlich alles nur auf deiner Vorstellung.

↳ *Was mir gehört, kann ich selbst benutzen, was mir nicht gehört, kann ich nicht benutzen.*

Du lebst in einem gemieteten Haus. Wenn du deine Freunde einlädst, dann sagst du: Kommt doch morgen in mein Haus. Du sagst nicht: Kommt doch morgen in mein *gemietetes* Haus. Du weißt, dass es nicht dein Haus ist, und trotzdem sagst du "mein" Haus. Eines Tages sagt der Eigentümer des Hauses dir, dass er auswandern will – in die Sonne – nach Spanien. Und er fragt dich, ob du das Haus kaufen willst. Du willst es. Du unterzeichnest den Vertrag und bezahlst. Dann ist das Haus "dein". Jetzt verbindest du dich sentimental mit dem Haus, und wenn Reparaturen anstehen, kostet dich das weitaus mehr Sorgen als vorher. Dabei ist doch eigentlich die ganze Welt "dein". Der ganze Raum ist dein, weil du ihn ja auch benutzt, die Luft, den Sonnenschein usw. Also, gehört dir die ganze Welt. Entweder es gehört dir alles – oder nichts. Aus praktischer Sicht ist der Gedanke richtig: dein Auto – du kannst es benutzen. In praktischer Hinsicht gibt es das. Lass die Vorstellung fallen.

Löse dich von der inneren Gebundenheit, dass dir irgend etwas gehört, dann kann es dich auch nicht mehr berühren, falls irgend etwas schiefgeht. Hänge nicht an Dingen und sage: Das ist "mein". Je mehr du festhängst, um so größer wird das Leidenspotenzial.

Festhalten engt auch Beziehungen ein. Es zieht alles zusammen. Wenn emotionale Schwere in einer Beziehung besteht, dann wird es schwer und erstickend. Wenn das weniger wird, dann wird die Beziehung zwischen Menschen schön. Lebe überall so, als ob du in einem *gemieteten* Haus wohntest. Lebe wie ein Tourist! Besitze nicht zu viele Dinge! Das ist eine wichtige Botschaft besonders für die Menschen in den Wohlstandsländern. Behalte nur das, was du wirklich benötigst.

➢ *Kann ich auch in der Beziehung zu mir selber leben wie ein Tourist – oder brauche ich eine "Stabilitätszone?"*

Stabilität im Sinne von Selbstvertrauen und Vertrauen zu anderen Menschen ist gut. Das ist eine wichtige Qualität. Es ist nicht "Festhalten". Wenn du an jemandem festhältst, hast du kein Vertrauen sondern Angst.

➢ *Ist Dankbarkeit auch eine Form des Festhaltens?*

Nein. Wenn du dankbar bist, dann siehst du, wie viele Dinge du hast, und bist zufrieden. Das ist das Gegenteil von Verlangen und Verhaftung. Wenn du gesund bist und einmal ein medizinisches Wörterbuch aufschlägst und siehst, wie viele Krankheiten diesen Körper ereilen können, vom Haar angefangen bis zu den Zehenspitzen, dann kannst du dich nur dankbar fühlen. Wenn du dankbar bist, dann beschwerst du dich nicht.

Viele haben das Gefühl: Das oder jenes fehlt mir noch. Sie schaffen sich also dies und jenes an. Trotzdem werden sie aber dadurch nicht reicher. Im Gegenteil: Weil der größte Teil ihres Besitzes aus überflüssigen Dingen besteht, haben sie ein Gefühl von Armut in sich, meinen, sie müssten noch mehr besitzen. Diese innere Armut kann nicht von außen aufgefüllt werden, das kann nur durch innere Zufriedenheit geschehen. Wenn du dankbar bist, dann ist Reichtum in dir.

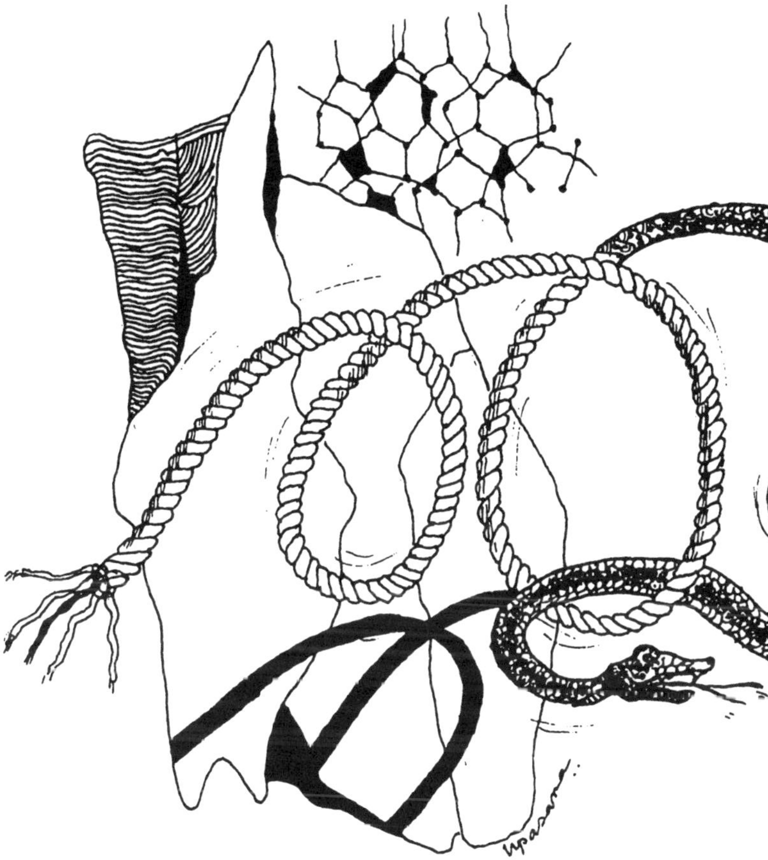

Identifikation

6.

Identifikation

Name und Form... Angst des Verstandes... Raum...
Zustand ohne Identität... Erkennen und Realisieren... Kurzes Glück...
Verstand, Bewusstsein und Seele... Angst und Liebe... Rollenspiel...
Losgelöstheit... Probleme der Identifikation...

Wir erkennen die physische Welt nur durch Name und Form. Beide gehören immer zusammen. Name und Form werden ergänzt durch den sentimentalen Wert, der bestimmt, welche Freude oder Sorge wir mit einem Objekt verbinden. Name, Form und die Wertigkeit, die du dem Objekt gibst, bestimmen, wie die Welt für dich existiert. Das bedeutet, dass du die Welt entsprechend deiner eigenen Wertvorstellungen siehst.

Name und Form bleiben, – sie verändern sich nicht. Die qualitative Wertigkeit ist aber von Mensch zu Mensch unterschiedlich. Was du vielleicht gern magst, das mag ich vielleicht nicht; was du als schön empfindest, ist vielleicht für mich nicht schön, obwohl es das gleiche Objekt ist.

Auch Name und Form sind nur von unserem eigenen Verstand erschaffen. Die Welt an sich hat keine Namen. Genau wie beim Raum, handelt es sich nur um ein Konzept. Raum ist einheitlich und prinzipiell unteilbar. Aber wir sind clever genug, ihn in Richtungen aufzuteilen: Norden – Süden – Westen – Osten, oben und unten. Diese Teilung ist aber nicht wirklich, es ist nur der Verstand, der in die verschiedenen Richtungen aufteilt.

In der selben Art und Weise erkennen wir alle Objekte um uns herum nur als Name und Form. Wenn ich sage "*Armbanduhr*", dann kommt dir sofort die Vorstellung einer Armbanduhr, auch wenn deine Augen geschlossen sind. Wenn ich dir etwas zeige, von dem du nicht weißt, was es ist, dann wird dein Verstand neugierig. Der Verstand fühlt sich sicher, wenn er alles "im Griff" hat, alles erklären kann. Alles, was er nicht weiß, macht ihm mehr oder weniger Angst.

Stell dir einmal vor, an einem schönen Tag wanderst du zum Gipfel eines Berges. Der Himmel ist klar, und du siehst die Ausdehnung des Horizontes. Du verbindest dich mit der Weite des Raumes. Dieser Raum beinhaltet alle Objekte, die Berge, die Wolken, die Vögel, die Menschen, die Bäume. Der Raum gibt allem Platz, und alle Veränderungen ereignen sich in ihm. Wie viele Sterne und wie viele Planeten werden in jedem Augenblick geboren! Wie viele Sterne und Galaxien sterben täglich! Das geht weit über unsere Vorstellungskraft hinaus. Aber trotzdem bleibt der Raum an sich von allem unberührt, er bleibt gleich, egal was geschieht. Die Objekte können nicht ohne den Raum existieren. Sie erscheinen als separate Einheiten, aber alles ist doch nur ein Teil des Raumes.

Wenn du den Raum wahrnimmst, beinhaltet er die Objekte, wenn du aber die Objekte wahrnimmst, dann hast du keinen Blick mehr für den Raum. Die Wahrnehmung beschränkt sich dann auf ein Objekt als eine Einheit. Aber in Wirklichkeit existiert das Objekt nicht an sich, sondern nur als ein Teil des Raumes.

Genau so ist es mit dem Geist, den Gedanken, den Emotionen und allen unseren Fähigkeiten. Das Selbst[9] ist das Substrat, in dem all die Aspekte wie Intelligenz, Bewegung und Veränderung enthalten sind.

Weder der Verstand, noch der Körper, noch der Intellekt an sich sind das Problem. Das Problem ist die Identifikation. Der natürliche Zustand eines Individuums ist der Zustand ohne Identität. Dieser identifikationslose Zustand hat in den verschiedenen Kulturen unterschiedliche Namen.

Wir haben einen individuellen Körper, einen individuellen Verstand, wir teilen aber alle das gleiche Feld des Bewusstseins. Das Bewusstsein, das deinen Körper und mein Bewusstsein funktionieren lässt, ist das gleiche. Es gibt keine individuellen Bewusstseinsbereiche.

Die Identifikation multipliziert sich. Mit der Rolle als Partner, mit der Rolle als Angestellter oder Boss identifiziere ich mich. In verschiedenen Situationen identifiziere ich mich mit verschiedenen Aspekten meiner Persönlichkeit. Jedes Problem, das du im Leben hast, ist mit einer dieser Identifikationen verbunden. Alle Probleme, alles Leid kommen nur durch die Identifikation und durch die Realität, die wir ihr geben.

Wenn du die Identifikation fallen lassen kannst, wann immer du möchtest, und wenn du sie nehmen kannst, wenn du es

---

[9] "Selbst" wird hier und weiterhin verstanden :"Das Selbst ist immer gegenwärtig. ... Es ist weder Licht noch Finsternis. Es ist nur, was es ist und kann nicht definiert werden. Die beste Definition ist ‚Ich bin, der ich bin'. ... Es ist einfach Sein." (Ramana Maharshi: Sei, was du bist! Hrsg.: David Godman, 1995, 4. Aufl. S.20)

willst, dann wäre das vollkommene Ungebundenheit. Das ist Befreiung. Ohne Identifikation hast du keine Probleme.

All diese Identifikationen haben wir nur in uns aufgebaut. Wenn sie real wären, dann wären wir damit bereits geboren. Du bist Mutter *geworden*, du bist ein Doktor *geworden* usw. Alles ist nur später angenommen worden und damit nicht real.

Wenn du das verstehst, ist damit das Problem noch nicht gelöst, aber mit dem Verstehen fängt die Lösung an. Das Problem löst sich nur, wenn du dich selbst ohne jegliche Identifikation erkennst. Es ist nicht etwas, was ganz neu gefunden werden muss, es ist etwas, was immer da ist. All die Identifikationen sind nur eine Täuschung. Du musst nur einmal erkennen und begreifen, dass das, was du ständig suchst, in dir ist – schon immer da war.

Eine Geschichte des Heiligen Rama Krishna[10] aus Indien soll dies verdeutlichen: Ein Hirte geht mit seinen Schafen auf die Weide: Eines Tages sieht er ein Löwenjunges, das hilflos zittert. Es ist seiner Mutter davongelaufen und ist hungrig und sucht Wärme. Der Hirte hat Mitleid mit dem kleinen Löwen, nimmt ihn mit nach Hause, und lässt ihn mit den Schafen zusammen aufwachsen. Der kleine Löwe wird größer und identifiziert sich mit den Schafen. So vergehen zwei Jahre. Als der Schäfer eines Tages wieder mit den Schafen und dem Löwen auf der Weide ist, kommt ein hungriger Löwe aus dem Wald. Er stürzt sich auf die Herde und sieht plötzlich, dass ein Löwe dazwischen ist. Das ist ein großer Schock für ihn, er vergisst seinen Hunger und will den kleinen Löwen fangen. Dieser läuft

---

[10] Ein sehr bekannter indischer Heiliger, geb. 1836 in Karmapukur/Bengalen, gest. 1886 in Kalkutta.

um sein Leben. Der große Löwe ruft ihm zu: "Es ist beschämend, dass du mit den Schafen lebst. Was ist ein Schaf und was ist ein Löwe?" Der kleine Löwe antwortet: "Ich verstehe das nicht, was du da sagst, lass mich gehen, töte mich nicht." Der große Löwe packt den kleinen und zeigt ihm im Wasser ihre Spiegelbilder und sagt: "Sieh, wie du aussiehst, und wie ich aussehe. Dies ist dein und das ist mein Spiegelbild." Da bekommt der kleine Löwe Angst und fragt: "Sehe ich wirklich so aus?" Er sieht sein Spiegelbild, und plötzlich spürt er etwas in seinem Körper. Er erfährt einen riesigen Energieschub und spürt, dass er ein Löwe ist und brüllt wie ein Löwe. Er hat die Löwenhaftigkeit wieder gefunden. Er *war* immer ein Löwe, aber er hatte *gedacht*, er sei ein Schaf.

Diese Erkenntnis hat den Namen *Samadhi* oder Erleuchtung. Dabei löst sich die Identifikation auf. Wie in der Erfahrung des Glücks und der Zufriedenheit verflüchtigt sich die Identifikation für kurze Momente.

Du denkst dann, irgendein äußerer Grund sei der Auslöser dafür und verbindest das Gefühl von Glück mit den äußeren Umständen: dem obligaten Kaffee mit Kuchen oder dem Gläschen perlendem Sekt. Du erkennst es nicht, solange du einen äußeren Grund als Ursache annimmst. Nur in einem gedankenfreien Zustand hast du die Möglichkeit, es zu erkennen. Beruhige also deinen Geist mehr und mehr! Nach einem bestimmten Ausmaß an Ruhe verlierst du die Identifikation und verschmilzt mit diesem Zustand. Es ist ein Zustand, in dem nur noch Verwunderung und Freude da ist. Du wirst stumm. Du fragst: Was war das? Was ist mir geschehen? Die Beruhigung des Geistes ist der Weg zu dieser Erfahrung. Du bist in einem wunderbaren Zustand, du weißt nichts, du kannst nichts erklären.[11]

Im Zustand dieser Ausdehnung, wenn du tief entspannt bist und wieder nach außen gehst, wenn der Geist noch nicht schnell ist, und du um dich herum schaust, dann findest du alles wunderschön. Du gehst nicht in Details, einfach alles ist schön: Wolken, Berge, Geräusche, Landschaft, alles. Der Geist ist noch in einem Ausdehnungszustand.

Er hat noch nicht begonnen, die Welt zu qualifizieren. Die Welt ist einfach schön, nicht mehr. Wenn der Geist dann langsam beginnt zu fokussieren, dann sagst du: Der Berg ist schön, dieses ist schön und jenes ist schön. Sobald du aber analysierst, verringert sich die Schönheit. Wenn du aus dem Fokussieren nicht mehr herauskommst, bleibst du in den Gedanken hängen, wie eine kaputte Schallplatte, die immer wieder in der gleichen Rille läuft.

Das ist der sorgenvolle Geist. Wenn das Fokussieren zur Gewohnheit wird, dann wird das Sich-Sorgen-machen zur Natur des Geistes. Wenn du nicht fokussierst, kannst du dir auch keine Sorgen machen.

↳ *Was ist denn der Unterschied zwischen Verstand, Bewusstsein und Seele ?*

Verstand ist das denkende Phänomen, das Licht vom Bewusstsein bekommt. Im Tiefschlaf ist der Verstand nicht mit dem Bewusstsein verbunden, deswegen funktioniert er dann nicht.

---

[11] Vgl. dazu besonders die Ausführungen in Kapitel 9.

Verstand ist also abhängig vom Bewusstsein, er hat aus sich selbst heraus keine Energie und damit kein Leben. Verstand leiht sich die Energie vom Bewusstsein.

Der Unterschied zwischen dem Raum und einem Zimmer besteht darin, dass ein Zimmer nur ein limitierter Raum ist. Man kann aber Raum nicht limitieren. Die Seele ist nichts anderes als limitiertes Bewusstsein. Sie ist das individualisierte Bewusstsein. Das Feld des Bewusstseins, das wir alle miteinander teilen, ist aber nur eines. Wir haben nur die Vorstellung, dass wir alle Individuen wären. In Samadhi überwindest du die Limitierung deines individuellen Bewusstseins und gehst in das unbegrenzte Bewusstsein über, in dem alles existiert.

Du erkennst dich nicht als eine Person sondern als einheitliches Feld.

Die Bewusstheit wird nur individualisiert durch den Verstand. Ohne den Verstand gibt es kein Individuum. Wenn du den Verstand stoppst, dann geht die Bewusstheit zurück in die Einheit. Du ohne den Verstand bist *DAS*. Ein gedankenloser Zustand, bewusst und wach, ist *DAS*, und das bist du.

Wenn dein Verstand aufhört, dann wirst du das begreifen und erfassen. Du wirst es nicht verstehen, nur erkennen. Das ist das Wissen, von dem spirituelle Schriften reden. Du musst es nur einmal in deinem Leben erfahren. Dann verändert sich dein Verstehen von der Welt und vom Leben.

➷ *Warum hat der Verstand oft Angst vor dem Unbekannten?*

Es ist die Angst, ausgelöscht zu werden, die Angst, nicht mehr zu existieren. In uns ist ein starker Überlebensdrang. Diese Angst erhält alles am Leben. Alle Bewegung entsteht nur aus Angst. Der wirkliche Glückszustand des Verstandes ist dann, wenn er nichts weiß. Er hat große Angst davor, in den Zustand zu gehen, in dem er sich vollkommen verliert.

↳ *Ich habe eher die Vorstellung, dass es den Urgrund, die Urenergie gibt, die sich aus Freude und Liebe manifestiert.*

Wenn der Aspekt der Liebe nicht da wäre, würde alles auseinanderfallen. Wenn nur Liebe da wäre und keine Angst, dann würde alles reabsorbiert in den Urgrund, zurück in die Quelle. Die Liebe ist es, die immer wieder alles hinzieht zur Quelle. Immer wieder ruft sie dich zurück.

Der Bereich von Angst und von Leid dagegen, zieht dich immer wieder nach draußen. In der Spiritualität erkennen wir das Prinzip der Liebe in uns, lernen sie zu leben und gehen damit zur Quelle zurück.

↳ *Kommen nicht auch ständig neue Identifikationen auf uns zu ?*

Ja. Du bekommst z.B. das Zertifikat eines Yogalehrers und nimmst nun diese Identifikation an. Viele Menschen haben nämlich ganz bestimmte Erwartungen, wie sich ein Yogalehrer verhalten sollte.

Ein Mensch, der nun die Identifikation annimmt, versucht, sich diesen Vorstellungen anzupassen und beginnt, sich entsprechend zu verhalten. Dadurch formt sich in ihm eine geteilte Persönlichkeit, und er verliert die Fähigkeit, sich leicht mit sich selbst und der Welt zu fühlen.

Sollen wir unsere Rollen also nur spielen ?

Ja, so wie ein Schauspieler, der einen Bettler spielt, aber in Wirklichkeit ein dickes Bankkonto besitzt. Er identifiziert sich vollkommen mit dem Bettler, denn er muss seiner Rolle die Realität verleihen. Er läuft herum wie ein Bettler, aber er leidet nicht, da er weiß, dass er in Wirklichkeit nicht der Bettler ist. Er spielt die Rolle sehr wirkungsvoll und gut.

Spiele deine Rollen, aber gib ihnen keine Realität! Dadurch wirst du im Leben wirklich pragmatisch, praktisch und effizient. Das Wissen um *Samadhi* und die wahren Werte gibt dir die Möglichkeit, dich nicht so stark und vor allem nicht so ernsthaft mit allem zu identifizieren. Das ist das Spiel des Lebens, es macht das Leben freudvoll.

Aber im Erwerbsleben, z.B. in einem kaufmännisch geführten Betrieb, muss ich mich doch mit meiner Rolle, etwa als Bereichsleiterin oder Buchhalter, identifizieren.

In einem Betrieb, innerhalb vorgegebener Strukturen und Abläufe, hast du bestimmte Verantwortlichkeiten, und es können Probleme entstehen. Diese möglichen Probleme gehören aber zu deiner Aufgabe, nicht zu dir selbst. Es gehört zu deinem Job.

Wenn du dich damit identifizierst, dann siehst du das fälschlicherweise als dein eigenes Problem an und wirst emotional. Du gehst nach Hause, bist frustriert, und trägst deine möglicherweise schlechte Laune mit dort hin. Du brauchst dann einen Kanal, das wieder nach außen zu bringen. Bleibe also innerlich unberührt davon und spiele einfach deine Rolle.

Was vom konventionellen Standpunkt als Intelligenz bezeichnet wird, ist – vom spirituellen Standpunkt aus betrachtet

– eine Art von Dummheit. Alles fallen lassen können – das ist Fertigkeit! Lass alle Muster fallen, nur dann kannst du die Rolle wirklich angemessen spielen.

Wenn du auf einen Baum klettern kannst, aber nicht weißt, wie du wieder herunter kommst, hast du ein Problem. Nur wenn du auch wieder problemlos herunterkommen kannst, ist Klettern eine Freude.

Spiele also die Rollen wie du willst und wann du willst. Lass dich aber niemals von einer Rolle benutzen.

➷ *Kann ich mich durch Entspannung von äußeren Dingen lösen?*

Nur durch tiefe innere Entspannung reduziert sich die Abhängigkeit zur äußeren Welt. Losgelöstheit kann man nicht einfach praktizieren. Du kannst dich nicht von diesem und jenem lösen, das würde nie enden. So lange du den Baum nicht vom Stamm her abschneidest, wird er weiter wachsen.

Die Verhaftungen können weder durch Unterdrücken noch durch Ablehnung und Hass aufgelöst werden, denn dies sind wiederum Verhaftungen negativer Natur. Du solltest einen neutralen Zustand erreichen. Dies kann nur auf natürliche Weise geschehen. Man kann das nicht forcieren.

Als Kind warst du verhaftet mit deinem Spielzeug. Das war so wichtig für dich, weil du damit sentimental verhaftet warst. Wenn du etwas verloren ging oder beschädigt wurde, hat dich das sehr geärgert.

Jetzt ist das ganz anders. Dabei hast du nie irgendeine Anstrengung unternommen, um aus diesem kindlichen Verhalten herauszukommen. Du bist dem Spielzeug gegenüber neutral.

Die Verhaftung besteht nicht mehr, sie hat sich auf andere Dinge verlagert. Jetzt bist du verhaftet mit komplizierteren Spielen und Spielzeugen. Werde auch diesen Dingen gegenüber neutral. Losgelöstheit kann nur mit innerer Zufriedenheit und mit dem Wissen geschehen. Lerne zu entspannen und die Losgelöstheit passiert natürlich. Die Entspannung ist es, die deine Verhaftungen löst. Es kann nur *geschehen*, es kann nicht gemacht werden.

Wir erfahren auch Arten der Losgelöstheit, die nur sehr vorübergehend sind. Zum Beispiel erfährst du sie im Zustand großer Niedergeschlagenheit, wenn du nicht das bekommst, was du willst, und dir alles vollkommen nutzlos erscheint.

Oder du erfährst diese Losgelöstheit, wenn jemand stirbt, der dir nahe stand. Bei einer Beerdigung wird selbst der weltlichste Mensch philosophisch und denkt darüber nach, dass jeder einmal sterben muss, dass nichts ewig hält und alles vergänglich ist und dass es ja eigentlich gar keinen Sinn macht, an Dingen festzuhalten.

Aber diese Arten der Losgelöstheit sind nur von kurzer Dauer und ohne große positive Einwirkung auf unser Leben. Nur die Losgelöstheit, die wirklicher innerer Weisheit und Entspanntheit entspringt, gibt uns die Freiheit, unsere Reaktionsmuster zu verändern. Die höchste Freiheit hast du dann, wenn du eine vollkommen neutrale Einstellung hast. Du bist dann einfach nur ein Zeuge von allem, was geschieht.

↳ *Ist es möglich, die Identität zu verändern ?*

Willst du sie verändern oder fallen lassen? Die grundlegende Identität ist: *Ich bin.* Die Vorstellung der Objektivität geschieht erst später, wenn auch ein Subjekt da ist. In diesem *"Ich bin"*Zustand ohne die Vorstellung der Objektivität bist du uneingeschränkt.

Als Körper bin ich eine Person, aber die Identität geht tiefer als die physische Präsenz. Diese Einheit des Wesens mit dem Körper nimmt verschiedene Identitäten an. Durch die Beeinflussung anderer Menschen nehmen wir immer mehr Identitäten an. So wie wir die objektive Welt in unendlich viele Dinge getrennt haben, so trennen wir jetzt auch die subjektive Welt in unendlich viele Schichten. Alle diese Identitäten wurden in Laufe unseres Lebens angenommen. Aber keine von denen ist unsere ursprüngliche Identität. Unsere wirkliche Identität kann nicht verändert werden.

All diese Identitäten machen das Leben interessanter, schöner und faszinierender. Deshalb nehmen wir sie an. Aber was passiert als praktisches Ergebnis? Mit jeder Identität, die du annimmst, vergisst du, dass sie nicht real ist. Du nimmst das alles als sehr real an und wirst sehr ernsthaft damit.

Das Schlimmste geschieht, wenn du nun auch den Problemen vollkommene Realität gibst. Ein Problem ist auch nur eine Schöpfung deiner eigenen Vorstellung. Es ist die Unfähigkeit, in einer Situation zu sein, so wie sie ist. Mit jeder Identifikation hast du eine bestimmte Vorstellung von Perfektion. Perfekter Vater, perfekter Lehrer usw. Wenn die Dinge nicht entsprechend deiner Vorstellungen geschehen, dann ist dies ein Problem für dich, und du kämpfst, um es zu lösen. Du leidest und schadest dir dadurch selbst.

Du hast ständig ein vordringliches Problem und unterliegst der Illusion, dass die Lösung dieses Problems deinen Leidensdruck beenden würde. Es ergeht uns dann wie dem Mann in einer Geschichte, die man sich in Indien erzählt: Jeden Tag fuhr er mit dem Zug zur Arbeit und saß immer im letzten Abteil. Die Plätze in diesem Abteil können nicht reserviert werden, und daher ist dieser Wagen meist hoffnungslos überfüllt. Dies ist der Grund dafür, dass sie Toilette dort besonders stark stinkt. Der Mann ekelte sich davor und beschwerte sich beim Bahnhofsvorsteher. Der kannte das Problem und bat den Mann um einen Lösungsvorschlag. Dieser sagte: *Nimm doch einfach den letzten Wagen nicht mit!* Das ist das Dilemma, in dem wir uns verfangen, wenn wir versuchen die Probleme einzeln zu lösen. Kaum hast du ein Problem erfolgreich gelöst, beginnt das nächste bereits zu „stinken".

Die verschiedenen Identifikationen werden uns zur Last. Einerseits haben wir den Drang, sie fallen zu lassen, andererseits haben wir Angst, die Identität zu verlieren. Das ist das Rätsel. Solange es nicht gelöst ist, werden die Probleme unseres Lebens nicht beendet sein. Die Probleme verändern nur ihre Form – das ist alles.

Bevor wir uns mit Körper und Geist identifizieren, ist da einfach nur *"Ich bin"*. Dieses Ich in seiner reinsten Form ist vollkommen und kennt keine Probleme. Wir erleben dies manchmal nach dem Aufwachen: Du sitzst auf dem Bett, die Augen sind geöffnet, du bist wach, aber der Geist funktioniert noch nicht. Und dann kommt die Frage: Wo bin ich? Im Moment, in dem die Selbstidentifikation einsetzt, wir uns aber noch nicht mit dem Körper identifizieren, bekommen wir Angst. Das ist die Angst vor dem Tod. Die Vorstellung, ohne jegliche Identität zu sein, ist für uns so etwas wie Tod. Aber es ist nur der Tod dieser Identitäten.

Auf fundamentaler Ebene bleibt das Selbst unberührt, aber es scheint, als würde es durch Leid hindurch gehen. Vom absoluten Standpunkt her gesehen, gibt es so etwas wie Leid überhaupt nicht. Auch Leid ist ein Teil der Illusion. Aber so lange wir im Feld der Illusion sind, ist das Leid da. Das eine absolute Selbst, ohne jegliche Identität, unterliegt keinerlei Veränderungen und leidet nicht.

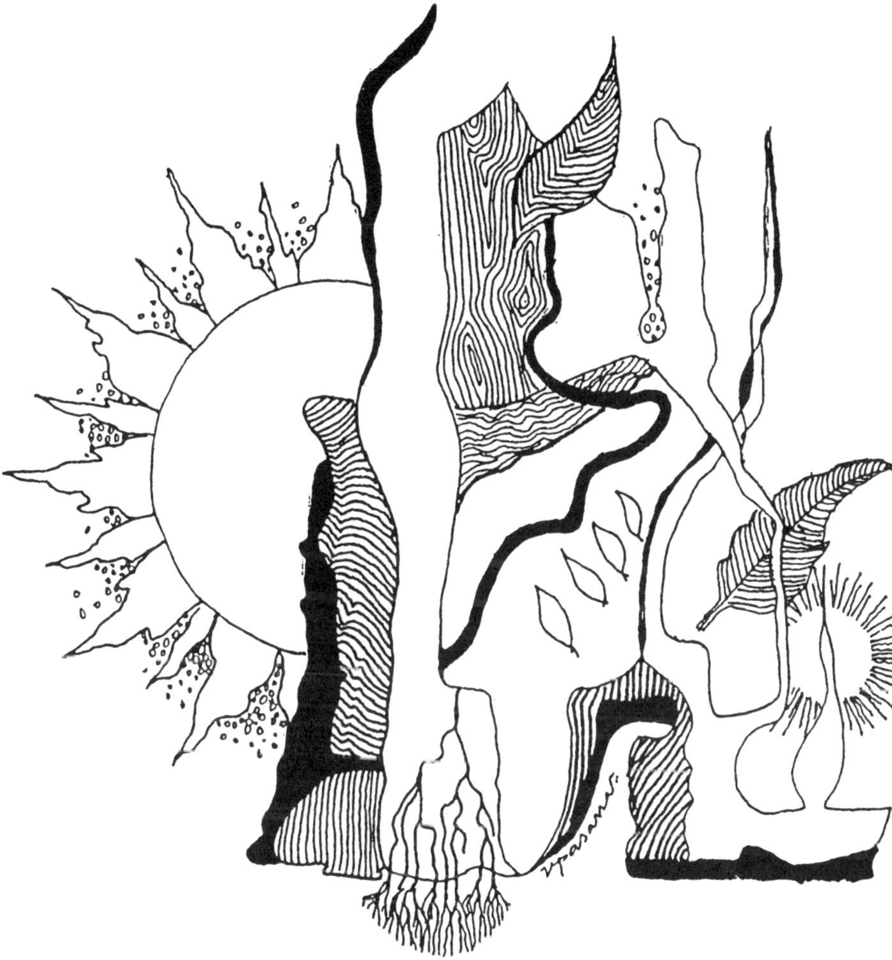

Gedankenwelt

7.

G e d a n k e n w e l t

Wahrnehmung und Ausdruck... Tätigkeits- und Wahrnehmungsorgane... Eindrücke... Freiheit des Nichtdenkens... Unwillentliche Gedanken... Den Geist beschäftigen... Verschiedene Arten der Ruhe... Klarheit... Motivation...

Verstand und Gedankenwelt sind Synonyme*. Hier geschieht die Wahrnehmung der äußeren Welt. Die Fähigkeiten des Verstandes sind Wahrnehmung und Ausdruck. Die Instrumente des Ausdrucks sind die fünf Tätigkeitsorgane, die Instrumente der Wahrnehmung sind die fünf Sinnesorgane.

Gehen wir einmal davon aus, dass ein Innen und ein Außen existieren. Die Identifikation mit der äußeren Welt ist das, was man Leben nennt. Wir identifizieren uns mit der äußeren Welt, und das mündet in angenehme und unangenehme Erfahrungen. Wir reagieren darauf mit Verlangen und Ablehnung, und machen dadurch das Leben kompliziert,

Diese externe Identifikation geschieht mit dem Ausdruck und mit der Wahrnehmung. Wahrnehmen ist das Aufnehmen von Informationen von außen, und so sammeln wir Eindrücke.

---

*) synonym, *griech.* = das Prinzip, eine Sache lautlich verschieden darzustellen bzw. zu formulieren, was im Sprachgebrauch sog. sinnverwandte Wörter mit manchmal stilistischen Nüancen ergeben kann. (z.B. Roß – Pferd, Gesicht – Antlitz) .

Was du wahrnimmst, geht durch viele Prozesse hindurch, und das Endprodukt dieser Prozesse sind Eindrücke, die sich wiederum ausdrücken wollen. Jeder reagiert in einer bestimmten Art und Weise gemäß dieser Eindrücke.

Die fünf Organe, mit denen du dich ausdrückst, sind: Stimme, Hände, Beine, Ausscheidungs- und Fortpflanzungsorgane.

Die Organe, mit denen du wahrnimmst, sind: Augen, Nase, Ohren, Mund und die Haut. Du kennst die äußeren Dinge durch Form, Geruch, Klang, Geschmack oder Berührung. Etwas ist dir angenehm oder unangenehm. Das Angenehme vermittelt dir Wohlbefinden, das Unangenehme bringt dir Leid. Also bleibst du in diesem Spiel hängen. Das Angenehme suchst du und das Unangenehme vermeidest du.

Du nimmst Informationen über diese Sinnesorgane auf. Der Verstand an sich hat nicht die Möglichkeit, die Informationen umzusetzen. Er ist neutral und hat keine Intelligenz. Es ist aber eine "Fakultät" dahinter, die erkennt, unterscheidet und qualifiziert. Du erkennst dadurch, ob etwas groß oder klein, schön oder hässlich ist. Diese Fakultät nennt man den Intellekt.

Wenn man ein Objekt sieht, entsteht ein Eindruck im Verstand, der Intellekt dahinter erkennt dann Farbe, Form, usw., unterscheidet und geht ins Detail. Der Intellekt teilt die Informationen in kleine Teile. Er hat die Fähigkeit, zu erkennen und das Erkannte zu verbinden. Auch die Erfahrung, ob du dich gut oder schlecht fühlst erkennt der Intellekt. Diese Informationen und die damit verbundenen Gefühle werden zusammen als Erinnerung gespeichert. In deinem Erinnerungsvermögen sind jetzt Millionen von Informationen gespeichert. Der Verstand ist so etwas wie der Speicher bei einem Computer. Wenn du nun einer neuen Situation begegnest und ein neuer Eindruck dringt in deinen Verstand, dann vergleicht der Intellekt die neue Information mit ähnlichen, gespeicherten Informationen und mit den damit verbundenen Gefühlen.

Der Intellekt bezieht sich darauf und reagiert entsprechend nach außen wie in einem "Flash". Wenn es eine angenehme Erinnerung ist, dann sagst du "Ja", bei einer unangenehmen Erinnerung sagst du "Nein". Je stärker deine Reaktionen sind, je mehr stärkst du deine Tendenzen[12], auf die äußere Welt zu reagieren.

Denken an sich macht das Leben schöner und angenehmer. Solange wir positiv denken, solange die Gedanken schön sind, ist das Leben schön. Aber wenn das Denken negativ wird, dann wird auch das Leben unangenehm.

Die Qualität des Lebens wird letztendlich bestimmt durch die Qualität deiner Gedanken. Wenn die schön sind, findet das Leben seine Erfüllung in einem angenehmen und unbeschwerten Zustand. Wenn wir Kontrolle über den Verstand hätten, bestünde die Möglichkeit, immer in diesem Zustand zu verweilen. Wir hätten dann die Freiheit, zu denken oder nicht zu denken. Diese Freiheit existiert in uns, aber wir haben die Möglichkeit verloren, sie zu realisieren.

Wir haben diese Freiheit verloren, da wir davon überzeugt sind, dass Denken wichtig sei, und dadurch die Gewohnheit entwickelt, den Verstand ständig zu beschäftigen. Die Möglichkeit des Loslassens, die uns wirkliche Freiheit geben könnte, wurde vollkommen vernachlässigt und geriet in Vergessenheit. Wäre uns dies schon früh im Leben bewusst geworden, so wäre uns schwerwiegendes Leid erspart geblieben.

---

[12] Tendenzen bedeutet hier, das Sanskritwort "Samskara", das die Intensität bestimmt, mit der du reagierst und wie du reagierst.

Dieser wichtige Aspekt des Lebens wird vollkommen ignoriert – wenn auch nicht bewusst. Diese Freiheit, nicht zu denken und loszulassen können nur sehr wenige Menschen wirklich schätzen, da diese Fähigkeit das vollkommene Gegenteil der gesellschaftlichen Wertvorstellungen bedeutet. Die Menschen haben Angst davor.

Diese Fähigkeit *loszulassen* ist in latenter Form vorhanden, genau wie die Fähigkeit zu schwimmen in uns latent vorhanden ist. Wie anderes Wissen dem Broterwerb oder gesellschaftlichem Aufstieg dient, so verhilft dieses Wissen zu einer besseren Lebensqualität. Beides sollte Hand in Hand gehen, dann ist alles wunderbar. Wenn ein Mensch dieses Wissen annehmen kann, dann lebt er hier wie im Himmel.

Aber ohne das Wissen und diese Fähigkeit kannst du hier kein himmlisches Leben führen, auch nicht in dem Himmel, den du hier materiell aufgebaut hast[13]. Wir leben dann in der Hölle, trotz all der materiellen Annehmlichkeiten. Wenn du den Himmel in dir hättest, müsstest du nicht so viel tun, um dir den Himmel außen aufzubauen. Der Verstand ist ein Geschenk, wenn du weißt, wie du damit umgehst. Mit Unwissenheit kommt der Verstand dir manchmal wie ein Fluch vor.

Es gibt willentliche und unwillentliche Gedanken. Einerseits benutzt du den Verstand willentlich. Du bist der Meister, hast Kontrolle über die Gedanken, weil du sie erschaffen kannst. Der andere Bereich des Denkens kommt unwillentlich. Du hast keine Wahl, die Gedanken tauchen ohne jegliche Kontrolle auf. Das ist der Problembereich des Verstandes und somit auch des Lebens. Die unwillentlichen Gedanken bezeichnet man auch als die "Unreinheiten" des Verstandes.

---

[13] Damit ist unser westlicher Lebensstandart gemeint.

Wir haben in unserer Kindheit nur gelernt, den Verstand zu benutzen, keiner brachte uns bei, wie man loslassen kann. Dann fing der Verstand an zu arbeiten wie ein "Geist". Du erschaffst einen Geist, der eigentlich dein Diener sein sollte. Alles was du ihm sagst, führt er aus. Aber eine große Gefahr ist damit verbunden: Wenn du ihn nicht beschäftigt hältst, dann beschäftigt er dich.

Ein Junge kannte einen großen Zauberer, der einen Geist erschaffen konnte und wollte diese Fähigkeit auch erlernen. Er fragte den Zauberer, der ihm erklärte, dass dies nicht so einfach sei. Er müsse ihm dafür erst einmal sechs Jahre dienen. Der Zauberer-Schüler dachte, warum soll ich sechs Jahre dienen? Als der Zauberer weg war, stahl der Junge das Buch des Wissens, in dem stand, wie man einen solchen Flaschengeist erschaffen kann. Es funktionierte! Später realisierte er, dass er ihn zwar erschaffen hatte, dass er aber nicht wusste, wie er den Geist wieder zurück in Flasche befördern konnte. Das war ein großer Fehler. Deshalb musste er leiden.

So geht es auch uns. Wir wissen nicht, wie wir den Geist wieder zurück in die Flasche bringen und deswegen beschäftigt er uns jetzt. Es war einfach, den Geist zu rufen, es war auch einfach, ihn für lange Zeit zu beschäftigen. Wie oft haben wir ihn benutzt. Jetzt aber beginnt er uns zu ärgern, er lässt uns nicht mehr in Frieden. Wir stehen nun unter dem Zwang, den Geist zu beschäftigen. Wenn wir das nicht tun, dann beschäftigt der Geist uns. Ist das nicht verrückt! Diese Verrücktheit und das Leid gehören zusammen.

Es braucht einige Zeit für den Menschen, bis er sich bewusst wird, dass er gefangen ist. Zunächst musst du dir dieser Falle bewusst werden. Dieses Bewusstwerden ist dann schon wie eine kleine Erleuchtung. Sonst hast du überhaupt keine Chance. Du kannst diese Tatsache selbst nachprüfen, wenn du einmal alle Aktivitäten einstellst. Dann erscheint er sehr mächtig und sagt: Komm, gib mir zu tun!

Wenn du innerlich langsam bist und die Wachheit sich erhöht, wird der Verstand klarer und du fühlst dich angenehmer. Wenn Geschwindigkeit in dir aufkommt, nimmt damit auch das Auftauchen von unwillentlichen Gedanken zu und vermindert die Möglichkeit der Kontrolle über die willentlichen Gedanken. Eine angenehme innere Ruhe ist die Qualität des Verstandes, die in uns die Gelassenheit und Klarheit bewirkt. Diese Qualität gibt uns Stärke, mit allen schwierigen Situationen des Lebens umgehen zu können.

Wenn du eine lange Strecke fahren musst auf einer Straße mit vielen Löchern und Steinen, ist es wichtig, dass dein Fahrzeug mit sehr guten Stoßdämpfern ausgerüstet ist. Mit schlechten Stoßdämpfern wird die Reise länger und ermüdender. Es besteht sogar die Gefahr, dass dein Fahrzeug zusammenbricht. Das Fahrzeug für deine Reise des Lebens ist der Verstand. Die Stoßdämpfer sind deine innere Ruhe. Es ist die Fähigkeit und Stärke, mit den Schwierigkeiten des Lebens gelassen umgehen zu können. Das ist es, was wir anstreben sollten. – Die einzige Möglichkeit, die Erfüllung des Lebens zu finden.

Wo ist der Zauberer, der lehren kann, wie der Geist zurück in die Flasche verbannt wird? Ich würde ihm gern sechs Jahre dienen.

Der lebt nicht irgendwo nebenan. Er ist in deinem eigenen Haus! Dort ist er ganz still in den geheimen Gemächern. Wenn du zu ihm gehst, wird er dir das Geheimnis erklären. Solange du nicht in das geheime Gemach gehst, kriegst du auch nicht die Formel, wie du den Geist wieder verbannen kannst. Um dahin zu gelangen, musst du aber erst mal für kurze Zeit von diesem

Geist loskommen, sonst gelangst du nicht dahin. Gib ihm Beruhigungsmittel. Entspannung ist das Beruhigungsmittel, mit dem du den Geist bezwingst.

⇘ *Was meinst du genau mit "innerer Ruhe" ?*

Das Wort Ruhe hat für Menschen sehr unterschiedliche Bedeutung. Ein Alkoholiker verbindet mit dem Wort Ruhe das Gefühl, betrunken zu sein. Ein Drogenabhängiger wird das Wort Ruhe immer in Verbindung zu seinen Rauschzuständen sehen. All dies sind verschiedene Zustände der Ruhe, die aber unterschiedlich in ihrer Qualität sind.

Die Ruhe, über die in der Spiritualität geredet wird, hat ganz bestimmte Merkmale. Wachheit und Achtsamkeit sind die Qualitäten dieser Ruhe. Die Ruhe eines Trinkers beinhaltet keine Achtsamkeit, es ist eine dumpfe Ruhe ohne Sensibilität. Ein Drogenabhängiger erfährt in der Ruhe seines Rausches durchaus Sensibilität, aber es entsteht kein Gefühl wirklichen Friedens. Es gibt auch die Ruhe, die du auf Grund verschiedener Therapien und Heilmethoden passiv erfahren kannst. Diese Ruhe hat einen weitaus höheren Wert als die des Trinkers oder des Drogenabhängigen, falls hier keinerlei biologische oder chemische Beeinflussung vorhanden ist. Diese Art der Ruhe entsteht weitaus natürlicher, aber dennoch wird sie nicht sehr lange anhalten, da sie auf passive Weise entstand.

Von sehr viel höherem Wert ist die Ruhe, die wir aus den verschiedenen spirituellen Praktiken*) bis hin zur Meditation erzielen. Diese Ruhe verweilt mit uns schon sehr viel länger, hat aber auch keine andauernde Wirkung. Mit jeder Technik, die wir

---

*) Vergleiche Fussnote Seite 55

anwenden, erreichen wir irgendwann einen Sättigungspunkt, an dem wir stagnieren. Wir stellen dann fest, dass wir nicht über ein bestimmtes Ausmaß an Ruhe hinauskommen können. Das ist die Beschränktheit jeder spirituellen Übung.

Die Ruhe, die du durch spirituelles Wissen erreichst, wie z.B. durch Lesen, Zuhören, Analysieren und Erforschen entsprechender Texte, ist von weitaus höherem Stellenwert, da sie die beschränkenden Aspekte in dir auflöst. Hier erreichst du den Bereich hinter den Barrieren, über die dich keine Technik hinwegbringen kann.

Das Wissen zerbricht diese Barrieren, die nur aus falschen Vorstellungen bestehen. Wenn solche Barrieren zerbrochen werden, ist es sehr viel einfacher, mit jeder angewandten Technik über die Stagnationspunkte hinaus zu gelangen. Daher ist es so wichtig, das spirituelle Wissen durch eine Technik zu ergänzen. Die rein technische Ausführung spiritueller Übungen kann dich jedoch auch nur bis zu einem verhältnismäßig kleinen Ausmaß der Ruhe führen.

Die Abwesenheit dieser Ruhe erschafft alle Unannehmlichkeiten des Geistes wie Sorgen, Klagen, Ärger, Unzufriedenheit, Hass, Eile, Ungeduld und Intoleranz. Wenn sich diese Ruhe weiter vermindert, drückt sich das in vielerlei Ängsten aus, oder es kann sich bis zu Depressionen und dem Gefühl vollkommener Hoffnungslosigkeit steigern. Also sollten wir diese Ruhe unter allen Umständen und mit allen Mitteln, die uns zur Verfügung stehen, anstreben, da dies die Antwort auf alles Leid ist. Ruhe und innere Klarheit gehören immer zusammen. Diese Ruhe des Verstandes hat außerdem einen positiven und direkten Einfluss auf unseren physischen Organismus.

Eine wirkliche Veränderung im Leben geschieht, wenn wir diese Ruhe in uns stabilisieren können. Die regelmäßige

Übung in Verbindung mit der Verinnerlichung dieses Wissens hilft uns, diese Stabilität zu festigen. Aber auch hier gibt es noch Beschränktheiten. Auch die Übung und das Verständnis dieses Wissens kann dich nicht weiter als bis zu einem bestimmten Ausmaß an Ruhe und Wachheit führen, da du die Quelle immer noch nicht erkannt hast.

Was wir als Ruhe des Verstandes erfahren, ist nur eine Reflexion, denn der Geist an sich ist nur ein Feld von Reflexion, da er keine eigene Existenz hat. Wenn er versucht, seine eigene Existenz zu ergründen, löst er sich auf, wie eine Salzpuppe, die in den Ozean springt, um die Tiefe des Meeres zu erforschen.

Aber über den Bereich des Geistes hinaus gibt es in uns ein einfaches, nicht qualifiziertes gutes Gefühl. Die größtmögliche Ruhe erfährst du, wenn dieses Gefühl den Verstand vollkommen absorbiert und davon wieder zurückkehrt. Dann erhält sich diese Ruhe für sehr lange Zeit auf ganz natürliche Weise.

Wenn einem Menschen diese Quelle des reinen unqualifizierten Gefühls durch tiefe innere Sehnsucht und Hingabe zugänglich wird, werden alle anderen Übungen zweitrangig. Diese Übungen dienen dann nur noch als Instrumente, sich mit der Quelle zu verbinden.

➪ *Wie kann das Gefühl den Verstand absorbieren ?*

Das Gefühl ist wie eine Leiter, die dir hilft, tiefer in die Ruhe hineinzugehen. Es ist wie der Seiltrick in Indien. Ein Magier kommt und wirft einen Strick hoch und dieser bleibt gerade im Raum stehen. Er klettert dann an dem Seil nach oben und verschwindet da.

Genau so verschwindet auch das Gefühl irgendwann. Das Gefühl hat seine eigene sanfte, heilende und beruhigende Wirkung im Rahmen des Verstandes.

Je mehr der Verstand sich mit dem guten Gefühl verbindet, je tiefer er da hineingeht, desto mehr wird der Verstand vom guten Gefühl absorbiert. Er beginnt mehr und mehr, mit diesem Gefühl zu funktionieren. Dadurch ändert sich die Qualität des Lebens.

➷ *Zielen alle Übungen nur auf die Ruhe des Geistes ab ?*

Alle Übungen haben das Ziel, die Unreinheiten des Verstandes zu beseitigen, damit sich die Ruhe verstärkt und das Wissen mit größerer Klarheit verinnerlicht werden kann.

Spirituelle Texte erschließen sich uns Menschen unterschiedlich. Es ist abhängig von der Verfassung des Geistes: Ein gereinigter Geist kann diese Worte und Texte schätzen und verinnerlichen. Mit einem "farbenfrohen" Geist wird auch das Wissen "farbenfroh". Wenn du vorgefasste Meinungen hast, wirst du das Wissen nur soweit verinnerlichen können, wie es in deinen Rahmen hineinpasst. Die Reinigung des Geistes und Entspanntheit sind daher so wichtig.

Es geht darum, die Natur des Selbst zu erforschen. Es soll ein erforschender Geist entwickelt werden. Der Geist muss neugierig sein, die Quelle des Daseins zu erforschen. Es geht um ein tiefes inneres Suchen nach der Wahrheit. Solange ein Mensch diese Suche nicht in sich verspürt, wird er den spirituellen Weg nicht beschreiten.

↳ *Geschieht diese Suche immer nur aus dem Leidensdruck heraus?*

Die meisten Menschen kommen aus einem intensiven Leiden mit Spiritualität in Kontakt. Sie wollen eine Lösung finden, wenn sie im Leben keinen anderen Weg mehr sehen. Aber es gibt auch Menschen, die aus Neugierde kommen, um zu sehen, was es wohl mit Spiritualität auf sich haben könnte.

Manche Menschen haben einfach nur ein großes Vertrauen in eine höhere Kraft. Sie haben einen sehr einfachen und unschuldigen Geist und durch ihr starkes Vertrauen ist es einfacher für sie, innere Ruhe zu finden.

Die Motivation, mit Spiritualität in Kontakt zu kommen, ist sehr unterschiedlich.

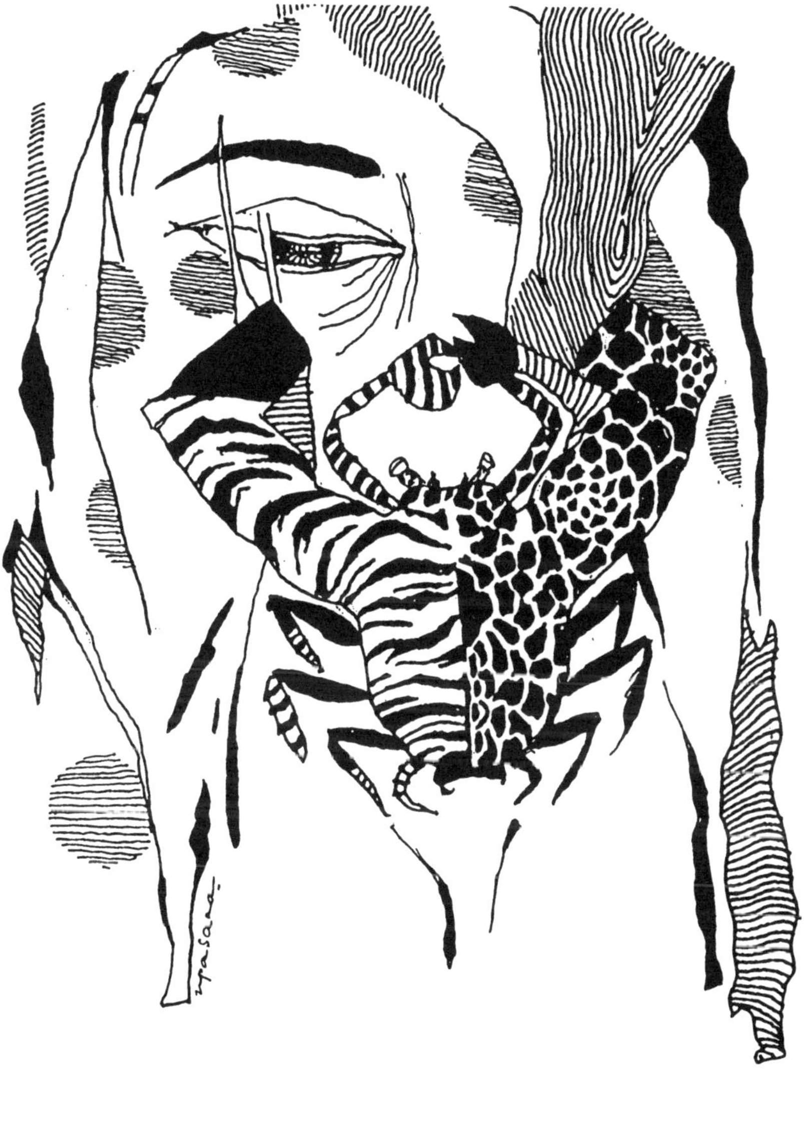

Persönlichkeit

8.

Persönlichkeit

Die Schöpfung... Tendenz der Unruhe... Wer bin ich?

Tiefsschlaf... Existenz ohne Geist... Intelligenz und Intellekt...

Individualisierte Bewusstheit... Angenehmer Verlust...

Auflösung der Persönlichkeeit...

Angst, sich zu verlieren... Das begrenzte Feld...

In einem Feld uneingeschränkter und unendlicher Möglichkeiten existieren alle Energien in ihrer latenten Form und mit vollem Potenzial. Es ist ein Bereich, in dem nichts geschieht, aber von dem aus alles seinen Anfang nimmt. Auf ungeklärte Weise beginnen die ersten Bewegungen, – ein begrenztes Feld entsteht. Die Bewegungen innerhalb dieses Feldes werden schneller, Verengung entsteht und verdichtet zur Masse. Das ist die Schöpfung.

Kein Wissenschaftler kann eine Erklärung dafür geben, *warum* die Schöpfung geschah. Sie können vielleicht den Mechanismus erklären, wie es entstanden ist, aber sie können keine

Erklärung über das "Warum" geben. Wenn ein Kind ganz unschuldig fragt, warum der Himmel da ist, wissen wir keine wirkliche Antwort darauf.

Um aus dieser Verlegenheit herauszukommen, antworten wir: "Weil Gott den Himmel erschaffen hat." Gott ist der Name für etwas Unbekanntes, für etwas, das über die Beschränktheit der menschlichen Intelligenz hinausgeht.

Der gleiche Prozess geschieht im Bewusstsein. Auch da begannen irgendwann erste Bewegungen und ein begrenztes Feld entstand. Aber dies ist ein subjektives Phänomen.

Dieses Feld nimmt die Selbstidentifikation an und trennt sich dadurch von dem Rest dieses Feldes. Es beschränkt sich selbst und es beginnt das Gefühl: Ich bin. Das ist die Identifikation.

Dieses "*Ich bin*" ist das Bewusstsein, das sich auf ein Feld beschränkt hat und identifiziert sich mit den Bewegungen in seinem eigenen Feld. Das ist der Geist. Durch die Kraft seiner eigenen Intelligenz, was die Natur des Bewusstseins ist, hat er die Fähigkeit, Objekten durch die Kraft der Vorstellung Name und Form zu geben. So wie der Mond das Licht der Sonne reflektiert und die Objekte beleuchtet.

Wenn sich die Vorstellungen auf die Objekte überlagern, dann nimmt das konkrete Formen und Namen an. Das Bewusstsein identifiziert sich vollkommen mit den Bewegungen und mit den Aktivitäten und wird sich selbst zur Last. Die Bewegungen werden zur Last. Um von dieser Last wiederum loszukommen, hält der Geist aber all die Aktivitäten aufrecht, – darin besteht unsere Hilflosigkeit.

Wie intelligent unsere Handlungen auch immer sein mögen, wir tun alles auf Grund dieser Hilflosigkeit, die uns zum

Handeln zwingt. Ohne jegliche Aktivität können wir uns nicht wohl fühlen.

Schon in einem neugeborenen Kind sind diese Tendenzen der Unruhe zu erkennen. Es identifiziert sich noch nicht mit dem Körper. Wenn es aus dem Schlaf erwacht, beginnt es zu schreien. Es bekommt Milch, aber nach einiger Zeit schreit es wieder. Du nimmst ein Objekt und bewegst es über dem Kind. Dann lernt das Kind zu fokussieren und auf das Objekt zu schauen. Das Fokussieren ist schon ein Prozess in dem Energien abgegeben werden, und das Kind hört auf zu schreien. Irgendwann reagiert das Kind nicht mehr auf dieses kleine Spielzeug und du kannst es dann damit nicht mehr beruhigen. Es beginnt wieder zu schreien und damit beginnt das gleiche Spiel wieder. Wir denken, das Kind mache all diese Bewegungen freudig, aber sie geschehen aus einem hilflosen Zwang heraus. Wir sind nicht besser als ein Kind. Alle Aktivitäten geschehen aus dieser Hilflosigkeit heraus. Wir aber rechtfertigen all unsere Handlungen und nehmen sie sehr ernst.

Dass diese Ernsthaftigkeit aus dem Leben genommen wird, ist der größte Vorteil, den Spiritualität uns zu bieten hat. Irgendwie fallen wir aber immer wieder in diese schlechte Gewohnheit zurück und werden ernst. Je mehr wir uns mit unserer Persönlichkeit identifizieren, um so ernster werden wir. Stellen wir uns doch einmal die Frage: Wer bin ich? Was ist Persönlichkeit wirklich? Wir wissen alle, dass wir existieren. Niemand zweifelt daran. Was aber ist eine Person?

Es ist eine Angewohnheit des Geistes, Dinge objektiv zu sehen. Versuchen wir einmal subjektiv – also von unserer eigenen Erfahrung her – zu sehen, wer wir sind. Im traumlosen Tiefschlaf existieren wir weiter, auch ohne Persönlichkeit. Wir kennen unseren Schlaf aus eigener Erfahrung. Die meiste Zeit funktioniert das Unterbewusstsein auch im Schlaf, aber es gibt

Phasen, in denen es nicht funktioniert. Der Tiefschlaf, in dem kein Unterbewusstsein vorhanden ist, bestimmt die Qualität des Schlafes. Wenn unsere Persönlichkeit aber real wäre, dann müsste sie immer da sein, auch im Tiefschlaf.

Ein Baby hat von der eigenen Erfahrung her gesehen keine Persönlichkeit. Es hat aber eine Existenz und ist sich dieser auch bewusst. In unserem ursprünglichsten und natürlichsten Zustand haben wir keine Persönlichkeit und keine Individualität. Persönlichkeit existiert in Wirklichkeit nicht. Sie hält sich zusammen durch den Geist auf Grund verschiedener Ideen und Vorstellungen.

Ohne den Geist gäbe es keine Persönlichkeit, aber wir existieren auch ohne ihn. Die Existenz hinter dem Geist und hinter der Persönlichkeit ist reine Intelligenz. Man kann es auch reines Bewusstsein nennen.

Intelligenz ist die Eigenschaft des Bewusstseins, so wie das Licht die Eigenschaft des Feuers ist und nicht vom Feuer getrennt werden kann. So wie sich Licht reflektiert auf ein Objekt, so wird Intelligenz, die sich im Geist reflektiert, zum Intellekt.

Vom Praktischen her bezeichnen wir den Intellekt auch als Intelligenz. Er ist aber nur die Reflexion von dieser Intelligenz. Der Intellekt vermischt sich mit den Gedanken und erscheint als Form verschiedener Aspekte der Intelligenz.

Wenn die Intelligenz sich identifiziert mit Ideen und Vorstellungen, dann formt sich daraus die Persönlichkeit. Das Bewusstsein verliert seine Grenzenlosigkeit und Unbeschränktheit, konditioniert sich und beschränkt sich selbst. Es nimmt eine Identifikation an, die eigentlich nicht existiert, und diese multipliziert sich wieder. Dadurch werden Individualität und Persönlichkeit immer komplizierter und komplexer.

Jede Erfahrung von Glück und Freude, die von außen her kommt, hat immer einen Moment, in dem die Persönlichkeit sich kurz verflüchtigt. Die Persönlichkeit kollabiert, um die reine Form der Existenz zu berühren. In einem ganz kurzen Moment kollabiert der Geist und du sagst: Das war ein wunderschöner Augenblick! Die Persönlichkeit löst sich vorübergehend auf. Wenn das nicht geschehen würde, könnten wir kein Glück im Leben erfahren.

Wenn wir entspannen, löst sich auch die Persönlichkeit bis zu einem gewissen Grad auf. Wenn wir tief entspannt sind, haben wir keine Vorstellung davon, wer wir sind. Das Bewusstseinprinzip erhält sich aufrecht, aber die Persönlichkeit löst sich auf. Die Freude und Schönheit des Lebens erreichen wir in den Momenten, in denen sich die Persönlichkeit auflöst.

Wenn wir diesen Zustand nicht gelegentlich berühren würden, besonders im Tiefschlaf, dann würde unser Geist nicht normal operieren können. Er muss ab und zu in seine wirkliche und ursprüngliche Form absinken können. Er bekommt von da den erfrischenden Nektar, wieder normal funktionieren zu können. Wenn wir diese tiefe Ruhe nicht oft genug erreichen, werden wir gestresst und verlieren die Klarheit des Geistes. In sehr großem Stress werden unsere Verhaltensmuster nicht mehr normal sein, weil es dann keine Kontrolle mehr gibt. Wir sind dann vollkommen unberechenbar.

↳ *Kann Unberechenbarkeit nicht ein Merkmal meiner Persönlichkeit sein ?*

Wenn du mehr und mehr entspannt bist, wirst du berechenbarer. Nach einem gewissen Punkt der Entspanntheit, wirst du wieder vollkommen unberechenbar. Du bist dann aber unberechenbar in einem positiven Sinn.

Dass sich meine Persönlichkeit verändert, kann ich mir vorstellen, aber nicht, dass sie sich auflöst.

Das kommt daher, weil du alles mit einer objektiven Sichtweise betrachtest und studierst. Anders wird es, wenn du deine eigenen Erfahrungen ansiehst, nicht die, die in Büchern beschrieben sind. Wenn du gefragt wirst, antworte nicht so, wie du das in den Büchern gelesen hast. Stelle dir vor, du hättest nie ein Buch über Spiritualität gelesen.

Du hast doch deine eigenen Erfahrungen! Gib die Antworten vom Standpunkt deiner eigenen Erfahrung aus. Unser subjektives Wissen und das Wissen, das in Büchern steht, stimmen oft nicht überein.

Ist dieses Gefühl, über das du redest, nicht auch ein Teil meiner Persönlichkeit ?

Am Anfang, wenn du dieses Gefühl erkennst, dann ist das Gefühl da und der Betrachter. Wenn du tiefer hineingehst, verschmilzt der Betrachter mit diesem Gefühl. Das passiert in *Samadhi*. Es ist unmöglich, das zu verstehen. In diesem Zustand existiert der Betrachter nicht mehr; das Bewusstseinsprinzip dominiert alles. So wie der Wachzustand sich selbst kennt, kennt sich auch das Bewusstseinsprinzip selbst.

Wenn ich aus dem Samadhi herausfalle, falle ich dann wieder in die Persönlichkeit ?

Ja. Deine Persönlichkeit kommt mit großer Freude erleuchtet zurück. Du weißt, dass du nicht so ernsthaft zu sein brauchst, da du nicht diese Persönlichkeit bist.

Angstlos kannst du nur werden ohne Persönlichkeit. Sich selbst zu vergessen, das ist die Abwesenheit des Geistes. Es muss aber auch Erkenntnis dabei sein. In Samadhi ist Selbstvergessenheit und Erkenntnis.

↬ *Wie kann man das studieren, wenn man es nicht analysieren kann ?*

Du hast einen Verstand, und den kannst du selbst beobachten. Der Verstand und die Gedanken kommen von irgendwo her.

Versuche zu sehen, woher sie kommen. Du brauchst dafür keinen Spiegel. Schließe deine Augen. Wo entspringen die Gedanken? Versuche, die Quelle deiner Persönlichkeit zu finden.

Wenn du an deine Persönlichkeit glaubst, wenn du denkst, die Persönlichkeit sei wirklich, dann antworte auf die Frage: Wer bin ich? Du kannst keine absolute Antwort auf diese Frage geben. Die einzige aufrichtige Antwort ist: Ich weiß es nicht.

↬ *Selbsterkenntnis ist dann also die schwierigste Art der Erkenntnis ?*

Es ist die leichteste. Es wird kompliziert durch unsere Angewohnheit, die Dinge immer indirekt zu erkennen. Wir haben uns so daran gewöhnt, alles nur über den Verstand zu erkennen. Es gibt dich doch, du bist wach, du bist doch da. Es ist das, was dir am nächsten ist, deine eigene Existenz.

↳ *Wenn ich meinen Verstand nicht einschalte, kann ich doch die Frage "Wer bin ich?" nicht beantworten!*

Du kannst es nicht mit einem Namen benennen. Wenn du sagst, ich fühle es, dann beobachtest du dieses Gefühl, und es geht so weit, dass der Beobachter mit dem Gefühl eins wird. Das ist dann das, was man Erleuchtung nennt.

Auch wenn du diesen Moment nur einmal im Leben erlebst, in dem der Beobachter und die Erfahrung zu einer Einheit werden – sei glücklich! Du bist angekommen. Da gibt es dann keine Persönlichkeit mehr.

↳ *Schon ganz kleine Kinder sind doch unterschiedlich. Sind das nicht schon Zeichen einer Persönlichkeit ?*

Das sind latente Tendenzen aus der Vergangenheit. Für andere mag das Kind eine Persönlichkeit haben, für sich selbst noch nicht. Die Identifikation hat noch nicht stattgefunden. Die objektive Persönlichkeit ist keine Persönlichkeit – nur die subjektive Erfahrung baut die Persönlichkeit auf, und über die reden wir hier.

All deine Erfahrung und all deine Schmerzen sind subjektiv. Dafür wollen wir doch eine Antwort haben. Unser Verstand versucht, Wissen mit objektiven Beweisen zu verstehen. Das bringt die Probleme. Im spirituellen Wissen geht das nicht.

Mit objektiver Sichtweise können wir nichts verstehen, nur mit subjektiver Sicht. So kommt kein wirklicher Verständnisprozess zustande. Versuche das nicht zu verstehen, indem du andere beobachtest. Du kannst es nur verstehen auf Grund deiner subjektiven und eigenen Erfahrung! Nur so weißt du, wie du das spirituelle Wissen wertschätzen kannst.

↳ *Ist das Ziel unseres Lebens dann, die Persönlichkeit aufzulösen ?*

Ziel ist, dich selbst zu kennen ohne die Persönlichkeit.

↳ *Warum haben wir Angst davor ?*

Es fehlt das eigentliche Wissen. Das klingt vielleicht seltsam, aber es ist das, was deine Persönlichkeit will: in die Ruhe und Unpersönlichkeit eingehen. Nur dadurch entsteht Freude, die aus der Ruhe kommt. Die Persönlichkeit will sich verlieren. Das ist das einzige und große Verlangen. Die Persönlichkeit möchte von sich selbst loskommen, das ist ihr größter Wunsch. Andererseits hat sie Angst davor. Das ist das Rätselhafte am Leben... Dieses Wissen soll dir ermöglichen, ohne Angst bewusst *loszulassen*. Angst ist nur eine Barriere. Solange du nicht loslässt, kannst du dieses Prinzip nicht bewusst verstehen. Solange du das Prinzip nicht erfahren hast, wirst du die endgültige Antwort auf die Frage des Lebens unmöglich finden.

↳ *Kann man das Loslassen bei anderen Dingen üben, um es dann für dieses Loslassen anzuwenden ?*

Dieser Vorgang hat nichts mit Anstrengung zu tun. Wenn du einschläfst, lässt du dich ins Bett fallen, du lässt einfach los. Du suchst eine angenehme Position und schläfst ein. Da ist keine Anstrengung. Wenn du dich anstrengst einzuschlafen, kannst du oft gerade nicht einschlafen.

Hier handelt es sich genau um den gleichen Prozess. Deshalb musst du Entspannung üben. Aus der Entspannung entsteht das Loslassen.

➬ *Viele Menschen haben Schlafprobleme. Kann dahinter die Angst stehen, die Persönlichkeit im Schlaf zu verlieren ?*

Nein. Keiner hat Angst, sich im Schlaf zu verlieren. Schlaflosigkeit ist eine Folge von großem Stress. Der Verstand wehrt sich, nicht mehr zu funktionieren und deswegen hat der Mensch Schlafstörungen. Das ist Stress, weniger die Angst.

➬ *Möglicherweise hat ein solcher Mensch noch nicht genügend Kontrolle über seinen Verstand ?*

Ein Kind weiß nicht, wie es seinen Verstand kontrolliert, aber es schläft. Es hat keine mentalen Probleme. Es ist nicht die Frage, wie man den Verstand kontrolliert. Es geht darum, den Verstand zu entspannen. Man kann den Verstand nicht kontrollieren, so lange da viel Hektik ist.

Was ist dieses begrenzte Feld, über das du anfänglich redetest ?

Es ist eingeschränkte Bewusstheit oder *die "Ich-bin-Bewusstheit"*. Es ist ein vorgestelltes Feld, das auf Identifikation beruht. Der Bereich deiner Erfahrungen ist deine eigene Beschränktheit.

Die Selbstidentität nimmt konkrete Formen an als Existenz in diesem Körper. Auch die Identifikation mit dem Körper besteht nur aus der Vorstellung, so wie alles andere. Dann entwickelt sich diese Illusion ganz raffiniert weiter als: Ich und der Rest.

Ich teile immer mehr und bezeichne den Rest als Natur oder Schöpfung. Es trennt sich aber noch weiter. Alles was ich nicht bin, das teile ich noch weiter in Objekte mit verschiedenen Qualitäten, in gut und schlecht, schön und hässlich.

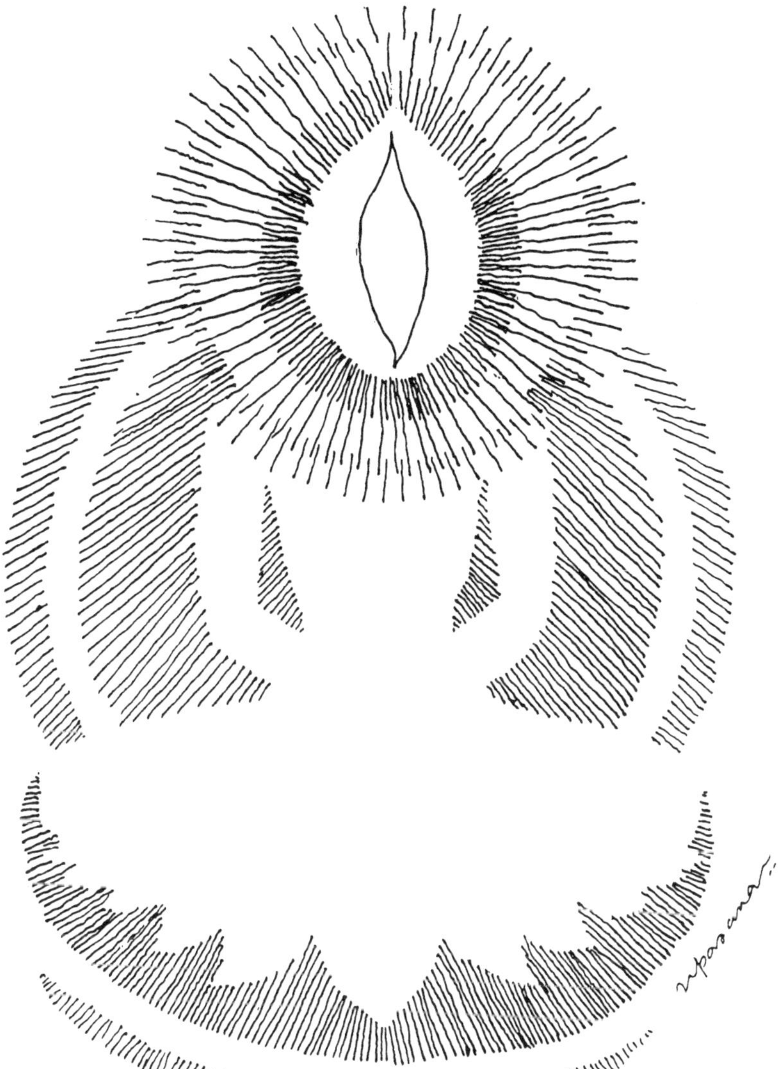

Samadhi

9.

Samadhi

Wärme und Kälte... Verengung und Ausdehnung... Das bisher Schönste.. Den Siedepunkt erreichen... Einfachheit... In Samadhi verweilen... Überwindung der Angst... Das Erkennen... Verhaftung mit dem Gefühl... Samadhi und Sattva...

Stell dir mal vor, deine wahre Natur wäre die des Feuers. Wenn du dich dem Feuer näherst, fühlst du dich besser und besser. Wenn du dich von ihm entfernst, fühlst du mehr Kälte. Je weiter du weggehst, um so kälter wird es für dich, und irgendwann frierst du. Wenn du zurückgehst, dann fühlst du, dass es frisch ist, und wenn du wieder näher an das Feuer gehst, fühlst du Wärme, und weiter fühlst du Hitze, und wenn du noch näher an das Feuer gehst, dann verbrennst du dich. Was auf dem Hin- und Rückweg zum Feuer passiert, ist das Gleiche, aber du hast viele unterschiedliche Erfahrungen durchlaufen.

Die Erfahrung von Kälte und die Erfahrung von Hitze, obwohl sie dem gleichen Spektrum angehören, sind doch vollkommen unterschiedlich. Obwohl es die Fortsetzung der gleichen Erfahrung ist, bzw. Aspekte des gleichen Phänomens, –

wenn es zur konkreten Erfahrung kommt, ist es vollkommen unterschiedlich.

Genauso ist es mit dem inneren Gefühl. Je mehr du in dieses Gefühl hineingehst, um so schöner und angenehmer wird es. Wir haben den "gefrorenen" Zustand des Geistes erfahren – die Depression. Sie bedeutet akutes Leiden. Wir haben auch die "kalten" Zustände des Geistes erfahren. Wir kennen die Erfahrung, wenn wir traurig sind und keine Schönheit mehr in der Welt sehen. Es ist besser als in der Depression zu sein, aber es ist noch kein angenehmes Leben.

Wir haben auch den Zustand erfahren, wo die Temperatur angenehm und das Leben annehmbar war für uns. Und in bestimmten schönen Zuständen des Lebens – aus welchen Gründen sie sich auch immer ereigneten – haben wir auch ein größeres Ausmaß an Wärme erfahren. Wir haben uns da sehr wohl gefühlt, aber konnten da nicht lange verweilen.

Dein gegenwärtiger Geisteszustand, von dem aus du jetzt agierst, beeinflusst alle deine Handlungen und Gedanken. Du kannst nicht mehr unter einen bestimmten Punkt des Leidens hinabsinken, weil du auch jetzt in einer bestimmten Ausdehnung existierst – das ist schon Samadhi. Es gibt keine Zeit, in der du nicht in Samadhi bist! Es ist nur schwierig, etwas zu erkennen, was immer da ist. Es gibt eine ganz bestimmte Ausdehnung, auf deren Grundlage du ständig handelst.

Wenn du depressiv bist, agierst du aus einem ganz "niedrigen Wohlbefinden" heraus. Das ist ein sehr minderwertiger Zustand von Samadhi. Der Geist ist verengt und unruhig, deine Reaktionen intensiv und daher leidest du.

Wenn sich dagegen der Geist verlangsamt, reagierst du weniger, der Geist dehnt sich wieder aus, und das Leid wird geringer. Die Momente der Freude, die wir durch die Genüsse erfahren, sind nicht wichtig. Diese Freude kommt und geht wieder. Wichtig ist der Zustand des Geistes, von dem aus wir ständig handeln. Das ist der Zustand, der die Qualität des Lebens bestimmt. Du bist ständig in einer ganz bestimmten Ausdehnung.

Wenn du ein gutes Gefühl hast, dann bist du wach und lebendig. Du fühlst dich angenehm und leicht. Das ist die Grundqualität von Samadhi. Du bist auch jetzt in diesem Zustand. Aber es gibt verschiedene Grade der Verengung und Ausdehnung. Wenn es sich in dir verengt, bist du schlechter Laune oder sogar depressiv. Wenn es sich ausdehnt und du bist wieder gut gelaunt, wird das Leben leichter und schöner, und die Probleme verschwinden. Nicht als seien sie nicht da, aber sie erscheinen leicht, und du kannst mit ihnen umgehen.

Es gibt eine bestimmte Ausdehnung, über die du bis jetzt noch nicht hinausgegangen bist. Stelle dir einmal den besten Gemütszustand vor, den du bist jetzt erfahren hast. Das ist dein Maximum, das du bis jetzt kennst. Was du aber im Leben als die beste Laune bisher erfahren hast, das ist nur die Spitze des Eisberges. Du hast nur etwas angekratzt. Es gibt noch viel zu erfahren, und es kann sich noch viel auftun. Du kannst es nicht erreichen durch Tun und Machen. Durch Singen und Tanzen, durch Sex und Drogenkonsum kannst du nur bis zu einem gewissen Ausmaß Freude erleben. Wenn du diese Dinge tust in der Hoffnung, davon mehr zu bekommen, dann wird es dich wieder zurückwerfen.

Mit Körper und Verstand unterliegst du Beschränkungen, die du nicht überwinden kannst. Die Schönheit des Lebens kann nicht durch irgendwelche äußere Mittel in ihrer Vollkommenheit erfahren werden.

Du kannst einen Zustand der Ausdehnung und des schönen Gefühls erfahren, der sehr viel schöner ist als alles, was du bisher erfahren hast. Es ist die Fortsetzung deines schönsten Gefühles und es ist doch verschieden von ihm. Wenn du aus der Depression wieder in gute Laune kommst, dann bist du ein anderer Mensch. Genau so bist du ein komplett anderer Mensch, wenn du aus dieser Ausdehnung herauskommst. Eigentlich leicht zu verstehen, aber trotzdem kannst du durch das Verstehen nicht dahin gelangen.

Letztendlich ist *Samadhi* nicht zu beschreiben. Wie könntest du deinem Freund erklären was Schlaf ist, wenn er noch nie im Leben geschlafen hat? Du würdest ihm sagen, dass dieser Zustand dunkel und ohne Lebendigkeit ist, in dem es keine Persönlichkeit und Kontrolle mehr gibt. Dann würdest du ihm vielleicht noch einen schlafenden Menschen zeigen, der in einer eigenartigen Position leblos auf dem Bett liegt. Vermutlich würde dein Freund eine enorme Angst vor dem Schlaf entwickeln. All die Informationen, die du ihm über den Schlaf gegeben hast, werden ihn nun beim Einschlafen sogar hindern.

Wenn dein Freund aber einmal einschläft und dann wieder wach wird, dann hat er keine Zweifel mehr über den Schlaf. Er braucht dann keine Bestätigung mehr für den Schlaf. Er weiß, was Schlaf ist und er weiß auch, wie man einschläft. So können zwar alle Erklärungen über Samadhi zur Hürde werden, aber dennoch sind sie notwendig, diesen Zustand zu erkennen.

Du solltest wenigstens einmal in deinem Leben *Samadhi* bewusst erfahren. Aber unser Streben danach ist meist nur lauwarm. Es erreicht nicht den Siedepunkt. Wenn du aber diesen Punkt nicht erreichst, wird nichts wirklich Entscheidendes geschehen. Wenn du versuchst, ein Ei in 20 Grad warmem Wasser zu kochen, kannst du ein ganzes Jahr lang warten, vielleicht wird ein Küken herauskommen, aber das Ei wird nicht gekocht.

Mindestens einmal müssen 100 Grad erreicht werden. Wenn es zu dem Siedepunkt kommt, dann kocht es weiter, auch wenn du die Wärme reduzierst. So ist es auch hier. Wenn du *Şamadhi* in seiner Fülle und Vollkommenheit berührst, dann wird dein Leben anstrengungsloser und zufriedener.

Alle Religionen, alle Schriften, alle Meister, alle Tempel und Kirchen wollen dir nur das zeigen, nur dafür sind sie da. Wenn du einmal damit bewusst verbunden bist, wird es dich weitertragen. Das ist der Guru und das ist nichts anderes als Gott oder das Selbst.

Gott, Guru, Selbst – das ist alles eins. Wenn du das weißt, dann weißt du alles über dich und über die Welt. Es ist für jeden möglich! Die Qualifikation, die notwendig ist, ist das Wissen, dass du existierst. Und das weiß jeder.

Das klingt irgendwie alles zu einfach!

Das ist die einfachste Wahrheit, die unglücklicherweise sehr kompliziert gemacht worden ist. So kompliziert, dass es fast unmöglich erscheint, dahin zu gelangen. Die Einfachheit dieser Wahrheit ist das Problem. Dem Verstand widerstrebt die Einfachheit. Er muss dann nämlich in diese Einfachheit kommen. Er kann sich nicht mehr aufrechterhalten und verliert seine individuelle Existenz.

Eis kann seine Festigkeit nicht aufrechterhalten, wenn nicht eine bestimmte Temperatur vorhanden ist. So ist es mit dem Verstand. Wenn es zu einfach wird, verliert er seine Existenz und geht in die Einheit ein, wo alles perfekt ist, und nichts der Veränderung bedarf.

Das ist das Leben in vollkommener Fülle! Nicht kompliziert. So einfach, dass es schon wieder schwierig erscheint. Wir können nicht einfach sein. Du aber kannst diese Einfachheit durch jede einfache Handlung erreichen.

Geh zum See und werfe Steine hinein. Je intelligenter die Handlungen sind, die du tust, um so weiter entfernen sie dich von diesem Ziel.

➯ *Wie lange kann jemand in Samadhi bleiben ?*

Das kann man nicht sagen, es gibt keine Regel. Wie weit du in die Ausdehnung hineingehst, ist unterschiedlich. *Samadhi* ist der Zustand von einem guten Gefühl und Entspanntheit. Dieser Zustand ist es, der sich fortsetzt, genau wie das Ansteigen der Temperatur.

Wenn es über deine bisher beste Erfahrung hinausgeht, dann ist das für dich ein neues Feld. Es gibt Menschen, die so eine große Ausdehnung erfahren haben, dass sie für den Rest ihres Lebens darin verweilen konnten. Es gibt keine Antwort auf diese Frage, das ist unbeschränkt und grenzenlos.

Aber du kannst nur da anfangen, wo du jetzt stehst. Du musst zunächst einmal den Zustand des Wohlbefindens erkennen, in dem du dich jetzt befindest. Du solltest das Gefühl zunächst einfach so erkennen wie es ist. Nur von da aus kannst du Fortschritte machen.

Auch wenn das Gefühl nur in einem minimalen Ausmaß da ist, versuche es zu erkennen. Erkenne das Gefühl, das bereits da ist – es ist nichts völlig Neues. Dann hast du einen großen Schritt in der Spiritualität gemacht.

↳ *Was sind die Merkmale eines Menschen der dauerhaft in Samadhi verweilt ?*

Ein Schüler hat einmal seinen Meister gefragt: "Es ist mir bewusst, dass du die Dinge vollkommen anders siehst als ich. Leben wir beide in der gleichen Welt?" Der Meister sagte: "Ja, wir sind in der gleichen Welt, aber du siehst dich in der Welt und ich sehe die ganze Welt in mir selbst."

Die Trennung zwischen innen und außen verschwindet. Ein Mensch wie dieser Meister lebt in dem großen ungeteilten Feld des Bewusstseins, ohne das Bewusstsein der Getrenntheit. Er hat aber auch nicht die Vorstellung der Einheit, jegliche Vorstellung verschwindet.

Alle Aufgaben, Verpflichtungen und Verantwortungen fallen weg für einen solche Menschen. Er hat keine Vorstellungen von "Gut" und "Schlecht". Er kennt es, weiß aber, dass beides unbedeutend ist. Er fragt nicht nach dem Guten und sucht nicht, das Schlechte zu vermeiden. Es ist ein Zustand absoluter Freiheit.

↳ *Im Bild des Feuers: Was ist das Verbrennen dann für ein Zustand ?*

Es ist das Ende aller Probleme, wenn deine Individualität sich auflöst, wenn du im endlosen und glückseligen Zustand aufgehst und verschmilzt. Lass deine Vorstellung hier nicht so weit gehen, weil das Ego hier große Gegenwehr zeigt. Vom Praktischen her ist es nicht notwendig, die Frage zu stellen.

Gehe in den Zustand, und du wirst dann die Antwort finden. Wenn du dich wohl fühlst, würde es dir auch nichts ausmachen, dich noch besser zu fühlen. Es gibt keinen Punkt, an dem du sagen würdest, ich will mich jetzt nicht mehr besser fühlen, es ist genug. Sieh selbst, wie weit du gehen kannst und was dann mit dir passiert. Dann wirst du es wissen.

➷ *Gibt es die Angst "zu verbrennen" ?*

Das ist natürlich. Wenn du das erste Mal das neue Gefühl der Ausdehnung erfährst, dann ist das ein unbekannter Bereich. Dein Ego ängstigt sich, weil es sich auflöst, wenn du in diesen Bereich hineingehst. Es will sich aber aufrechterhalten und zeigt Gegenwehr. Solange du die Angst hast, wirst du die Ausdehnung nicht erfahren können. Du gehst dann wieder zurück in den verengten Bereich des Leidens, in dem du dich sicher fühlst. Du musst loslassen! Du musst aufgeben! Nur dann kannst du in diesen Bereich eindringen. Wenn du nur einmal diese Angst überwindest, transformiert sie sich in Verlangen nach diesem Zustand.

➷ *Wenn Samadhi erlebt wurde, wie kann man es wieder erlangen ?*

Du hast jetzt die Erinnerung an das Beste, was du jemals erlebt hast, und es ist die Hoffnung deines Lebens, wieder dahin zurück zu kommen. Schließe die Augen, erinnere dich an das Gefühl, dann kommt es bis zu einem gewissen Grad wieder. Tu es und sieh was passiert! Erinnere dich so intensiv wie möglich an den Zustand, als es dir im Leben am besten ging.

Für manche Menschen ist es vielleicht schwierig, sich daran zu erinnern, denn, als es passiert ist, haben sie es nicht richtig erkannt. Deshalb ist das Erkennen sehr wichtig! Solange du das nicht erkannt hast, kannst du es nicht in die Erinnerung zurückrufen. Selbst wenn du es nur einmal erkannt hast, kannst du dich immer wieder damit verbinden. Wenn du diese Erfahrung wieder ins Bewusstsein zurückrufst, wenn du sie mit innerem Verlangen und innerer Liebe wieder erwecken möchtest, das ist dann unmittelbare Meditation.

Du lebst dann also weiter in ständigem Verlangen ?

Ja. Es ist aber ein schönes Verlangen, das nicht schmerzhaft ist. Erinnere dich an deine Jugendzeit, als du nach einem Freund oder einer Freundin Ausschau hieltest. Es war noch eine gewisse Unschuld in dir, aber du hattest bereits dieses innere Verlangen verspürt. Fast alle können sich an diesen Zustand im Leben zurückerinnern.

Du wusstest noch gar nicht so richtig, was dich so stark suchen ließ, und was du suchtest. Eines Tages hast du dann jemanden gefunden. Du warst verliebt, aber es war vorher doch eine schmerzhafte Suche. Jetzt blühst du auf. Es geht dir gut, und du hast das Gefühl, du könntest fliegen. Du machst deine Arbeit und alle anderen täglichen Verrichtungen ganz normal, aber du machst alles freudvoll, du singst, lachst und tanzt. Ständig bist du in dem Gefühl der Liebe. Es ist immer noch ein Verlangen da, deinen Partner wieder zu sehen, aber du trägst dieses gute Gefühl in dir, auch wenn dein Partner nicht bei dir ist. Du weißt, dass er oder sie existiert, und nun ist es ein freudiges Verlangen.

Nur bis dahin hat diese Suche Ähnlichkeit mit dem Verlangen nach Samadhi, danach nicht mehr. Eine Partnerschaft ist vielen Veränderungen unterworfen und dein gutes Gefühl ist davon abhängig. Wenn du dieses Gefühl direkt in dir erfährst, lernst du damit zu verweilen. Die perfekte Balance passiert einfach. Dieser Zustand trennt dich nicht vom Leben, er verbindet dich mit dem Leben. Der Klang wird zur Musik.

Das Erkennen dieses Samadhi-Zustandes ist Erleuchtung. Du gehst mehrmals im Leben in Samadhi, aber die Erleuchtung ist nicht da, wenn du es nicht erkennst. Wenn du es wirklich realisierst, ist es Erleuchtung und nur dann weißt du, was es ist. Wenn du wach bist, weißt du doch auch, dass du nicht schläfst. Genauso erkennst du Samadhi. Wenn du es nicht erkennst, ist es nutzlos. Das erste Erkennen ist Erleuchtung.

Es gibt diese Bücher mit dreidimensionalen Bildern. Nehmen wir an, dein Freund schenkt dir ein solches Buch und erklärt dir nicht, was es damit auf sich hat. Du liest auch die Erklärung im Buch nicht und betrachtest nur die Bilder und wunderst dich natürlich, was das soll. Die Bilder sehen nett aus mit verschiedenen Mustern, aber vollkommen uninteressiert legst du es dann wieder weg. Dann kommt dein Freund und fragt dich, ob du dir das Buch angesehen hast und vor allem, was du gesehen hast? Du sagst: schöne Bilder. Der Freund sagt dir, dass das Buch dreidimensionale Bilder hat. Da wirst du neugierig. Der Freund sagt: Du musst das Buch näher an deine Augen bringen. Schau auf einen Punkt, nimm das Buch langsam weg, starre einfach darauf und dann wird irgendwann ein dreidimensionales Pferd erscheinen. Du hast dann ständig das Bild eines Pferdes im Kopf und suchst genau dieses Bild. Du siehst keinen Schwanz, keine Beine, kein Pferd und gibst schließlich auf und legst das Buch weg. Dann schaust du irgendwann ganz beiläufig und gelassen darauf, und da erscheint plötzlich das dreidimensionale Bild eines Pferdes. *Du "weißt" jetzt,* dass da ein Pferd ist. Wenn du später wieder in das Buch schaust, ist das Pferd wieder weg, aber *du weißt sicher,* dass da ein Pferd versteckt ist. Das ist zu vergleichen mit der Erleuchtung.

↳ *Kann ich diesen Zustand auch speichern, um ihn zu nutzen, damit er mich im Beruf weiter bringt?*

Wenn du dem Gefühl Bedeutung gibst, beeinflusst das die Qualität deines Verstandes. Wenn du mehr an den Verstand glaubst, mache weiter und sieh, wie weit du damit gehen kannst.

Wenn du Vertrauen in das Gefühl hast, gehe damit weiter. Es ist einfacher mit dem Gefühl weiter zu gehen, der Verstand ist wie ein "herumspringender Affe".

↳ *Aber dann sind wir diesem Gefühl verhaftet!*

Ja. Wenn du diesem guten Gefühl verhaftet bist, ist das auch eine Verhaftung. Aber das ist ein unausweichlicher Fakt des Lebens. Das Leben bewegt sich hin zu diesem guten Gefühl. Es will *DAS*.

Wenn du dich besser und besser fühlst, kommst du irgendwann zu einem Zustand vollkommener Zufriedenheit. Aber bis dahin kannst du nur mit diesem guten Gefühl weitergehen, bis du die Illusion des guten Gefühls auch noch transzendierst. Du kannst nicht direkt dahin finden. Das Gefühl ist da, und du kennst es auch. Es ist da eine Trennung zwischen dir und dem Gefühl. Wenn dieses Gefühl mehr und mehr wächst, dann wird derjenige, der das Gefühl beobachtet, kleiner und kleiner. Das Gefühl wird größer und du wirst kleiner. Irgendwann verliert sich der, der das Gefühl beobachtet.

Das Gefühl wird so groß, dass die kleine Persönlichkeit aufgesaugt wird. Dann ist keine Getrenntheit mehr da. Das ist die Erfahrung von Samadhi.

↳ *Wir misstrauen unseren Gefühlen und glauben mehr an den Verstand.*

Wie du dich fühlst, wenn du denkst, das ist wichtig. Wir halten die Gedanken für wichtiger als das Gefühl. Ein anderer Name für Verstand ist "Instabilität". Wenn der Verstand stabil wird, löst er sich auf.

Es gibt angenehme und unangenehme Klänge. Ein Musiker – vor allem der klassischen Schule – versteht es, alle Klänge so zu komponieren, dass aus einzelnen Tönen eine Melodie entsteht. So ergeht es dem Verstand, wenn er in einem guten Gefühl seine Stabilität findet. Das gute Gefühl transformiert den Verstand. Er wird wie der Klang in den Händen des Musikers, harmonisch und sanft.

↳ *Wie kommt es denn, dass der Verstand bei uns so die Oberhand gewinnt ?*

Es scheint ein Gesetz zu sein, dass das Leben dich zuerst desillusionieren muss, damit du weise wirst.

Dazu passt folgende Geschichte: Eine Mutter und ihr Kind gehen zu einem Jahrmarkt. Das Kind fühlt sich sehr sicher an der Hand der Mutter. Es freut sich über alles, was es auf dem Jahrmarkt sieht. An einem Stand mit Süßigkeiten sagt es: "Ich will Süßigkeiten haben." Die Mutter sagt: "Nein, du sollst nicht so viele Süßigkeiten essen, das ist nicht gut für dich." Später sieht das Kind Spielzeug. Die Mutter sagt: "Wir kaufen jetzt kein Spielzeug – später." Was passiert mit dem Kind? Seine Aufmerksamkeit geht zu all den interessanten Dingen, es lässt die Hand der Mutter los, geht zu den Ständen und betrachtet sich alles. Plötzlich spürt es, dass es etwas vermisst. Es hat etwas verloren, aber es weiß nicht, was es verloren hat. Zunächst nimmt es nicht richtig wahr, dass es die Mutter verloren hat. Es fängt an zu weinen. Die Besitzer der Stände wollen das weinende Kind trösten und ihm von den schönen Dingen geben. Das Kind sagt: "Nein, ich will das Spielzeug nicht." Der Inhaber des Süßwarenstandes sagt: "Ich gebe dir Schokolade, aber hör auf zu schreien." Das Kind kriegt alles angeboten, aber es ist untröstlich. Es sagt: "Ich habe etwas verloren." Und das Kind schreit und schreit. Bis eine Person kommt und sagt: "Du hast deine Mutter verloren, aber du hast sie nicht wirklich verloren, sie ist ständig hinter dir und passt auf dich auf." Das Kind dreht sich um und sieht die Mutter hinter sich. Es rennt auf sie zu, umarmt sie und fühlt sich wieder sicher. Es geht weiter über den Jahrmarkt, sieht all die schönen Sachen, lässt aber nun die Hand der Mutter nicht mehr los. Es weiß, dass der Jahrmarkt nur freudvoll ist, solange es die Hand der Mutter hält.

Um diese Lektion zu lernen, die Hand der Mutter nicht loszulassen, müssen wir zunächst einmal den Verlust bewusst erleben. Mit dieser Erfahrung passen wir dann auf, dass wir die Hand nicht mehr loslassen. Wir fühlen uns oft glücklich und gut, aber wir erkennen dies nicht direkt in uns, deshalb besteht die Gefahr, dass wir das jederzeit wieder verlieren.

Das Wissen, das du durch die Erfahrung der Ausdehnung bekommst, ist bleibend. Mit dieser Erfahrung vergeht das Gefühl der Unsicherheit. Du kannst allerdings dieses Gefühl nicht erkennen, bevor der Verstand bis zu einem gewissen Ausmaß zur Ruhe gekommen ist.

Ruhe und Wachheit des Verstandes sind die Voraussetzungen, dass du es erkennen kannst. Solange der Verstand beschäftigt ist, identifizierst du dich mit ihm, und das nimmt deine ganze Aufmerksamkeit in Anspruch. Das Gefühl ohne den Verstand zu sehen, das ist Erkenntnis.

↳ *Sattva bedeutet in der Terminologie des Yoga einen Zustand wacher Entspanntheit und Ausgeglichenheit. Ist Samadhi ein Zustand des Sattva ?*

Sattva ist das Gefühl, das weder Unruhe noch Dumpfheit enthält. Du reinigst im Yoga den Verstand, um mit diesem Gefühl des Sattva innerlich zu wachsen. Aber es ist das Ego, das durch die Erfahrung von Sattva geht. Wenn sich das Ego verliert, kehrst du zu deinem ursprünglichen Zustand zurück. Die Individualität löst sich auf, und du kannst nur sagen: Ich weiß nicht. Von da wirst du wieder herausgeworfen. Wenn du wieder herauskommst, hast du einen großen Anteil von Sattva in dir.

Wenn du einen Eisenball in einen Ofen legst und ihn dann wieder herausnimmst, dann hat der Ball alle Qualitäten des Feuers. Es ist kein Unterschied zwischen einem Feuerball und einem feurigen Eisenball.

Dasselbe Schicksal hat das Ego, wenn es aus diesem Zustand wieder herauskommt. Es hat diese Fülle noch in sich. Wenn das Ego aus dem Wissen der Unbegrenztheit wieder herauskommt, dann berührt dich nichts mehr so intensiv. Die Losgelöstheit in dir geschieht danach ganz natürlich, nicht als Ergebnis einer Übung sondern als natürliche Konsequenz. Das ist wirkliche Losgelöstheit.

↳ *Besteht die Gefahr, dass man zu Sattva verhaftet wird und dadurch die Erfahrung verpasst?*

Ja, auch die Schönheit des Sattva, in der du ruhig und entspannt bist, kann zu einer Falle für dich werden. Wenn du dich mit Sattva identifizierst, bist du immer noch im Bereich des Verstandes. Es ist dann wie eine goldene Kette, die dich bindet. Menschen haben manchmal die Vorstellung, ein spiritueller Mensch müsse immer freudig sein.

Wenn sie daran festhalten, wird das Leben dadurch nur noch schwieriger für sie. Das eigentliche Wissen liegt weit hinter dem Ziel, nur die Freude zu suchen. Auch dieser Ausdruck der Freude, der uns jetzt so wichtig erscheint, wird im Prozess spirituellen Wachstums irgendwann verschwinden. Alles endet irgendwann in vollkommener Ruhe und Frieden, wo es keines Ausdrucks bedarf. Das *Sattva* kannst du nur durch tiefe Dankbarkeit und Hingabe in dir auflösen, sonst besteht die Gefahr, dass eine sattvische Arroganz in dir entsteht. Wenn du denkst, dass du in einer besseren Position als andere bist, dann gehört das auch zu den feinen Fallen, die der Verstand dir stellt.

Relativ gesehen ist es besser, in *Sattva* als in *Tamas* oder in *Rajas*[14] zu sein. Für die Auflösung des Ego sind Hingabe und Dankbarkeit notwendig. Sie kommen nur aus einem sattvischen Zustand, in dem sich das Wissen verwirklicht.

Ein Geist in der Dumpfheit von Tamas ist nicht offen für das Wissen. Auch der unruhige und verwirrte Geist in Rajas ist dafür nicht aufnahmefähig. Nur ein sattvischer Geist ist offen und bereit für das Wissen. Daher hat Sattva eine sehr hohe Qualität. Sei aber sehr vorsichtig und bleibe nicht im Sattva hängen. Sattva findet nur dann seine Erfüllung, wenn es sich freudvoll mit seiner Quelle verbindet. Erfüllung ist dann, wenn du dich dem Leben vollkommen hingibst und ohne Erwartungen lebst.

Befreiung ist ein innerer Zustand, in dem du von allem was geschieht unberührt bist. Es bedeutet, nicht immer nur freudig zu leben. In unangenehmen und schmerzhaften Situationen wirst du nicht mehr depressiv oder schlecht gelaunt, und in angenehmen und schönen Situationen gehst du nicht gleich in einen erregten oder enthusiastischen Zustand über. Du bist einfach nur friedvoll und ausgeglichen. Es geht dir gut ohne Grund.

---

[14] Tamas ist der Zustand von Lethargie und Dumpfheit, Rajas von Überaktivität und Unruhe, Sattva von Ausgeglichenheit und Klarheit.

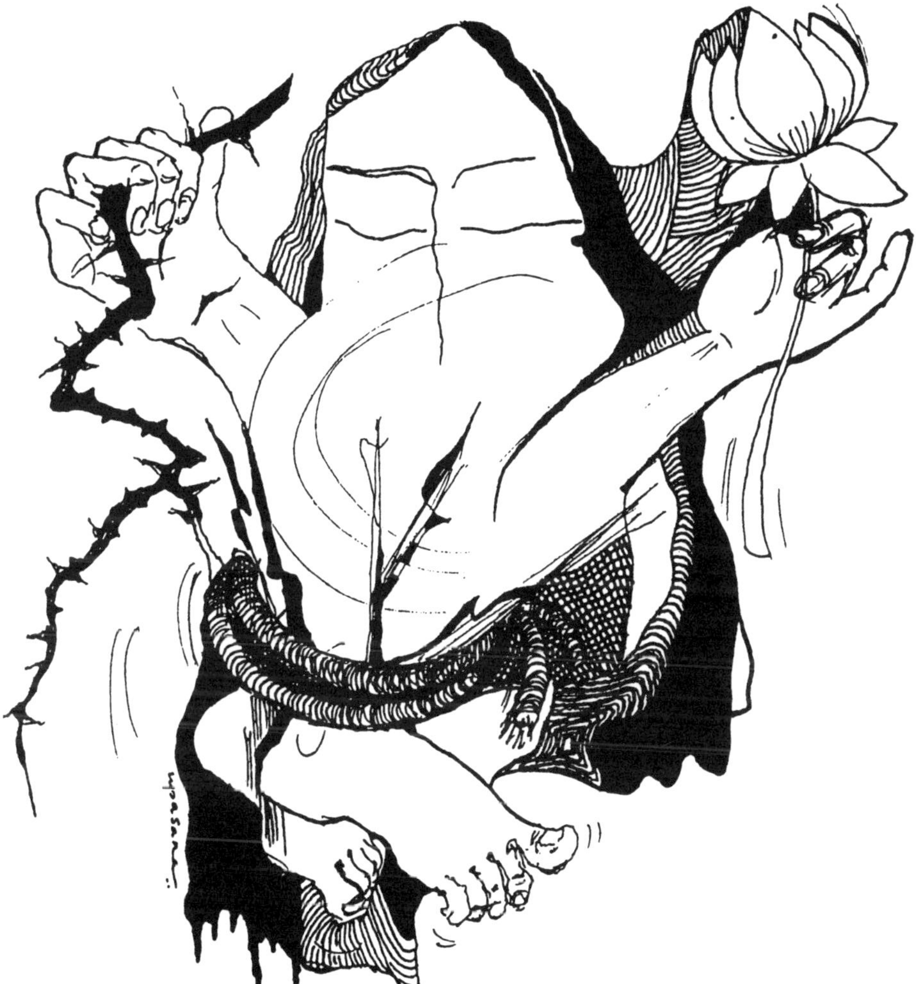

Konflikte

10.

Konflikte

Deine Einstellung... Gewalt... Tugend... Ein verwirrter Geist...
Reinigung des Geistes... Gutes und Schlechtes... Befreiung... Sensibilität...
Kritik und Analyse... Komplexe... Gewalt in dir...
Verantwortung für die Welt...
Schöpfung und Zerstörung... Ideale... Vertrauen und Angstlosigkeit...

Es ist nicht wichtig was du tust, sondern wie du es tust. Wenn du dieses spirituelle Wissen wirklich verinnerlicht hast, kannst du Konflikte in dir auflösen. Es hängt nur von deiner Einstellung zu allem ab.

Dieses Wissen verdeutlicht sich sehr schön in einer Geschichte:

Es gab einen Heiligen, dessen Name war Kauschika. Er ging in die Berge und saß für lange Zeit unter einem Baum zur Meditation. Für viele Jahre verharrte er dort ohne Nahrung in strenger Askese. Eines Tages saßen zwei Vögel auf dem Baum, unter dem er meditierte, die sich dem Liebesspiel hingaben. So geschah es, dass ein Vogel seine Exkremente auf den Kopf des

Heiligen fallen ließ. Dieser fühlte sich gestört, schaute nach oben und wurde sehr ärgerlich. "Du wagst es, meine Meditation zu stören, verbrenne für das, was du getan hast", rief er mit lauter Stimme. Da wurden seine Worte tatsächlich wahr. Einer der Vögel fiel herunter und zerfiel in Asche. Da merkte er plötzlich, dass er eine große Kraft besaß. Nach der langen Meditation verspürte er großen Hunger und ging stolz – im Bewusstsein seiner Kraft – den Berg hinunter in die Stadt und fragte an einem Haus nach Nahrung[15]. Er rief von draußen: "Hier ist der heilige Kauschika, er ist hungrig. Gib ihm Nahrung." Von innen sagte eine Frau: "Ja, ich komme, warte eine Minute." Er wartete. Keine Antwort, nichts geschah. Fünf Minuten vergingen. Dann rief er wieder: "Was ist los? Wie lange soll ich noch warten?" Sie rief: "Warte, ich komme ja." Nach weiteren fünf Minuten wurde er sehr ärgerlich, dass man ihn warten ließ, denn er war sehr hungrig. Eine Frau, eine ganz gewöhnliche Hausfrau, hatte so wenig Respekt vor ihm. Dabei hatte er so viel Kraft. Gerade als er dies dachte, sagte die Frau von innen: "Willst du noch ein paar Minuten warten, es macht keinen Sinn, dass du dich ärgerst. Denke nicht, dass ich auch nur ein Vogel bin, den du aus Ärger in Asche verwandeln kannst."

Das schockierte ihn. Woher wusste die Frau das. Er wurde neugierig und wartete. Nach ein paar Minuten kam die Frau lächelnd heraus und sagte: "Es tut mir sehr leid, aber ich musste erst meinen Ehemann versorgen, jetzt kann ich mich um dich kümmern."[16] "Ja," sagte Kauschika, "ich vergebe dir, aber woher weißt du, dass ich einen Vogel in Asche verwandelt habe?" Sie sagte: "Ja, das weiß ich alles." Da fragte er: "Was machst du

---

[15] Nach der spirituellen Tradition in Indien, leben Menschen, die sich nur der Spiritualität widmen und daher keinen Beruf haben, ausschließlich vom Betteln.

[16] Es wird hier als die höchste Berufung der Ehefrau angesehen, ihrem Mann zu dienen.

denn für Übungen?" "Nichts, ich diene einfach meinem Mann, das ist alles. Ich gebe mich ihm vollkommen hin. Aber wenn du etwas über Spiritualität wissen willst, da ist ein Mann; der heißt Dharmavyadha, der wird dich lehren. Du findest ihn, wenn du hier die Straße hochläufst unter einem Baum." Da wurde Kauschika neugierig. Wenn sie ihn an einen anderen weitervermittelte, musste dieser wohl noch weiser sein als sie. So ging er die Straße hinauf und sah einen Mann mit langem Bart unter einem Baum. Alle Leute kamen zu ihm und kauften Fleisch. Er war den Menschen gegenüber freundlich und höflich. Er sah den Heiligen kommen und sagte: "Willkommen, hat dich die Frau hergeschickt?" Da dachte der Heilige: das ist ein dreckiger Metzger[17]. "Ich bin ein reiner Mensch, der soviel Kraft hat, wieso kann der das wissen. Wie gibt es so etwas?" Dharmavyadha ließ den Heiligen zwei Stunden warten – er hatte keine Chance, er musste warten. Dann fragte der Heilige den Metzger: "Wie weißt du das alles?" Der Metzger bat Kauschika in sein Haus und weihte ihn alsdann in das spirituelle Wissen ein.

Es ist egal, was du tust, und welche Kraft du hast, es kommt nur auf *deine innere Verfassung* an. Du kannst alles tun, solange du keine Konflikte hast. Das ist die zentrale Idee hier. Solange du keine Konflikte hast, dich nicht schuldig fühlst, solange hast du den Freibrief, alles zu tun.

In der spirituellen Tradition Indiens erscheint es zunächst seltsam, dass ein Metzger erleuchtet ist. Erleuchtung kommt nicht dadurch, *WAS* du tust sondern dadurch, *WIE* du es tust. Wenn du das Geheimnis lernst, alles ohne Konflikte zu tun, dann wird das Leben seine Erfüllung finden. Das ganze Leben wird Meditation. Das Konzept von Gut und Schlecht verschwindet.

---

[17] In der Tradition Indiens sind fast alle spirituell suchenden Menschen strenge Vegetarier.

Wenn du äußerlich keine Gewalt anwendest, aber dennoch Gewalt in dir hast, dann bist du nicht gewaltlos. Wir sind der äußeren Gewalt gegenüber sehr sensibel. Wir hassen die Menschen, die gewalttätig sind, und das erzeugt Gewalt in uns. In diesem Fall ist Gewaltlosigkeit keine Tugend mehr, denn sie hat einen schlechten Einfluss auf deinen Geist.

Eine wirkliche Tugend macht dich innerlich friedlich. Sie hilft dir, ohne Gewalt in dir durch das Leben zu gehen. Konflikte entstehen nur in einem verwirrten Geist. Wenn du in einer solchen Situation bist, dann tue besser nichts. Alles was du in dem Zustand tust, wird keine guten Früchte tragen. Warte, bis du wieder die Klarheit des Geistes hast. Beobachte die Situation mit einem frischen und klaren Geist und entscheide dann.

Wenn du den Zustand der Klarheit nicht erreichen kannst, musst du vielleicht einen weisen Menschen zu Rate ziehen. Ein anderer Mensch kann deine Situation vielleicht ohne Emotionen sehen und dir weiterhelfen. Wenn du wirklich im Konflikt bist, musst du lernen, ruhig zu bleiben. Wenn der Geist im Zustand der Klarheit ist, kommen wieder angenehme und positive Gedanken. Klarheit und Leichtigkeit sind die Aspekte eines gereinigten Geistes. Derjenige der ständig nur angenehme und gute Gedanken hat, hat keine Probleme. Negative Gedanken sind die Unreinheiten des Geistes, die aus sich selbst heraus wie eine Lawine wachsen.

Wir sollten die Tugenden in uns stärken und uns von Anfang an immer wieder daran erinnern, dass Gutes so unnütz ist wie Schlechtes, um ein befreites Leben zu führen. Wenn ich nur am Guten festhalte, dann wächst Ablehnung dem Schlechten gegenüber. Dadurch entsteht ein Konflikt. Ablehnung aktiviert das Schlechte in uns. Wenn wir uns gegen etwas stellen, wächst es dadurch.

Wie das Verlangen die Nahrung für das Gute ist, so ist Ablehnung und Hass die Nahrung für das Schlechte. Hier verfangen wir uns leicht. Das Gute ist dafür da, um vom Schlechten wegzukommen, aber nicht dafür, sich am Guten festzuhalten.

Wenn du dem Gutsein einen sehr hohen Wert zumisst, dann bekommst du Probleme. Die positiven Kräfte sind nützlich, um die negativen Kräfte unseres Geistes auszulöschen. Wenn du versuchst, das Schlechte von dir wegzuschieben, rückt es näher an dich heran. Du störst dich an etwas, dadurch dringt es in deinen Geist ein und bleibt dort hängen. Daher ist Gleichmut dem Schlechten gegenüber notwendig.

Ein gereinigter Geist ist ruhig, er schätzt die guten Tugenden ohne Ablehnung dem Schlechten gegenüber. Wenn du das Schlechte hasst, dann kommt es zum Konflikt und du musst kämpfen. Wenn du wirklich intelligent bist, kannst du ohne Kampf durch den Prozess der Reinigung hindurchgehen.

Befreiung ist nicht das, was am Ende unseres spirituellen Weges steht, Befreiung ereignet sich ständig auf dem Weg. Mit einer starken Sensibilität hinsichtlich dessen, was außen in der Welt geschieht, kannst du sehr wohl unterscheiden, was gut und schlecht ist, aber dennoch hast du die Freiheit, nicht zu reagieren: Das ist Befreiung. Das heißt nicht, dass du unsensibel wirst. Sensibilität ist ein wichtiger Aspekt des spirituellen Wachstums. Aber Sensibilität mit einem kritischen Geist macht dein Leben zur Qual.

Das Gute und das Schlechte zu überwinden, ist das Ziel der Reinigung. Beides mit Gleichmut und einem neutralen Geist zu betrachten, ist Befreiung. Kultiviere das Gute aber halte dich nicht am Guten fest. Verstehe sehr genau, warum du das alles tust. Analytisch zu sein ist gut, wenn du aber kritisch bist, hast du die Tendenz, auf das Gute und das Schlechte zu reagieren.

Ohne die innere Reaktion bist du analytisch, und das kannst du kultivieren. Wenn du mit Reaktion analysierst, dann wirst du überkritisch und reagierst mit Ablehnung dem Schlechten gegenüber. Wenn du so kritisierst, dann siehst du die Dinge emotional und lehnst das ab, was schlecht ist. Durch diese Ablehnung hast du dann das Schlechte in dir. Anstatt dich zu reinigen, nimmst du mehr Unreinheiten in dich auf.

Analyse ist wichtig, aber du hast die Klarheit nur, wenn du nicht reagierst, denn nur dann kannst du wirklich wählen. Erkenne was in unseren Gedankenprozessen unnütz und hinderlich ist, nur dann kannst du es fallen lassen. Die intellektuellen Knoten, in denen du dich verfangen hast, öffnen sich dadurch.

Wenn ein ehemaliger Trinker, diejenigen zu hassen beginnt, die noch trinken, dann ist das doch paradox. Als er trank, war es schädlich für seine Gesundheit, und er litt darunter, und nun bekommt er durch Ablehnung und Hass vielleicht hohen Blutdruck und ein Magengeschwür. Er spart jetzt zwar Geld, aber der Leidensdruck bleibt.

Vielleicht ist es sogar besser, Alkohol zu trinken, als andere Menschen zu hassen. So kann es dir auch mit anderen Tugenden passieren, die du anstrebst. So ist es auch mit der Wahrhaftigkeit. Der Unwahrhaftigkeit in anderen Menschen kannst du nicht mit Hass begegnen.

Einem ähnlichen Problem begegnen wir in vielen Religionen. Sie lehren, das Gute zu lieben und das Schlechte abzulehnen. Durch diese Ablehnung verbleibt das Leid. Wenn du leidest, spielt das Warum keine Rolle. Hier verfangen sich viele Menschen, da sie sich Schuldgefühle aufzwingen lassen. Erkenne zunächst die Schuldgefühle in dir ohne die Vorstellung, dass du deshalb ein Sünder bist und dich dadurch minderwertig fühlen musst. Es heißt in der Bibel: "Liebe deinen Nächsten wie dich selbst."[18] Aber wie kann ich dies tun, wenn ich mich nicht zunächst einmal selbst lieben und akzeptieren kann. Wenn du dich selbst verurteilst, dann verurteilst du auch das Göttliche in dir! Wenn du dich selbst herabsetzt, verurteilst du dich, und das ist dann Sünde. Es gibt keinen Grund dich schuldig zu fühlen.

Praktiziere die Wahrheit, denn wenn du lügst, fühlst du dich schuldig. Du sollst auch nicht stehlen, damit keine Schuldgefühle in dir entstehen. Alle diese moralischen Gebote dienen zunächst dazu, dich vor deinem eigenen Leid zu schützen.

Auf Grund von Schuldgefühlen und der Idee der Minderwertigkeit entstehen Komplexe in uns. Hättest du keine Komplexe, dann hättest du auch keine Hemmungen und somit keine Probleme im Umgang mit der Welt. Diese Komplexe entstehen auf Grund der Unwissenheit. Die Unwissenheit kannst du durch das Wissen überwinden. Dadurch wird es dir möglich, dir selbst zu vergeben.

Du sollst gewaltlos leben, so dass du die ganze Welt gewaltlos sehen kannst. Experimentiere mit diesem Wissen und sieh, wie es für dich wirkt. Selbst wenn du dieses Wissen von einem Kind oder von einem Narren beziehen kannst, nimm es und wende es an.

Dies verdeutlicht eine alte Geschichte aus der indischen Mythologie. Sie handelt von einem König, der diesen Konflikt in sich hatte. Er litt sehr am Leiden der Welt und wollte das Gute. Eines Tages sah er einen Wasserbüffel. Jemand schlug den Wasserbüffel, der aber blieb gleichmütig stehen, als wenn nichts passieren würde. Da betrachtete der König den Büffel und

---

[18] Matthäus 19,19.

sah mit Verwunderung, dass dieser durch die Schläge nicht gestört wurde. Er dachte, ich bin doch eigentlich intelligenter als so ein Büffel. Warum stört mich also die Welt so? Er sah und erkannte den Gleichmut des Wasserbüffels und erfuhr dadurch die Erleuchtung. Der Lehrer kann überall sein. Es muss kein Guru sein, der einen langen Bart hat. Du kannst die Wahrheit auch woanders erkennen, wenn du die Bereitschaft dazu hast.

⇘ *Was ist mit all den sozialen Konflikten in der Gesellschaft?*

Die sozialen Konflikte werden dir aufgezwungen im Rahmen bestimmter Wertvorstellungen. Entscheide aus diesem Wissen heraus!

Wenn du eine Schlange siehst, die einen Frosch tötet, fühlst du dich vielleicht schuldig, wenn du nicht eingreifst. Wenn du der Schlange den Frosch wegnimmst, bist du vielleicht schuldig, weil sie jetzt nichts zu fressen hat. Was machst du?

Wenn du entspannt bist, brauchst du keine Entscheidung zu fällen. Je entspannter bist, desto leichter geschieht einfach alles; dann übernimmt die Natur die Entscheidung. Je mehr du kämpfst, um so schwieriger werden die Situationen und die Konflikte.

⇘ *Aber es herrscht so viel Gewalt in der Welt.*

Die Gewalt ist in dir, nicht in der Welt. Es fängt mit dir an und hört mit dir auf. Wenn Tausende von Menschen in einem Krieg umkommen, dann klagst du die Kriegführenden an. Wenn Tausende in einer Flut oder durch ein Erdbeben umkommen, dann kannst du niemanden anklagen und niemanden hassen.

Sieh alles als ein Gesetz der Natur an. In dem Moment, in dem du hier unterscheidest, kommt Gewalt in dir auf. Wenn du hinfällst und dich verletzt, dann versorgst du einfach nur die Wunde. Wenn dich jemand hinwirft, dann ist vielleicht der Schmerz vergessen, aber der Hass auf den anderen Menschen bleibt in dir. Also, versorge deine Wunde und vergib ihm.

Deshalb sieht man Jesus als einen so großen Menschen an. In dem Moment, in dem er gekreuzigt wurde, als er durch Qualen ging, hat er sich nicht geärgert, er bat um Vergebung. "Vater, vergib ihnen, denn sie wissen nicht, was sie tun".[19] Das bedeutet "Mitgefühl". Das Größte im Christentum ist die Ablehnung der Sünde und die Güte dem Sünder gegenüber.[20] Hasse nicht den Menschen, der sündigt. Es ist schwierig, diese Gedanken anzunehmen, solange du emotional verwickelt bist und Zerstörung als einen ungewollten Aspekt des Lebens betrachtest.

Es ist wichtig, etwas zu essen, um den Körper am Leben zu erhalten – aber Verdauung und Ausscheidung sind doch genau so wichtig wie die Nahrungsaufnahme. Beides gehört zusammen. Die Zerstörung ist ein unausweichliches Gesetz der Natur. Die Natur weiß, wie sie das alles regeln kann, um sich durch fortlaufenden Wandel selbst zu erhalten.

Die Welt ohne Gewalt zu sehen, ist nur möglich, wenn du von deiner eigenen Gewalt loskommst. Es gab noch keine Zeit auf der Erde, in der es keine Gewalt gab. Die Welt kann nicht existieren ohne die Zerstörung.

---

[19] Lukas 23,34

[20] Jesus und die Sünderin, Johannes 8,11 "Ich verurteile dich nicht, geh hin und sündige nicht mehr."

Wenn du es ganzheitlich siehst, dann ist der Krieg auch ein Phänomen, das durch die Gesetze der Natur bestimmt ist; ähnlich wie Erdbeben, Vulkanausbrüche, Klimakatastrophen Auswirkungen physikalischer Naturgesetze sind.

Komme von *deiner eigenen* Gewalt los. Wenn du das Schlechte hasst, trägst du zur Gewalt bei. Um das Gute zu schätzen, brauchst du das Schlechte nicht zu hassen. Akzeptiere es. Man muss nicht zu dem Einen Ja und zum Anderen Nein sagen. Wenn du hinter die Logik gehst, dann kommst du zur Weisheit und lernst, die Dinge so zu schätzen wie sie sind.

Du hast die Freiheit, etwas zu ändern. Also fängt es mit dir an. Wenn es eine Möglichkeit gibt, Krieg zu verhindern, dann beginnt es immer nur mit dir. Es beginnt mit deinem eigenen positiven Beitrag. Wenn du die Verantwortung auf dich nimmst für alles, was in der Welt passiert, dann wirst du von deinem Leidensdruck nie loskommen.

Die Welt und die Natur kümmern sich um sich selbst. Das war schon so, bevor du geboren wurdest, und auch wenn du nicht mehr da bist, wird es so sein. Wir haben viele Vorstellungen und hohe Ideale, wie alles unserer Ansicht nach sein sollte. Wir finden sogar Fehler in der Natur und versuchen, diese zu verbessern. Selbst wenn alles zerstört wird, was dann? Es platzt wie eine Blase, es transformiert sich und geht weiter.

Ohne Tod kann auch kein Leben sein. Zerstörung und Tod sind Aspekte des Lebens. Der emotionale und sentimentale Blick kann schlecht wahrnehmen, wie einfach es tatsächlich ist.

Gewalt ist nichts Objektives, sie ist rein subjektiv. So lange du Gewalt objektiv siehst und sentimental verhaftet bist, findest du keine Lösung. Entweder leidest du und du versuchst,

Lösungen im falschen Bereich zu finden, oder du wirst weise und trägst nicht weiter zu diesem Kreislauf des Leidens bei. Das ist die Freiheit, die wir haben.

Bis zu dem Ausmaß, wo es in deiner Macht steht etwas zu tun, ändere die Welt. Aber gib auf, wenn es nicht innerhalb deiner Möglichkeiten liegt. Du kämpfst mit hohen Idealen gegen etwas, wofür du keine Verantwortung hast. Es gibt keine höheren Werte, auf Grund derer die Welt zu verändern wäre. Lerne die Weltverbesserung aufzugeben, und dir selbst und anderen zu vergeben, das ist wichtig!

Wenn du das nicht kannst, wählst du das Leiden. Wenn du Frieden willst, dann sorge dich um den Frieden in dir. Wenn du denkst, dass du erst dann friedlich wirst, wenn du die Gewalt äußerlich aufhalten kannst, dann wirst du diesen Frieden niemals in dir finden. Dann kannst du auch keinen wirklichen Beitrag für eine friedliche Koexistenz der Menschheit leisten. Es ist die Unwissenheit in uns, die bewusst den Leidensdruck sucht. Nur von einem neutralen Standpunkt aus, kannst du alles mit großer Klarheit sehen.

Sei rational, praktisch und nicht sentimental oder emotional. Damit entschärfen sich Konflikte. Solange wir die Emotionen nähren, werden immer wieder neue Konflikte auftauchen.

↳ *Mangelt es uns denn an Vertrauen, die Dinge so klar und realistisch zu sehen ?*

Ja, genau. Wir haben das Vertrauen in eine höhere Kraft, die sich allem annimmt, verloren. Nenne diese Kraft Natur, Gott oder wie immer du willst. Jeder kann nachvollziehen, dass die Natur da ist und sich ihrer selbst annimmt. Es kann da nichts schiefgehen. Seit Millionen von Jahren ist das so geschehen und wird auch weiter so geschehen. Das Vertrauen darfst du haben.

Wenn du Vertrauen in das Göttliche hast, gibst du die Verantwortung ab, aber dann beschwere dich nicht mehr. Wenn du aufgibst, solltest du auch aufhören, dich zu beklagen. Wenn du Vertrauen hast, kannst du nicht überall noch Fehler suchen.

Wenn du kein Vertrauen hast, erscheint dir das Leben wie ein Schlachtfeld. Du bist nervös und ängstlich. Vertrauen ist nicht einfach nur ein Gedanke, sondern es ist die Kraft, die es dir ermöglicht, durch das Leben leicht hindurchzugehen.

Woher weißt du zum Beispiel jetzt, dass du Fahrrad fahren kannst? Du hast es vielleicht vor ein paar Tagen das letzte Mal getan. Wieso bist du dir jetzt sicher, dass du es immer noch kannst? Das ist das Vertrauen.

Vertrauen in Gott zu haben ohne Vertrauen in sich selbst, bringt dir keine Erfüllung. Es ist einfach zu sagen, dass man Vertrauen in Gott hat, und er sich um alles kümmert. Das ist bequem. Aber trotzdem beschweren wir uns. Das ist das Doppelspiel, das wir spielen. Selbstvertrauen und Gottvertrauen gehört zusammen. Entweder gibt es Vertrauen oder Beschwerden. Beides zusammen geht nicht.

Wir besitzen sogar die Arroganz zu beurteilen, wie die Dinge in der Natur ablaufen sollten. Dabei geschieht einfach alles nur, und du kannst es ohnehin nicht aufhalten. Indem du beurteilst, was richtig und falsch ist, schaffst du dir Leid, sonst geschieht nichts. Du solltest einfach, bescheiden und demütig sein.

Erkenne, dass du weder bedeutend noch verantwortlich für die Schöpfung bist. Deine Probleme und dein persönliches Leiden sind vollkommen unwichtig, wenn du sie in Relation zur

Schöpfung siehst. Wenn du deine Vorstellung einmal ausdehnst und deine irdische Existenz hier betrachtest, dann siehst du, wie winzig klein du bist.

➯ *Wie kann ich nun meinen inneren Frieden finden?*

Solange du eine vorgefasste Meinung hast, wie eine bestimmte Situation aussehen sollte, in der du friedvoll sein kannst, konditionierst du dich selbst mit dieser Vorstellung. Damit machst du deinen inneren Frieden abhängig von Bedingungen. Damit steckst du einen Rahmen ab. Du hast praktisch mit dir selbst eine Abmachung getroffen, dass du nicht friedlich sein kannst.

➯ *Woher kommt die Gewalt?*

Ärger und Hass sind die Wurzeln der Gewalt. Die Gewaltlosigkeit nur auf physischer Ebene zu praktizieren, ist nicht genug. Du solltest dies auch auf der Ebene der Worte und Gedanken praktizieren. Du kannst jemanden noch mehr schaden, wenn du mit Worten gewalttätig bist. Du kannst einen Menschen mit Worten innerlich töten. Verwende deshalb eine sanfte Sprache. Auch im Denken sollte keine Gewalt sein. Wenn du in Gedanken jemandem Schaden zufügst, unterscheidet sich das nicht wesentlich von der ausgeführten Handlung.

Wie weit du diesen Prinzipien folgen kannst, liegt an dir. Du solltest in einem Zustand innerer Gewaltlosigkeit enden, in dem keine Angst mehr herrscht. Gewaltlosigkeit ist ein Zustand der Angstlosigkeit. Wenn du absolut keine Gewalt in dir hast, dann wird auch alles um dich herum gewaltloser.

↬ *Reagiere ich denn nicht auch instinktiv ?*
Wenn mir jemand mit Gewalt begegnet, ist meine Angst auch ein Selbstschutz.

Es ist aber nicht notwendig. Wenn du keine Angst hättest, würde dich keiner angreifen. Wenn du vollkommen angstlos wärst, könntest du die Gewalt kraft deines Geistes anhalten.

Es gibt eine interessante Begebenheit von dem König von Mysore. Der König dieser Stadt war hochgelehrt, an allen Aspekten des Wissens interessiert und besonders an allen spirituellen Lehren. Eines seiner Hobbys war die Jagd. Der König ging mit seinem Diener zusammen in den Dschungel zum Jagen. Sie jagten Tieren nach, bis sie müde wurden und vom Pferd abstiegen. Unter einem Baum machten sie Rast im Schatten. Plötzlich stand ein männlicher Elefant vor ihnen. Ein männliches Tier, das nicht in der Gruppe ist, kann sehr gefährlich und aggressiv sein. Der Diener des Königs nahm sofort sein Gewehr, um auf den Elefanten zu schießen, da er jeden Moment einen Angriff befürchtete. Der König aber blieb gelassen und sagte: "Nein. Berühre dein Gewehr nicht, bis ich es dir sage, sonst fällt dein Kopf." Der Diener glaubte, nun ohnehin sterben zu müssen. Der König blieb gefasst und betrachtete den Elefanten. Dieser kam auf sie zu, und einige Meter vor ihnen hielt er plötzlich an. Es schien als ob eine Kraft ihn zurückhielte. Er wirbelte mit seinen Vorderfüßen eine große Staubwolke auf und trompetete laut. Nach einigen Minuten beruhigte er sich, stand für einen Moment still da und ging wieder weg.

Diese Geschichte ist ein dokumentierter Vorfall. Der König hat den Elefanten vollkommen angstlos betrachtet, während der Diener halbtot vor Angst war. Als er wieder normal atmen konnte, fragte er: "Woher wussten sie, dass der Elefant uns nicht töten wollte?" Der König sagte: "Ich wusste nicht, ob er uns töten wollte, aber ich habe mich plötzlich an ein *Mantra*[21] erinnert, das ich in der Jugend bekam. Mein Guru gab mir ein Mantra und sagte, dieses Mantra habe die Kraft, auch einen wilden Elefanten aufzuhalten. Das wollte ich jetzt mal ausprobieren. Ich habe das Mantra, aber wo sonst kann ich einmal einen wilden Elefanten treffen? Es hat funktioniert."

Es war nicht das Mantra, das da funktioniert hat, sondern das Vertrauen des Königs in das Mantra und seine Angstlosigkeit.

↳ *Wenn Ärger die Wurzel der Gewalt ist, wie kann ich dann davon loskommen?*

Ärger ist eine große Schwäche in uns. Oft ärgern uns schon kleine Dinge, die nicht nach unseren Vorstellungen verlaufen. Der Ärger macht sich immer an einem bestimmten Grund fest. Du rechtfertigst dies und dadurch verstärkt sich alles nur noch mehr. So wird aus der "Mücke ein Elefant". Der Ärger den du rechtfertigst, verstärkt sich in dir, du benötigst weitere Rechtfertigungen, und dadurch entsteht ein leidvoller Kreislauf. Es ist, als ob du dich im Schlamm verfängst und nicht mehr herauskommen kannst.

Es gibt eine Möglichkeit diesen Kreislauf zu durchbrechen. Statt dich am Grund festzuhalten, betrachte was in dir geschieht. Ärger braucht ein Objekt, worauf er sich fokussieren kann. Du kannst dich nur über jemanden oder etwas ärgern. Wenn da kein Objekt ist, auf das du fokussieren kannst, kann auch kein Ärger da sein. Ärger, der nicht mit einem Grund verbunden ist, kann nicht wachsen.

---

[21] Ein Mantra ist ein spiritueller Rezitationstext.

Lerne, diese Verbindung zu lösen und versuche einfach, mit diesem Ärger in dir zu verweilen. Keine Flucht. Es gibt da nichts zu tun. Der Ärger verbleibt für einige Zeit in dir und löst sich irgendwann auf. Wenn du versuchst, davon wegzurennen, wird es schlimmer. Verweile mit ihm, dann merkst du, dass es nur noch eine Form der Unruhe ist, die sich irgendwann von selbst auflöst.

Anfangs ist es sehr schwierig, dies zu praktizieren, aber mit geduldiger und stetiger Übung gelingt es immer besser. Irgendwann funktioniert es dann auch in schwierigen Situationen. Das ist die praktischste Möglichkeit, um diesen Zyklus zu unterbrechen.

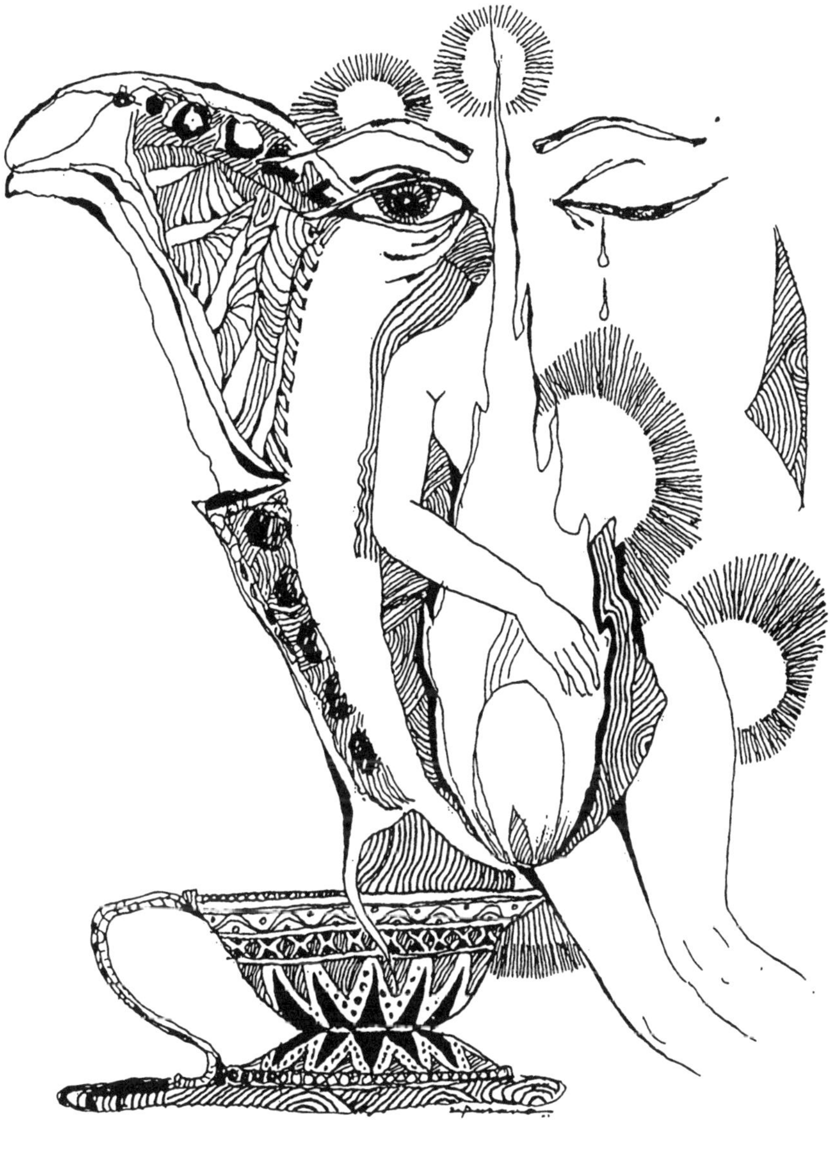

Genuss

11.

Genuss

Abhängigkeit von Genüssen... Der Sättigungsspunkt... Frustration... Mäßigung... Flexibilität und Durchhaltevermögen... Konsum... Umgang mit Energien... Die andere Art der Freude... Widerstandssfähigkeit.. Neutralität der Objekte... Sexualität... Verlangen und Erfüllung...

Gelebte Spiritualität hat die Kraft, den Drang nach den Genüssen in spirituelles Verlangen zu transformieren. Aber wir machen viele Kompromisse auf unserem spirituellen Weg und sagen dann, dass der Fortschritt zu langsam sei und dass Yoga und Meditation uns in den letzten Jahren kein Wachstum gebracht hätten.

Wir sind immer noch den Objekten verhaftet, die uns Genuss verschaffen. Die Welt ist bedeutsam für uns, weil wir immer noch den Eindruck haben, dass sie uns Genuss vermitteln kann. Dadurch versklaven wir uns der Welt gegenüber und verlieren unsere Freiheit.

Wenn du über die Sinnesorgane mit der äußeren Welt in Kontakt bist, gibt dir dies Erfahrung von Freude und Genuss.

Durch die Zunge erfährst du den Geschmack, mit den Ohren hörst du den Klang, mit den Augen siehst du die Welt, mit der Nase erfährst du die Gerüche und durch die Haut fühlst du die Berührung.

Die Beschränktheit der Genüsse liegt darin, dass sie alle einen Sättigungspunkt haben. Jeder anfängliche Genuss verliert sich mit der Zeit. Um dem vorzubeugen und um ihr Geschäft und Auskommen besorgt, bemühen sich Industrie, Wissenschaft, Tourismus- und Unterhaltungsindustrie, dir immer wieder neue Errungenschaften anzubieten.

Wenn du z.B. mit dem einfachen Essen nicht mehr zufrieden bist, kannst du exotische, ausgefallenere und raffiniert zubereitete Speisen zu dir nehmen. In allen Bereichen des Vergnügens kannst du dir jede nur erdenkliche Steigerung erkaufen. Aber irgendwann erschöpft dich diese Maßlosigkeit.

Je mehr du zu den Extremen gehst, je mehr verbrauchst du deine Energie durch die Sinnesorgane, und die verlieren dabei die Sensitivität. Sie geben dir irgendwann nicht mehr die einstmalige Freude und versagen dir die Vermittlung des Genusses. Sie nutzen sich ab, lassen nach, und daher brauchst du dann stärkere Stimulationen. Du machst dies solange weiter, bis dir auch die größte Stimulation kein angenehmes Gefühl mehr vermitteln kann. Du kommst dir alt und müde vor, bist frustriert und deine Lebensfreude ist verflogen.

Die zwei Gesichter dieser Frustration sind Gewalt und Depression. Die Frustration zerstört entweder dich selbst in der Form der Depression, oder du zerstörst andere, wenn sie sich als Gewalt ausdrückt.

Die Lösung liegt nicht darin, dir Genüsse zu versagen. Das würde das Problem nur verstärken. Wenn in dir Wünsche entstehen, erfülle sie dir, aber versuche mäßig zu sein. Es ist eine Gewohnheit in uns, jeden Genuss voll auszukosten. Wenn du lernst, die Freude mit wenig zu bekommen, dann ist die Freude intensiver. Sonst verhätschelst du deine Sinnesorgane wie manchmal Kinder verhätschelt werden. Solche Kinder müssen alles sofort haben, sonst schreien sie.

Genau so ist es mit den vielfältigen Verlangen unserer Sinnesorgane. Entwickle die Fähigkeit, dich zurückhalten zu können, ohne dabei etwas zu unterdrücken. Wir verhätscheln uns ständig im Namen der Bequemlichkeit. Wir verengen damit unsere natürliche Flexibilität. Wir haben ganz spezifische und oft auch recht komplizierte Vorstellungen, wie etwas sein muss, damit wir uns wohl fühlen! Wir konditionieren uns mehr und mehr und verengen so unser Spektrum. In diese Bequemlichkeit zu versinken ist leicht, wieder herauszukommen, sehr schwierig. Diese Bequemlichkeit bringt dich sehr schnell in Abhängigkeit.

Lerne, ein gewisses Mass an Schmerz im Leben zu akzeptieren, so dass dein Durchhaltevermögen beim Ertragen von physischen sowie psychischen Schmerzen wächst. Du wirst flexibler und dadurch wird dein Leben einfacher. Wenn du das lernst, dann können dir die kleinen Probleme des Lebens nicht mehr viel anhaben. Die meisten Menschen sind nicht bereit, Schmerz auf sich zu nehmen. Wenn du dazu nicht bereit bist, wirst du keine Fortschritte machen.

Wenn dein Körper steif ist und du ihn flexibel machen willst, dann musst du einige Übungen machen. Dabei verspürst du anfangs körperliche Schmerzen. Aber dies ist eine unausweichliche Phase, durch die du gehen musst. Der Schmerz kommt und verschwindet auch wieder. Lerne, durch schwierige und schmerzhafte Situationen zu gehen! Überwinde deine Beschränkungen und Schwächen! Die meisten Dinge, die unser Leben langfristig positiv beeinflussen, sind anfangs nicht angenehm; die meisten Dinge, die uns in Abhängigkeit bringen und dadurch schwächen, sind anfangs angenehm aber am Ende unangenehm.

Im westlichen Kulturkreis ist dieser Konsumrausch völlig normal geworden, immer mehr und unreflektierter wird da konsumiert. Lerne mit weniger zu leben! Nicht weil dir das jemand einredet, sondern ganz einfach nur, weil du die einfachen Prinzipien verstehst, die dir dein Leben langfristig verschönern. Es liegt an dir, wie weit du davon Gebrauch machst. Keiner kommt an deine Tür und überprüft, ob du das tust oder nicht. Du tust es nicht für andere, nur für dich selbst.

Bis zu welchem Ausmaß du Mäßigung praktizieren kannst, liegt an dir. Wenn du irgendwo anfängst, dehnt sich das auf alle anderen Lebensbereiche aus. Spiritualität redet nicht nur einfach darüber, mit allem aufzuhören, sie empfiehlt die willentliche Mäßigung in allem, was uns hilft, mit einer einfachen und natürlichen inneren Zufriedenheit wieder in Kontakt zu kommen.

Diese Zufriedenheit macht uns von den Genüssen unabhängiger und stärkt dadurch unsere Willenskraft. Das ermöglicht uns, Mäßigung ohne Unterdrückung zu praktizieren. Wenn ein Kind am Daumen lutscht, ersezt man den Daumen durch einen Schnuller. Du gibst etwas, was das Kind noch mehr mag. So ist es hier. Du bekommst einen besseren Ersatz und dadurch wird es für dich einfacher, von diesen Dingen loszukommen.

Mit einem Minimum glücklich zu sein, gibt dir eine größere Freiheit. Es braucht viel Intelligenz, um aus dieser Falle herauszukommen. In der Spiritualität ist das Wertesystem genau umgekehrt: Du kommst mit wenigen Dingen aus, und fühlst dich trotzdem – eben deswegen! – richtig wohl.

So lange du dem Verlangen der Sinne vollkommen nachgibst, kannst du kein schnelles Wachstum erwarten. Es ist daher wichtig zu lernen, wie man mit seinen Energien umgeht.

Bei jedem Genuss, den du erfährst, gibst du Energie ab. Die Erleichterung, die du verspürst, ist das, was wir als Genuss empfinden. Wenn du sie nicht abgibst, staut sich die Energie im Kopfbereich an, und dadurch entsteht ein Druck, den wir als Langeweile empfinden.

Du möchtest die Energien abgeben. Wenn die Langeweile stärker wird, kommt Unruhe auf, und du brauchst eine Handlung wie Lesen, Laufen oder Reden, bei der die Energien wieder abgegeben werden. Sobald das passiert, reduziert sich der Druck wieder und du erfährst Erleichterung.

Wenn du nun immer mehr und intensivere Genüsse erlebst, bekommst du auch eine größere Erleichterung. Und dies ist der Grund, warum du dich auf die Welt der Genüsse immer mehr einlässt, bis du irgendwann den Sättigungspunkt erreichst, und dann geht es in das Gegenteil über. Du fühlst dich müde und erschöpft.

Wenn du diesen Kreislauf in dir verstärkst, werden dadurch immer wieder neue Energien produziert. Diese treiben dich immer mehr dazu, Dinge zu tun und den Genüssen nachzujagen. Aber je mehr du diesen Prozess beschleunigst, desto weniger Erleichterung erfährst du. Es führt dich unausweichlich irgendwann in Frustration oder Depression.

Im Yoga lernen wir, die Produktion dieser Energien zu verlangsamen. Wir lernen durch bewusste Entspannung mit den Energien umzugehen. Wenn du entspannt bist, verlangsamt sich dieser ganze Prozess.

Seit unserer Geburt sind wir in Bewegung, denn dadurch geben wir Energien ab. Es ist ein innerer Zwang, bei dem wir keine Wahl haben. Das ist das ursprüngliche Leid, mit dem du geboren bist[22]. Jede Handlung ist ein Ausdruck dieses Leides. Jedes Elend kommt aus der Hilflosigkeit dieses inneren Zwanges. Aber du kannst die innere Freiheit entwickeln, davon loszukommen. Wenn du diesen Zwang überwindest, bist du frei. Das zu verstehen ist die Basis von Spiritualität.

Wenn sich im Zustand tiefer Entspanntheit diese inneren Kräfte auflösen, dann erfährst du dies als eine Ausdehnung. Diese Erfahrung ist nicht nur intensiver sondern auch reiner als jede Art von Genuss. Die Qualität der Freude, die du in der Ausdehnung bekommst, ist etwas vollkommen anderes. Sie lässt sich nicht mit der Freude vergleichen, die du aus den Genüssen bekommen kannst.

Deswegen wird diese Erfahrung "göttlich" genannt. Du erlebst einen tiefen inneren Frieden, den du sonst nirgendwo erfahren kannst. Ein Mensch kann um diese Zufriedenheit nicht wissen, wenn er sie nicht selbst erfahren hat. Selbst in einer kleinen Ausdehnung kannst du den qualitativen Unterschied der Freude sehen.

Du erfährst Schönheit, Gewaltlosigkeit und Frieden. Es ist etwa vergleichbar mit sanfter Musik, bei der du auch eine feine Qualität der Freude erlebst. Auch das Gefühl der Liebe reicht an die Qualität dieser Erfahrung nahe heran. Warum isst du immer nur die Schale der Frucht? Hör auf damit und iss die Frucht, sie ist viel besser als die Schale!

Du kannst keine Beweise dafür erwarten, du kannst es nur durch deine eigene Erfahrung wissen. Das ist die Beschränkt-

---

[22] Siehe dazu auch Kapitel 18

heit, wenn man das überhaupt als solche bezeichnen kann. Sei in deinem Gefühl und lerne, ohne Grund zufrieden zu leben und lass das die unterstützende Kraft sein.

Hole dir die Unterstützung nicht woanders. Lerne, an deiner Quelle zu leben, so vermisst du nichts und bist nicht auf Genüsse angewiesen. Du erfährst Unabhängigkeit und Freiheit.

Das will die folgende Geschichte sagen: Die Menschen gingen zu Gott und sagten: "Du hast uns erschaffen und diese Welt gegeben, gib uns nun auch die Kraft, dass wir alles bekommen können, was wir möchten. Warum gibt es da immer wieder Einschränkungen?" Gott antwortete: "Gut, ich hebe alle Einschränkungen auf, ihr könnt alles bekommen, alles, was ihr wollt, aber nur unter der Bedingung, dass ihr mit glücklichem Herzen danach fragt." Dann entschwand er.

Denn wenn du glücklich bist, dann fragst du nach nichts. Du fragst nur nach etwas, wenn du nicht glücklich bist. Wenn du unglücklich bist, dann hast du immer das Gefühl, es sei nicht genug. Wenn du innerlich zufrieden bist, dann fragst du nach nichts mehr.

➾ *Ich kann die Abhängigkeit von Dingen der äußeren Welt erkennen und doch achtsam sein, dass es nicht dazu kommt.*

Denke nicht, dass du eine Warnung bekommst, bevor du abhängig wirst. Meist bist du schon in Abhängigkeit, bevor du es überhaupt bemerkt hast.

Versuche zunächst einmal herauszufinden, wovon du bereits abhängig bist. Wie lange kannst du es aushalten, nichts zu tun, nicht zu lesen, nicht zu meditieren, keine Musik zu hören einfach nichts zu tun. Entweder schläfst du ein, oder du wirst total unruhig. Teste einfach einmal aus, wieviel Unruhe in dir ist, und ob du wirklich damit umgehen kannst. Wenn du wirklich in allen Situationen und ohne jegliche Hilfsmittel entspannen kannst, bist du unabhängig.

➭ *Braucht es Disziplin, um glücklich und zufrieden zu sein ?*

Ziel ist es, von einem mäßigen Glückszustand zu einem wirklich erfüllten Glück zu gelangen. Der Weg dahin ist aber nicht unbedingt immer angenehm. Wenn du nicht durch diese unangenehme Phase durchgehen willst, hast du keine Chance. Du *musst* da durch! Mit Disziplin. Du kannst nicht deine eigenen Grenzen überspringen. Sei aufrichtig und ehrlich mit dir selbst, wenn du dich auf deinen Weg begibst und spiele nicht Verstecken mit dir selbst.

Du gehst deinen Weg nicht, um es irgend jemand recht zu machen Du tust es nicht, um jemanden zu gefallen oder zu überzeugen. Es ist ausschließlich nur für *dich* selbst. *Du* allein hast den Vorteil deines Tuns. Es wird dir nichts aufgezwungen.

➭ *Wie hilft die Flexibilität, den Zustand des Glücklichseins je zu erreichen ?*

Versuche nicht, in unangenehmen Situationen des Lebens wegzulaufen. Lerne in diesen Situationen zu sein und hindurchzugehen. Du bekommst dadurch Kraft und Stärke. Das gibt dir die Flexibilität, in schwierigen Situationen zu bestehen.

Wenn du den Drang verspürst, dein Verlangen in irgend einer Weise zu befriedigen, dann reagiere nicht einfach rein instinktiv darauf. Versuche zu warten und dich zurückzuhalten. Wenn du fünf Minuten warten kannst, warte noch mal fünf Minuten und sieh, was geschieht. Ein Experiment mit dir selbst.

➯ *Kann ich diese Kraft in mir so stark entwickeln, dass selbst der Verlust eines nahestehenden Menschen mich weniger berührt ?*

Du entwickelst eine innere Stärke und Kraft allem gegenüber und in jedem Bereich. Deine gesamte Persönlichkeit wird beeinflusst. Emotionale Reaktion ist das Resultat der physischen und mentalen Widerstandsfähigkeit. Wenn du diese Widerstandsfähigkeit im mentalen Bereich entwickelst, dann verringert sich die Intensität der Emotionen ganz natürlich. Widerstandsfähigkeit bedeutet, dass sich deine Reaktionsmuster verringern. Damit vermindern sich auch deine Emotionen.

Und selbst wenn jemand stirbt, gehst du dann durch eine weniger tiefe Leidensphase. Natürlich wird der Verlust dich schmerzlich berühren, und du wirst leiden, aber du wirst dich rascher wieder davon erholen können.

➯ *Ist das dann die Fähigkeit, neutral zu beobachten, so wie bei den Asanas*[23] *?*

Da fängt es an. Wenn du in der Asana-Position – der Yoga-Körperhaltung – stehst, dann ist das einerseits angenehm, aber andererseits erfährst du auch unangenehme Gefühle wie Dehnungen und Spannungen. Das sind die Situationen, in denen du lernst, mit den unangenehmen Gefühlen umzugehen und

[23] Asanas sind die verschiedenen Körperhaltungen des Yoga

du lernst, mit den unangenehmen Gefühlen umzugehen und neutral zu bleiben. Es stärkt nicht nur deinen Körper, sondern auch deinen Geist.

Yoga ist nicht nur für den Körper, es ist überwiegend für den Geist. Der Körper wird benutzt, um geistige Stärke zu erreichen. Verstehe das und folge dem, dann wirst du die Früchte davon ernten. Verständnis ist wichtig, aber noch wichtiger ist es, dem zu folgen, was man als richtig erkannt hat.

➯ *Heißt dann Disziplin: den Schmerz wahrnehmen und beobachten ?*

Es bedeutet Durchstehvermögen. Disziplin bedeutet, ohne Reaktion durch eine Situation zu gehen. Du brauchst dir aber nicht noch freiwillig Schwierigkeiten aufzuladen. Es gibt Menschen, die stellen sich im Himalaya in eiskaltes Wasser oder schlafen auf einem Nagelbett, um das Durchstehvermögen zu trainieren. Du brauchst dir das Leben nicht noch schwieriger zu gestalten, es ist schwierig genug. Versuche, neutral und ohne Reaktion durchs Leben zu gehen. Wenn du das lernst, kann dich nichts mehr wirklich stören.

Du kannst nicht sagen: Ich will keine Probleme mehr im Leben. Dann bist du nicht tauglich für das Leben. Du kannst nur die Stärke entwickeln, mit den Schwierigkeiten zurecht zu kommen. Befreiung ist nicht weit weg. Du bist bis zu dem Ausmaß befreit, wie du fähig bist, in schwierigen Situationen nicht zu leiden.

Einerseits machst du die Übungen der Disziplin und andererseits die der Entspannung. Lerne, durch die Entspannung, innere Zufriedenheit zu entwickeln. Das macht es dir möglich, mit der Disziplin auch weiter zu gehen. Beides sollte Hand in Hand gehen.

Auch wenn du dieses Prinzip ganz verstanden hast, aber trotzdem noch an die Genüsse glaubst, dann mach weiter, ohne dich deswegen schuldig zu fühlen. Sieh selbst, wie weit du damit kommst. Denn du wirst dann die Lektion mit Sicherheit in einer schmerzhafteren Weise lernen müssen.

Denn wenn dein Geist sich an die massiveren Stimulationen gewöhnt hat, werden dir die weniger intensiven und sanfteren Stimulationen nur noch langweilig und frustrierend erscheinen, und irgendwann stellst du dann fest, dass du dich in einer Sackgasse befindest.

Wir haben die vollkommene Freiheit! Nur wir selbst sind für uns verantwortlich – und deshalb können wir auch niemanden anklagen für unsere Situation. *Wir* haben die Intelligenz und die Freiheit. Uns allein obliegt es, dies zu nutzen!

➪ *Aber da gibt es doch Dinge, die mir Freude machen ?*

Du isst zum Beispiel gerne Eiscreme..... Ich lade dich zum Eis ein, du isst es, und ich frage dich, wie es dir geschmeckt hat. "Wunderbar!" "Gut, dann iss noch eines". Du isst weiter, und bei der vierten Portion beginnt es dir übel zu werden. Oder stell dir vor, jemand reißt dich mitten in der Nacht aus dem Tiefschlaf, um dir deine Lieblingscreme anzubieten...

Wäre die Eigenschaft "Freude schaffen" wirklich im Objekt selbst enthalten – in unserem Fall in der Eiscreme – und nicht in deiner subjektiven Vorstellungswelt, müsstest du auch von der vierten Portion gleicherrmassen entzückt sein wie von der ersten, und auch trotz brutal gestörtem Tiefschlaf höchste Freude empfinden. Die dem Objekt inhärente Freude müsste sich unter allen Bedingungen immer automatisch auswirken.

Es ist die Eigenschaft des Feuers zu brennen. Wie oft und wo immer du Feuer berührst, wird es dich verbrennen. Ob du es in Indien oder in Europa berührst, bei Nacht oder am Tag, ob du es einmal oder hundertmal berührst, es verbrennt dich mit der gleichen Intensität. Ein Objekt an sich hat nicht die Fähigkeit, dir Freude zu vermitteln.

➪ *Ist Brahmacharya[24] in der indischen Tradition nicht auch Unterdrückung?*

Im orthodoxen Sinn bedeutet *Brahmacharya*, sich von Sexualität vollkommen zurückzuziehen. Dieses Prinzip des Verzichtens ist aber in der Praxis nicht nur auf die Sexualität begrenzt. Es geht dabei generell um das sich Nicht-Einlassen auf Genüsse. Wenn jemand nur der Sexualität entsagt, dann hat er die Forderungen des *Brahmacharya* – der Enthaltsamkeit schlechthin – hier noch lange nicht erfüllt.

Versuchen wir, dies bildhaft zu erklären: In Indien ist der Straßenverkehr für Kinder sehr gefährlich. Es gibt keine Bürgersteige. Alles findest du auf der Straße, Kühe, Hunde, Fahrräder, Autos und LKWs. Wenn die Kinder aus dem Haus gehen, sagt die Mutter immer: Pass auf, wenn du auf die Straße gehst. Pass auf die großen LKWs auf. Das heißt nicht, dass das Kind nur auf die Lastwagen aufpassen soll. Es muss auf alles andere auch aufpassen. Die Mutter erwähnt nur das größte Fahrzeug, die anderen sind in der Ermahnung enthalten.

Genau so ist es auch mit *Brahmacharya*, der prinzipiellen Enthaltsamkeit: Es ist hier besonders von Sexualität die Rede, weil das ein so machtvoller Trieb in uns ist. Alle anderen Triebe

[24] Enthaltung von Sexualität in der indischen Tradition ist vergleichbar mit dem Zölibat im Christentum.

kannst du leichter unter Kontrolle bringen. Der Genuss, den wir durch Sexualität erleben, ist der größte. Deswegen wird zunächst Sexualität vor allen anderen Genüssen erwähnt. Das heißt nicht, dass du Sexualität nun hassen sollst.

Leider geschieht das in vielen Religionen. Menschen bekommen oft durch kompromisslos fundamentalistisches Gedankengut Schuldgefühle aufgezwungen, wo Genuss mit Sünde verbunden wird.

Da wird vergessen, dass ein sehr starkes sexuelles Verlangen, das permanent unterdrückt wird, den Menschen innen hässlich macht. Der Geist pervertiert sich. Diese Menschen können es nicht mal ertragen, wenn andere auf der Straße ihre gegenseitige Zuneigung äußern.

Statt Sexualität richtig zu erfassen und zu verstehen, wird dieser menschliche Lebensbereich zerstört. Dies ist gefährlich; denn wenn du etwas verdrängst, dann kommt es mit noch größerer Intensität zurück. Lerne also, richtig und behutsam mit deinen inneren Kräften umzugehen.

Ohne die Kräfte der Sexualität kann sich die Natur nicht aufrecht erhalten. Wenn du diese Tatsache nicht zur Kenntnis nehmen willst, einfach ablehnst und verneinst, schaffst du dir nur mehr Probleme. Lebe deine letzte Neugierde aus, und du wirst sehen, dass auch Sexualität nicht all deine Sehnsucht wird erfüllen können.

Ist es Zufall, dass viele Menschen in den von sinnlichen Reizen überfluteten Wohlstandsländern jetzt nach Spiritualität suchen? Vieles haben sie durchlebt. Und alle Genüsse der Welt lösen kaum mehr Neugierde aus. Sie haben erfahren, dass Glück nicht in unbeschränktem Genuss zu finden ist und schon gar nicht in den Dingen selbst liegt.

↳ *Aber muss ich letztendlich alle Verlangen aufgeben?*

Es ist überhaupt nicht notwendig, Verlangen aufzugeben. Das Verlangen an sich hat eine göttliche Dimension. Aber es ist schwer fassbar. Es offenbart sich nicht als gezieltes, genau definiertes Verlangen, sondern es brodelt in dir als ständige Unruhe. Der Zustand ist zu vergleichen mit dem den meisten Menschen wohl bekannten Drang, nach Hause zurückzukehren.

Wenn du alle Verlangen in ein intensives Verlangen zusammenbringst, dann wird die Erfüllung entsprechend intensiv sein. Die Erfüllung geschieht proportional zu deiner Sehnsucht.

Jede Erfüllung eines Verlangens, bringt dich letztendlich dort hin, bringt dich näher zum Göttlichen. Im Verlangen liebst du das Göttliche. Je natürlicher du bist, je leichter du dich mit dir selbst fühlst, um so näher bist du *dem*.

Verlangen ist ein unausweichliches Gesetz des Lebens. Anders könnte sich das Leben nicht aufrecht erhalten. Es stellt sich die Frage, welche Anstrengung wir unternehmen, es zu berühren. Es ist nicht notwendig, all die kleinen Dinge zu tun, um da wieder hin zu gelangen. Geh nach Innen, dann kannst du die Fülle erfahren.

Wenn du in der Hitze Indiens sehr durstig bist, dann wirst du eine frische Kokosnuss schätzen. Den Strohhalm, den du dazu bekommst, ist meistens so dünn, dass es kaum gelingt, den Saft zu trinken. Der Ladenbesitzer gibt dir einen zweiten Strohhalm, aber auch damit hast du keinen Erfolg. Obwohl du dich intensiv bemühst, kommst du nur sehr langsam in den Genuss des Saftes, und du wirst immer ungeduldiger. Du wirfst dann irgendwann die Strohhalme weg und trinkst direkt aus der Kokosnuss. Das ist dann wirklicher Genuss.

Das Göttliche nur zu berühren ist so, wie Kokossaft mit einem indischen Strohhalm zu trinken. Spiritualität lehrt dich, den Strohhalm wegzuwerfen und direkt aus der Kokosnuss zu trinken. Spiritualität hilft dir, dein Leben schöner zu machen. Niemand will dich von den Genüssen abbringen. In der Spiritualität findest du die Quelle aller Freuden und Genüsse.

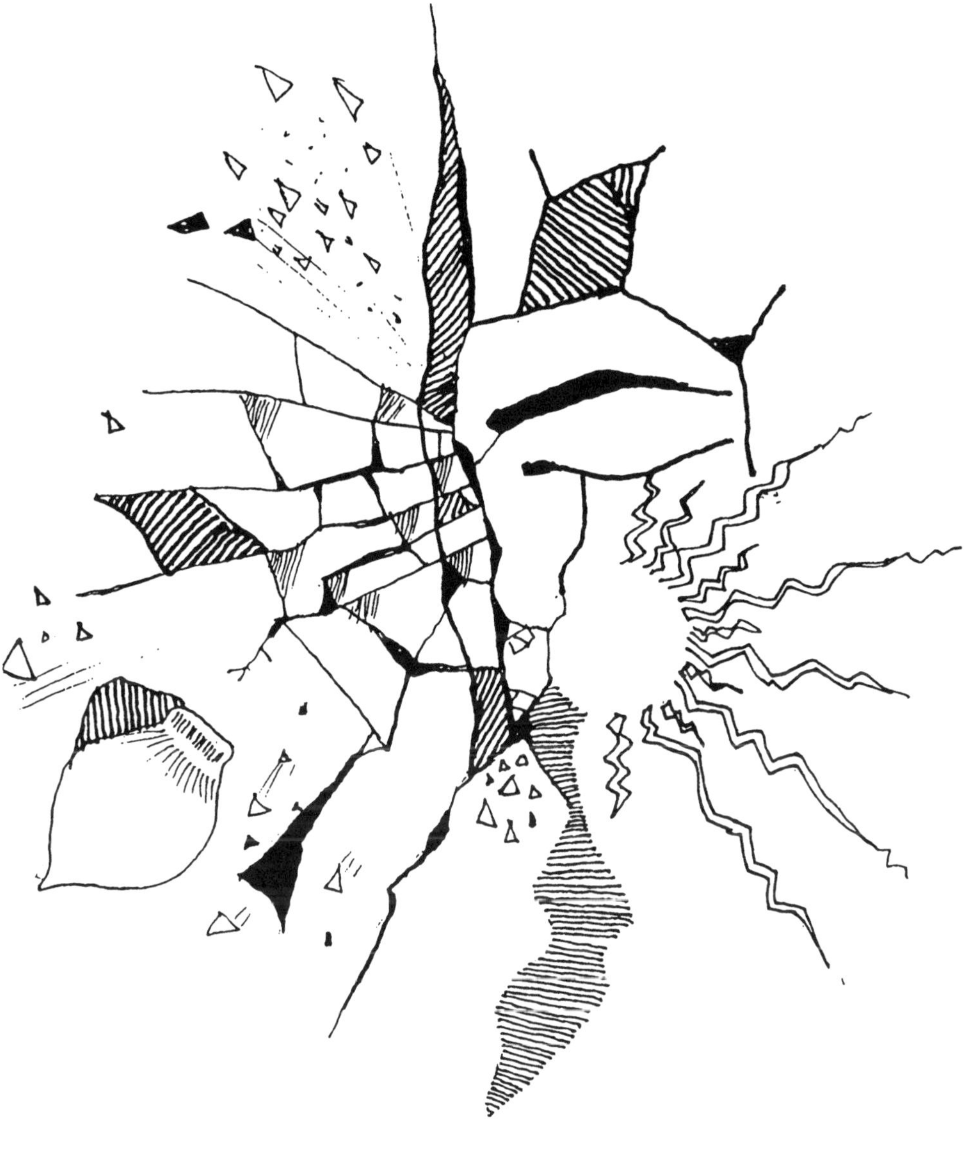

Emotion und Reaktion

12.

Emotion und Reaktion

Unsere Zwänge... Drei Arten der Reaktion... Erwiderung und Reaktion... Geschehen lassen... Perfektion... Sentimentalität... Die praktische Sichtweise... Gleichgültigkeit und Gleichmut... Ein neutraler Zustand...

Ganz tief in uns allen ist eine Hilflosigkeit, die uns ständig zwingt, unseren ursprünglichen und natürlichen Zustand zu verlassen. Wir haben keine Wahl, selbst wenn wir in diesem Zustand verweilen möchten, kommt eine Kraft, die versucht, uns da wieder herauszuholen.

Wir sind dazu gezwungen, uns mit dem Ego zu identifizieren. Dieses Ego tritt zunächst einfach nur als "Ich" zu Tage, ohne jegliche Qualifikation. Aber dann beginnt es sich mit vielen qualifizierenden Verlangen und Ablehnungen auszudrücken und multipliziert sich dadurch.

Diese Kraft, die dieses eine Problem zu so vielen Problemen multipliziert, nennt man in Sanskrit "*Samskara*". Samskaras sind die verschiedenen Zwänge in uns.

Es sind Konditionierungen, die tief in unserem Unterbewusstsein verwurzelt sind. Unsere zwanghafte Reaktion in einer bestimmten Situation bezeichnet man als *Samskara*.

Wir reagieren in bestimmten Situationen, gemäß der Eindrücke früherer Erfahrungen. Wir reagieren aber in einer gleichen sich wiederholenden Situation nicht notwendigerweise im gleichen Stil und mit der gleichen Intensität, – unsere Reaktionen ändern sich ganz offensichtlich.

Aber dies bedeutet nicht, dass sich die Samskaras in uns auch verändern. Die sich verändernde Intensität unserer Reaktionen wird durch die Art der energetischen Vorgänge in uns bestimmt, – ist also davon abhängig, ob unsere Energien mehr der Kategorie *Sattva*, *Rajas* oder *Tamas*)* angehören. Ein Beispiel dazu soll dies verdeutlichen:

Drei Menschen gehen miteinander spazieren, von denen einer mehr die Qualität des *Tamas* besitzt, der andere mehr die des *Rajas* und der letzte besitzt mehr die Qualität des *Sattva*. Alle drei gehen zusammen auf einer Wiese spazieren, auf der eine wunderschöne Blume blüht. Der Mensch mit den Energien des Tamas schaut mit Entzücken auf die Blume. Er kann nicht ohne Reaktion an der Blume vorbeigehen, das ist sein Samskara, seine Tendenz, sein Zwang, darauf zu reagieren. Er springt auf die Blume zu und reißt sie aus. Nicht genug damit, beginnt er nun voller Verzückung die Blütenblätter einzeln herauszureißen, zermalmt den Rest in der Hand, lässt sie fallen und läuft weiter. Er fühlt sich wohl dabei, denn dies ist sein Ausdruck der Verbundenheit mit dieser Blume. Auch der Mensch mit den Energien des Rajas springt auf die Blume zu und pflückt sie, aber er reißt nicht ihre Blüten aus. Er nimmt die Blume ganz

---

*) Vergleiche Seite 145

sorgsam mit sich und wird sie vielleicht als ein Zeichen der Zuneigung jemanden geben oder stellt sie bei sich zu Hause in eine Vase. Aber er möchte diese Blume besitzen und möchte einen Vorteil für sich davon haben.

Der dritte Mensch, der sattvische Natur hat, hat den selben Zwang, auf die Blume zu reagieren, aber seine Reaktion ist von sehr sanfter Natur. Er geht langsam zu dieser Blume, ohne sie zu berühren oder zu beschädigen und betrachtet ihre Schönheit einfach nur mit einem Gefühl der Freude und der Achtung vor der Natur. Alle drei reagieren auf diese Blume, aber in sehr unterschiedlicher Weise, auf Grund der verschiedenen Energien.

Art und Qualität unserer Energien bestimmt, wie intensiv wir auf eine gegebene Situation reagieren. Dies ist ein wichtiger Aspekt unseres Lebens, da es wie ein Kreislauf funktioniert. Unsere Samskaras drücken sich gemäß der Intensität aus, die durch die Qualität unserer Energien bestimmt werden, und dies hat wiederum Auswirkungen auf unsere Energien.

Je mehr sich unsere Samskaras in der Natur des *Rajas* ausdrücken, um so mehr sammeln sich *Tendenzen* des Rajas in uns an. Genau deswegen können wir unsere emotionalen Probleme nicht lösen, solange wir den Emotionen Bedeutung beimessen. Die gleiche *Tendenz* in uns wächst sehr schnell, wenn wir nicht aus diesem Kreislauf ausbrechen. Das ist der Mechanismus oder der innere Ablauf unserer Emotionen.

Stelle dir einmal vor, du seist ein guter Chirurg. Wenn du ein Kind operieren sollst, dann machst du es so gut du kannst und mit bester Absicht. Wenn du nun aber dein eigenes Kind operieren sollst, dann ist die Situation für dich viel schwieriger. Du hast auch bei deinem Kind den Wunsch, dass es gesund werden sollte, aber da ist ein wesentlicher Unterschied. Dann kommen Emotionen ins Spiel.

Wenn du emotional wirst, reagierst du intensiv, wenn du neutral und gelassen bist, erwiderst du. Wenn du erwiderst, tust du es so, wie die Blume dem Sonnenschein gegenüber, wie die Erde dem Regen gegenüber, so wie alles in der Natur harmonisch erwidert. Wenn du natürlich erwiderst, hast du nicht mehr das Gefühl, dass du es bist, der etwas tut. Wenn du in dem guten Gefühl und in innerer Ruhe verweilen kannst, fühlst du die Arbeit nicht mehr. In diesem Zustand geschehen Planen und Arbeiten von selbst. Da gibt es nichts mehr zu verbessern. Wenn du das verbessern möchtest, wirst du es nur verderben.

Nimm einmal an, du würdest ausgesprochen gern singen. Irgendwann stehst du dann vor einem Publikum, und du weißt, dass du jetzt dein Bestes geben musst. Wenn du daran denkst, dann hast du so etwas wie einen Frosch in deinem Bauch, der auf und ab springt vor Aufregung. Obwohl du dich anstrengst, wird es vermutlich keine gute Darbietung. Gut wird die Darbietung, wenn du dich in die Freude des Singens ganz hineingibst. Du vergisst den Gedanken, dass du eine gute Darbietung bringen wolltest. Du gehst in der Freude auf und genießt es einfach zu singen. Dann wird dies deine beste Darbietung. Es würde keinesfalls besser sein, wenn du versuchst, es besonders gut zu machen.

Das ist das Prinzip, dein Tun mit Freude zu erfüllen und mit deinen Taten und Schöpfungen identisch zu werden. Das ganze Leben kann ein freudiges Lied und ein freudiger Tanz werden. Singen und Tanzen musst du schon vorher gelernt haben, aber im Leben ist nicht einmal das notwendig. Da ist nichts zu lernen. Du erlaubst einfach den Dingen, dass sie passieren! Verweile einfach mit dem Gefühl des Wohlbefindens in dir, und lasse es geschehen!

Aber die Idee des "*Loslassens*" macht uns Angst. Viele Menschen sagen, sie könnten nicht vollkommen aufgeben, sie hätten doch ihre Aufgaben und Verantwortung. Aber wenn du entspannt bist, werden Aufgaben und Verantwortung leichter[25]. Alles was du tun kannst ist: Loslassen. Wenn du das lernst, lösen sich die Hürden auf. Wenn du kämpfst, bleibst du hängen.

Wirkliche Intelligenz bedeutet, mit diesem Verständnis zu handeln, um dich so von deinem eigenen Leid zu befreien. Das schließt auch ein, dass du anderen hilfst. Aber zuerst musst du dir selbst helfen! Wenn du die Verantwortung für dich selbst nicht wahrnehmen kannst, kannst du sie nicht für andere übernehmen.

Durch dein eigenes Wohlbefinden wirst du zum Wohlbefinden der Welt beitragen. Wenn du der Welt hilfst, um sie zu verbessern, dann blähst du dadurch nur dein eigenes Ego auf. Lass den Gedanken fallen, dass du irgend etwas für andere tust. Solange du so denkst, suchst du nur deine eigene Bestätigung. Das ist *Ego*! Wenn ein Mensch deine Hilfe braucht, gib sie ihm.

Tu es und vergiss es wieder, dann ist das Ego nicht im Spiel. Solange du denkst, dass du der Welt Gutes tun musst, wirst du immer wieder Schlechtes in ihr finden. Gutes zu tun wird dann zur Abhängigkeit. Anderen zu helfen ist eine Tugend. Aber letztendlich hilfst du anderen nur, weil du dir damit selbst hilfst. Das Leid der Menschen reflektiert sich in dir, und du willst von deinem eigenen Leid loskommen. Alles, was du spontan und selbstverständlich tust, wenn du mit dir selbst zufrieden bist, hilft anderen Menschen wirklich.

Wenn du glücklich bist, bist du auch weniger egoistisch. Was äußerlich geschieht ist nicht wichtig, achte auf das, was in dir geschieht. Die Vorstellung, anderen zu helfen, ist tief in uns als Verpflichtung verwurzelt. Wenn du das als Verpflichtung in

---

[25] Siehe auch Kapitel 13

dir trägst, dann hast du ständig Konflikte mit dir selbst. Du hilfst natürlicher, wenn du innere Ruhe und Gelassenheit hast.

Man sollte nicht ständig versuchen, die Dinge nach eigenen Vorstellungen zu korrigieren. Perfektion heißt nicht, die äußeren Dinge zu manipulieren. Vollkommenheit ist nur da, wenn du selbst mit dir zufrieden bist. Wenn du alles in der Welt sehen kannst, ohne dich zu beschweren, und alles so in Ordnung ist wie es ist, – das ist Perfektion! Du hast ein großes Potenzial in dir, mit den Ereignissen der Welt umgehen zu können.

Dich kann in der Welt nur etwas stören, wenn du sentimental von ihr abhängig bist. Wenn du die Stärke hast, die Welt ohne Sentimentalität zu betrachten, dann bist du befreit.

Dein Geist ist konditioniert und gefangen in seinen Vorstellungen wie eine Raupe in einem Kokon. Sie wurden dir durch die Gesellschaft, durch die Religion, durch Eltern und Erziehung eingeprägt. Dadurch kannst du die wirkliche Größe und Schönheit des Lebens nicht mehr erkennen. Auch wenn dir spirituelle Lehrer die Wirklichkeit aufzeigen, kannst du dies dann trotz deiner aufrichtigen Bemühungen nicht annehmen.

Du brauchst viel Mut, um die Barrieren deiner Vorstellungen und Ideen zu überwinden. Du hast Angst und fragst, was mit all deinen Werten und Idealen, mit deiner Identität und deiner Persönlichkeit geschieht, wenn du diese Konditionierungen aufgeben würdest.

Dieser Weg ist mit Sicherheit nicht einfach zu gehen, aber anders ist dein Leben auch nicht einfach. Geh durch diesen Prozess, und du wirst feststellen, dass deine Werte nicht zerstört sind. Wenn du dieses Wissen erkennst und annimmst, werden deine Werte die Erfüllung finden! Aber du musst vorher loslassen!

↳ *Wenn ich einem Bettler etwas gebe, und habe ein gutes Gefühl dabei, ist das dann auch Pflege des Ego ?*

Nein, das ist ein gutes Gefühl. Jede Handlung, die dir hilft zu diesem Gefühl zurück zu gehen, stärkt nicht das Ego. Zu helfen, ist deine Natur. Es passiert einfach. Es sind die sanften Aktivitäten, die uns diesem Gefühl immer wieder näher bringen.

Wenn du einen wunderschönen Sonnenuntergang siehst, dann möchtest du dieses Erlebnis mit einem anderen Menschen teilen. Das ist spontan. Wenn der andere sich auch daran freut, trägt dies zu deiner eigenen Freude bei.

↳ *Wenn z.B. irgendwo eine Hungersnot ist, kann ich doch nicht entspannt sein und mich gut fühlen ?*

Wenn du emotional damit verbunden bist, stört es dich. Diese Wertigkeit hast du entwickelt, und sie lässt dich selbst leiden. Du hast hier die Freiheit, nicht zu leiden. Solange deine Gedanken schnell sind und dein Geist verwirrt ist, so lange bist du emotional. Wenn du einen unruhigen Geist hast, sind auch deine Emotionen turbulent.

In diesem Zustand des Geistes bläht sich in uns jedes äußere Problem auf. Wenn der Geist ruhig und entspannt ist, hast du mehr Klarheit. Wenn du das Problem emotionsfrei betrachten kannst, hast du einen sehr praktischen Standpunkt gewonnen und kannst dadurch mit Klarheit handeln.

Tatsache ist ja, dass du da oft nichts tun kannst. Aber du hast das Schuldgefühl in dir, das dir sagt, du hättest etwas tun können. Wenn du Klarheit hast, weißt und akzeptierst du, dass du nichts tun kannst, und es entstehen keine Schuldgefühle.

➷ *Soll ich nur praktisch und rational sein – ohne Gefühl ?*

Nicht ohne Gefühl – aber ohne Emotionen! Die sind vollkommen überflüssig. Das Gefühl ist die eigentliche Essenz des Lebens. Fälschlicherweise wird in unserer Gesellschaft großer Wert auf Emotionen gelegt. Ergebnis: der größte Teil allen Leidens ist emotional verursacht.

Wenn du wirklich einem leidenden Menschen helfen willst, kannst du nur als freudige Person auf ihn zugehen, nicht als schwache und leidende Person. Nehmen wir an, deine Freundin, dein Freund sei krank, und du besuchst sie, um moralische Unterstützung zu geben. Wenn du emotional bist, weinst mit dem anderen Menschen und leidest selbst. So kannst du nicht helfen. Nur wenn du selbst stark bist, kannst du wirklich praktisch helfen.

➷ *Wo ist da der Unterschied zur "Gleichgültigkeit" ?*

Es ist ein Unterschied, ob du der Welt gegenüber gleichgültig bist, oder ob die Welt dir nichts mehr anhaben kann. Im ersten Fall interessiert sie dich nicht, du hast aber viele Beschwerden über sie. Im zweiten Fall hast du keine Beschwerden, es ist okay so, wie es ist.

Im ersten Fall ziehst du dich zurück, du empfindest Ablehnung der Welt gegenüber. Im zweiten Fall *bist* du in der Welt, aber sie berührt dich nicht. Das ist *Gleichmut*, aber keine Gleichgültigkeit.

Wenn jeder so denken würde ?

Ja, wenn jeder so denken würde, könnte sich alles wunderschön entwickeln. Alles würde in einer schönen und harmonischen Weise weiterfließen. Es gäbe keine Gewalt mehr und keine Konkurrenz.

Dann brauche ich also keinen anderen Menschen mehr, wenn ich mehr und mehr in diesem Zustand sein werde ?

Du brauchst sie nicht, aber du lebst nun mal mit anderen Menschen zusammen. Du hast aber keine Erwartungen mehr an sie. Deine innere Zufriedenheit macht dich neutral.

Ich wünsche mir aber diesen neutralen Zustand nicht!

Ein neutraler Zustand ist ja kein "trockener" Zustand. Es gibt Situationen, in denen du dich mit deinem Freund sehr verbunden fühlst. Dann ist es nicht einmal notwendig, miteinander zu sprechen. Ihr seid ganz einfach zufrieden und glücklich zusammen. Das ist dann doch nicht langweilig. Ihr fühlt euch wohl, ihr fühlt euch eins miteinander. Wenn du in dieser Liebe bist, bist du so mit allen verbunden.

Mit dem Gefühl der Liebe in dir, möchtest du jeden in diesem Zustand sehen. Du hast aber trotzdem keine emotionale Beziehung, du bist neutral. Die Liebe besteht weiter ohne Emotionen. Du liebst ohne Grund. Es gibt für dich dann keine Unterschiede zwischen den Menschen.

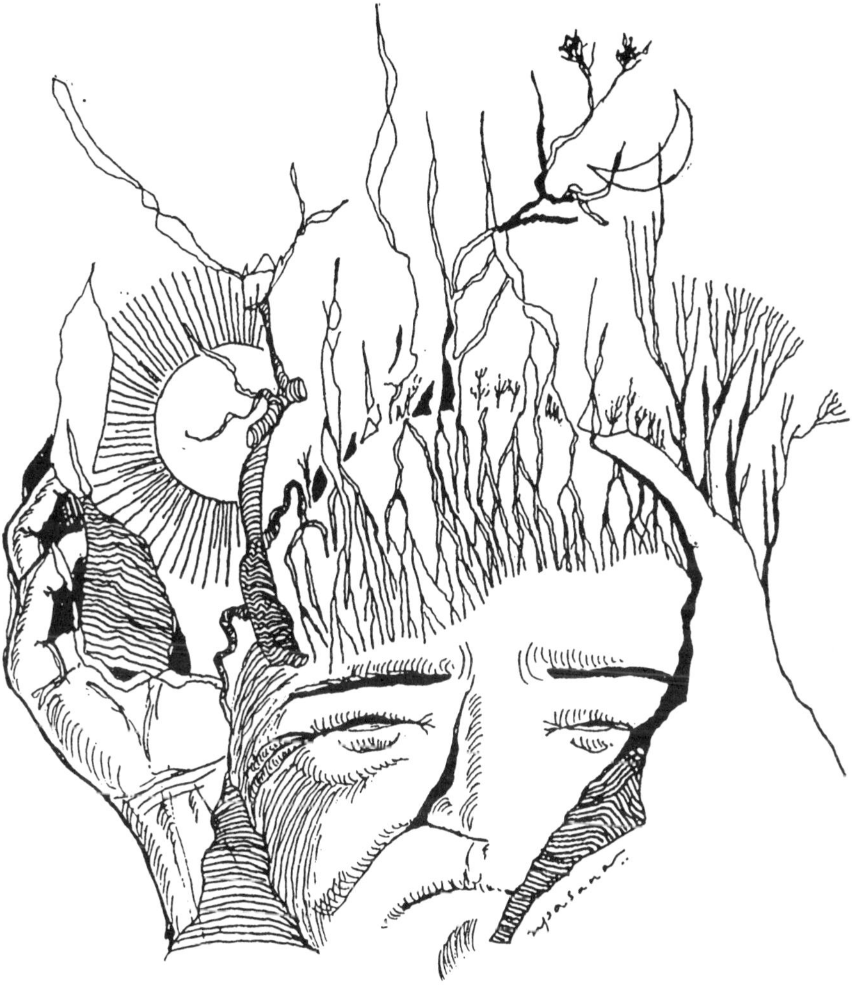

Die Last des Lebens

13.

Die Last des Lebens

Ernsthaftigkeit... Freiheit... Verantwortung... Intelligenz...
Unser Wertesystem... Unsicherheit... Das Wissen... Der Lernprozess...
Die Übung... Bedeutungslose Leere... Entscheidungen...
Hingabe ohne Beschwerden... Aufgabe des Intellekts...

Wenn die Ernsthaftigkeit kommt, beginnt die Tragödie des Lebens. Alle Probleme vergrößern sich dann. Das Leben mit all seiner Verantwortung erscheint uns als Bürde, und wir fühlen uns in unserer Freiheit eingeschränkt. Wir sind konditioniert durch unsere Wertvorstellungen, aber wir erträumen uns eine Freiheit, in der wir tun und lassen können, was wir wollen.

Auch wenn wir diese Art von Freiheit hätten, würden wir damit niemals die Erfüllung des Lebens finden. Es gibt viele Menschen auf der Welt, die sich vom Materiellen her alles leisten können und wirklich tun und lassen können, was sie wollen, dennoch sind sie nicht zufrieden.

Wenn es eine Zeit für dich gab, in der du weniger Verantwortung und mehr Freiheit hattest, weißt du, dass du damals auch nicht zufrieden warst. Ein Leben ohne Verantwortung scheint also nicht die Lösung zu sein.

Wer sagt uns denn, dass Verantwortung immer eine *Last* sein muss? Wo ist das Gesetz, dass Verantwortung immer mit Ernsthaftigkeit in Verbindung zu bringen ist? Das ist nur eine Vorstellung, in der wir uns verfangen. Wir werden sehr schnell ernsthaft und leiden intelligent. Wenn du aber wirklich intelligent bist, dann beweise dir selbst, dass du dein eigenes Leid überwinden kannst. Das ist eine Herausforderung!

Du kannst nicht intelligent sein und gleichzeitig leiden. Du kannst dein Leid immer wieder rechtfertigen, aber so kannst du es nicht überwinden. Du musst den eng gesteckten Rahmen deines Wertesystems aufbrechen.

Dieser ist oft so eng, dass selbst kleine Veränderungen im Leben nicht toleriert werden. Alles muss so geschehen, wie es geplant ist, sonst glauben wir allen Grund zu haben, uns darüber aufzuregen. Keiner hinterfragt diesen Mechanismus. Es erscheint als eine seltsame Vorstellung, sich nicht aufzuregen, wenn etwas schief geht.

Alles mit dem du emotional verbunden bist, hat die Kraft, dich zu beeinflussen. Du gibst dem Bedeutung, von dem du annimmst, dass es dir Glück gibt. Du bist leidenschaftlich und emotional mit Menschen und Dingen verbunden, und du hältst dies für eine Quelle der Freude.

Durch dieses Gefühl der Verbundenheit wirst du emotional abhängig und setzt dich damit der äußeren Welt hilflos aus. Du gibst dieses Gefühl nach außen hin ab und erlaubst dadurch anderen, damit "Fußball zu spielen". Du wirst hin und her geworfen, weil du dein Gefühl mit den äußeren Dingen in Verbindung gebracht hast. Es ist eine falsche Annahme, zu glauben, das Glück sei außen erfahrbar. Solange du das glaubst, wird dich weiterhin die Welt beeinflussen und dich hin und her werfen. Dadurch wird dein Glaubenssystem in Frage gestellt.

Du siehst dann, dass die Welt dir nicht die gesuchte Sicherheit geben kann, die du suchst. Du erkennst die Unmöglichkeit, die Erfüllung in der äußeren Welt zu finden. Diese Unsicherheit bringt Angst. Und diese Angst macht das Leben ernst. Wenn du aber ernst wirst, dann wird das ganze Leben noch schlimmer.

Zufriedenheit ist ein Zustand, in dem du dich erfüllt fühlst. Du empfindest dem Leben gegenüber Dankbarkeit. Von da blüht das wirkliche Leben auf. Die Schwere und die Last der Verantwortung verändern sich in freudiges Handeln. Wenn du das wirklich willst, musst du die Abhängigkeit der Welt gegenüber aufgeben und nach innen gehen.

Dann wirst du friedlich und ruhig und siehst, dass das gute Gefühl, das du in allem suchst, schon immer da war in dir. So lange du suchst, kannst du es nicht finden. Wenn du aufhörst zu suchen, hast du Angst.

Zunächst aber ist es nötig zu wissen, was du willst. Wenn du nicht weißt, was du willst, dann bist du wirklich in einer misslichen Situation. Das spirituelle Wissen gibt dir Klarheit. Es zeigt dir, was du wirklich in allem suchst, und warum du so viele Dinge dafür tust. Dieses Wissen über das Selbst oder das Wissen über die Realität ist das schwierigste Wissen überhaupt, da es intellektuell nicht fassbar ist.

In Indien sagt man wenn etwas sehr schwierig ist, es sei so schwierig wie *Brahmavidhya*[26]. Es gibt jedoch Menschen, die dieses Wissen recht schnell verinnerlichen, so dass schon in

---

[26] Die Essenz des spirituellen Wissens

kurzer Zeit wichtige Veränderungen geschehen können. Es kann aber auch sein, dass ein Fortschritt sich nur langsam einstellt.

Unabhängig von den Veränderungen des Lebens, ob langsam oder schnell, das Wissen wird in dir wachsen. Es wird die Zeit für dich kommen, wo es leicht wird. Dann fällt alles mehr und mehr an seinen richtigen Platz. Es ist ein lebenslanger Prozess. Je mehr du dieses Wissen verinnerlichst, um so selbstbewusster wirst du darin. In dem Moment, wo du "Ja" zu diesem Wissen sagst, wirkt es in dir.

Das Verstehen ist ein Aspekt, aber wenn du es nur verstehst, kannst du vielleicht ein Buch darüber schreiben oder Vorträge halten, mehr nicht. Das Wissen muss transformiert werden in die Erfahrung.

Daher ist das Üben sehr wichtig. Üben ohne Wissen jedoch ist ein mechanischer Prozess, der dich nicht sehr weit bringen wird. Ein professioneller Musiker, lernt die Noten und spielt mechanisch, um Geld zu bekommen, aber ein wirklicher Musiker, der sich hingibt, wird selbst zur Musik.

Die Übungen tragen ihre wirklichen Früchte nur in Verbindung mit dem spirituellen Wissen. Du kannst nichts beschleunigen, indem du viele verschiedene Techniken anwendest. Wenn du meditierst, dann wird dieses Wissen dir die richtige Richtung zeigen. Wenn du Yoga machst, wird es dir helfen zu verstehen, warum du dies tust.

Der wirkliche Anfang geschieht dann, wenn du das *gute Gefühl* in dir erkennst. So lange dich nicht jemand darauf hinweist, kannst du es nicht erkennen, weil es so einfach ist. Aber wenn du es einmal erkannt hast, dann ist der nächste Schritt, das Gefühl wach zu halten, auch wenn du nicht meditierst.

Jede Freude, die du empfindest, ist nichts anderes als dieses Gefühl. Spiritualität zeigt dir, wie du es direkt in dir erfahren und erkennen kannst. Das ist kein mystifizierender Vorgang. Spiritualität darf nicht vom Leben getrennt werden. So lange du glaubst, dass Energien von irgendwo her kommen, oder dass dir irgendjemand eine Botschaft aus anderen Welten übermittelt, kann sich das Wissen der Spiritualität nicht mit dem praktischen Leben verbinden. Spiritualität ist der Weg zur Lösung aller Lebensprobleme. Die Ernsthaftigkeit wird aus dem Leben genommen. Es ist absurd, im Namen einer Religion oder im Namen Gottes ernsthaft zu werden.

Leben ist weder schön noch hässlich, es ist genau so, wie du es siehst. Leben an sich hat keine Qualität. Was du schätzt, was du würdigst, das ist die Qualität des Lebens. Die freudige Würdigung des Lebens beginnt dann, wenn die Qualität deines Geistes sich verändert. Das ereignet sich, wenn du dieses Gefühl direkt in dir erkennst. Es passiert nicht auf Grund äußerer Gegebenheiten. Es ist einfach da, ohne Grund.

Wenn nichts mehr für dich Bedeutung hat, gibt es nur noch Leere, die nicht klassifiziert und qualifiziert ist. Es ist der Geist der dich von den Objekten trennt und sie qualifiziert. Wenn da kein Geist ist, gibt es keine Welt mit Qualitäten. Was übrig bleibt, kannst du nicht benennen, weil es keinen Namen mehr hat. Jetzt ist das nur "Verstehen", aber im Zustand von Samadhi *weißt* du es. Es ist eine Erfahrung.

➷ *Ich kann aber doch nicht einfach "Nein" sagen zu meinen Verantwortungen ?*

Du sollst die Vorstellung der Verantwortung aufgeben. Dazu ist Vertrauen notwendig. Es ist mangelndes Vertrauen, das unser Leben so schwer macht. Wir haben das Gesetz des Lebens nicht erkannt und denken, dass wir allein verantwortlich sind für die Lösung der Probleme. Arrogant und intelligent kämpfen wir mit den Problemen und machen das Leben zur Hölle.

Da wir kein Vertrauen haben, können wir nicht loslassen und wenn wir kämpfen, werden wir niemals gewinnen. Du musst so oder so durch schwierige Situationen gehen. Wenn du aber in solchen Situationen deine Verantwortung mit Vertrauen abgeben kannst, wird dir dies eine unglaubliche Kraft geben, mit der Situation umzugehen. Das Leben wählt seinen eigenen Kurs, der abhängig ist von deinem Maß an Vertrauen oder Arroganz. Ego, Intellekt und Arroganz sind verengte Formen der Intelligenz. Es ist wie wenn Wasser sich zu Eis verfestigt und dadurch rigide und unflexibel wird. Wenn der Intellekt aufgibt, verliert er seine feste Form, und es besteht die Möglichkeit, sich über die eigenen eng gesetzten Vorstellungen hinwegzusetzen.

Der Intellekt geht zur Quelle der Intelligenz zurück, die so große Ruhe und Freude in sich hat, dass sie alles in sich aufnehmen kann. Erst dann beginnt das richtige Leben. Ohne die Vorstellung von Verantwortung wird man sehr wohl handeln, aber nicht mit dem Gefühl: Ich tue es. Es entsteht eine enorme Kraft, die Verantwortungen des Lebens ohne jegliche Konflikte und Ängste voll und ganz zu übernehmen.

Aufgeben kann nicht getan werden, es geschieht, wenn das Vertrauen aufblüht. Wenn du die Vorstellung der Verantwortung aufgibst, entsteht in dir das Gefühl, dass einfach alles nur geschieht. Es geschieht ohne Einmischung und daher zum Besten. Es kann nichts verbessert oder verändert werden.

Nichts kann in dieser Schöpfung geschehen, was nicht geschehen soll. Wenn du versuchst, gegen diese Tatsache anzugehen, wirst du leiden. Allein das Verständnis dieser Tatsache, beseitigt die Last des Lebens.

Aber es sind doch Entscheidungen zu treffen?

Du kannst etwas wünschen, aber die Entscheidung triffst du nicht. Die Entscheidung *geschieht* nur. Du entscheidest ja auch nicht, wie oft du ein- und ausatmen musst oder wie oft dein Herz zu schlagen hat. Entscheidest du etwa, wann du aufwachst, entscheidest du, ob du denkst oder nicht denkst, was entscheidest du überhaupt?

Eine Entscheidung besteht darin, dass das Ego sagt "Ja, so sollte es sein". Du denkst, du würdest entscheiden. Wir sind stark mit dieser Vorstellung verbunden. Wenn es Entscheidungen gibt, dann musst du über alles im Leben entscheiden, auch über deinen Herzschlag und deinen Atem. Wie kannst du sagen, für manche Dinge bin ich verantwortlich und für andere nicht. Entweder hast du für alles Verantwortung oder keine. Du kannst nicht zwischendrin hängen bleiben, dann hast du ein Problem. Was du als Entscheidung bezeichnest, ist nichts anderes, als den Dingen bewusst zu erlauben, dass sie *geschehen*.

Kann ich nicht alles dem Göttlichen überlassen, der Kraft, die größer ist als ich?

Wenn du daran glaubst, ist das gut so. Wenn du an die große Kraft glaubst, die sich allem annimmt, dann wird sie sich auch deiner annehmen. Gib die Last des Lebens ab, aber gib alles ab. Habe absolutes Vertrauen in die Kraft!

Aber meistens haben wir einerseits Vertrauen, aber andererseits viele Beschwerden über das Leben. Wenn du die Verantwortung ganz auf dich nimmst, und weißt, dass du selbst die Freiheit hast zu leiden oder nicht zu leiden, dann hast du keine Möglichkeit mehr, die Welt anzuklagen.

Wenn du aber denkst, es sei einfacher, dich einer größeren Kraft hinzugeben, dann gib ab! Finde dann aber auch keine Fehler mehr darin, wie diese Kraft die Welt steuert. Dann ist alles zum Besten! Versuche nicht, das Göttliche zu verbessern.

Von diesem Zustand aus kann ja nichts passieren, was nicht im Plan ist. Auch Zerstörung und Leid gehören zum Plan. Akzeptiere dann, dass auch dies ein Gesetz der Schöpfung ist. Auf beiden Pfaden musst du vollkommen loslassen. Du mischst dich nicht mehr ein und lässt die Dinge geschehen.

Wenn du schläfst, dreht sich die Erde trotzdem weiter. Wenn du friedlich und ruhig bist, passiert alles nur zum Besten. Lass die fixen Ideen fallen, wie die Welt auszusehen hat.

↳ *Ist nicht der Intellekt das feinste und wichtigste Instrument in mir, um die Wahrheit zu erkennen ?*

Die Erfahrung deiner wahren Existenz liegt jenseits des Intellektes. Darüber gibt es eine sehr schöne Geschichte in den *Upanishaden*.[27]

Es ist eine Episode zwischen einem Vater und seinem Sohn. Der Vater war ein Erleuchteter. Sein Sohn hatte viele gute Eigenschaften und ein intensives Verlangen, seine wahre Existenz zu erkennen. Nachdem er all die spirituellen Schriften gelesen, verstanden und verinnerlicht hatte, fragte er seinen Vater: "Vater, ich habe vieles verstanden, aber dennoch weiß ich nichts. Wie kann ich das wirkliche Wissen bekommen?" Der Vater antwortete: "Das, was du jetzt suchst, ist die Quelle deiner eigenen Existenz. Das kann dir niemand zeigen, du kannst es

[27] Alt überlieferte Weisheitsbücher Indiens

nur ganz allein in dir selbst finden. Suche es!" Der Sohn ging in den Dschungel und meditierte darüber, wer er sei.

Nach einer Woche kam er zurück zu seinem Vater und sagte: "Vater, ich habe die Wahrheit gefunden." Der Vater antwortete: "Gut, kannst du mir erzählen, was du gefunden hast?" Dieser sagte: "Ja, ich weiß jetzt, wer ich bin." Der Vater: "Wer bist du denn?" Darauf antwortete er: "Ich bin dieser Körper. Ohne den Körper kann ich nicht existieren." Und er erklärte seinem Vater mit vielen Argumenten, warum er der Körper sei. "Gut," sagte der Vater, "du hast einen guten Schritt gemacht, aber das ist noch nicht alles, du musst wieder zurückgehen und weiter darüber meditieren." Der Sohn war erstaunt, aber er traute seinem Vater und kehrte in den Dschungel zurück.

Nach zwei Tagen kam er angerannt und rief: "Vater, Vater, ich habe die Wahrheit gefunden." "Wirklich, erzähle sie mir," erwiderte dieser. Der Sohn: "Ich kenne nun meine eigene Existenz, ich bin die Energie, die im Körper fließt. Ohne diese Energie kann sich der Körper nicht erhalten." "Wunderbar, mein Junge. Exzellent, du bist einen Schritt weiter gekommen. Mach weiter, auch das ist noch nicht die letzte Wahrheit. Geh wieder." Der Sohn ging wieder mit Enthusiasmus, um herauszu-finden, wer er ist.

Nach fünf Tagen kam er zurück und berichtete: "Nun habe ich mich wirklich selbst gefunden." Der Vater sagte: "Gut. Was bist du?" "Ich bin Geist, ohne Geist hat der Körper keine Existenz und auch die Energie nicht. Ich bin reiner Geist." Der Vater ermutigte ihn:" Nur wenige Menschen können das erkennen. Aber, finde mehr heraus, wer du bist." Das war nun eine große Frage für ihn, aber er gab nicht auf, er ging wieder, um herauszufinden, wer er sei.

Nach einem Monat kam er ganz ruhig und friedlich zurück und sprach: "Vater, nun weiß ich, wer ich bin." Der Vater wusste, dass er nunmehr ganz nah an der Wahrheit war und fragte: "Wer bist du?" *"Ich bin der Intellekt, ich bin das Prinzip der Intelligenz, das über dem Geist und über allem steht. Nichts existiert ohne dieses Prinzip."* Der Vater umarmte ihn: "Du bist nun ganz nahe an der letzten Wahrheit deiner Existenz angelangt. Gehe zurück und finde es!"

Nach drei Monaten hörte der Vater am frühen Morgen seinen Sohn einen Freudenruf ausstoßen, der auch in den Upanishaden beschrieben ist. Der Sohn kam nie wieder zurück. Der Vater wusste: nun hat mein Sohn die Antwort gefunden.

☞ *Aber der Intellekt ist doch wichtig auf dem Weg zu dieser Erfahrung ?*

Ein Kleinkind hat auf Grund seiner Unschuld noch keine Probleme. Sobald der Intellekt ins Spiel kommt, beginnen die Klagen: dies oder das könnte besser sein.

In dem Moment wird das Gefühl der Unvollkommenheit geboren. Das Gefühl der Unzufriedenheit schleicht sich ein, und die Probleme sind geboren. Wenn der Intellekt auftaucht, dann wird das Glück immer aufgeschoben. Ich werde glücklich sein, wenn dies und jenes getan ist oder geschehen ist, aber nicht jetzt.

Aber die elementare Frage des Lebens lautet: Wie geht es dir jetzt? Das ist letztendlich das einzige, was wichtig ist. Der Intellekt taucht auf, zerstört die Einfachheit der Gegenwart, und bringt wieder Leid.

Dies geschieht auch mit dem spirituellen Wissen, wenn du es nur auf intellektueller Ebene schätzen kannst. Wenn du das, was du hier hörst, als intellektuelle Unterhaltung betrachtest, dann geschieht es hier auch. Spirituelles Wissen lehrt uns, alles zu akzeptieren, so wie es ist.

Wir lernen, dass es nicht besser sein kann, als es jetzt ist. Was wir hier reden, ist nicht wichtig, was mit dir geschieht, wie du dich fühlst, was in dir vor sich geht, das ist wichtig. Das Reden ist nur ein Katalysator, nur ein Werkzeug, um dich immer wieder zu diesem Gefühl zu bringen! Es geht hier nur um das gute Gefühl, um die Quelle des Lebens, um das lebenserhaltende Prinzip. Und wenn du es noch so oft hörst, du kannst es nicht verstehen, du kannst es nur fühlen, indem du es berührst!

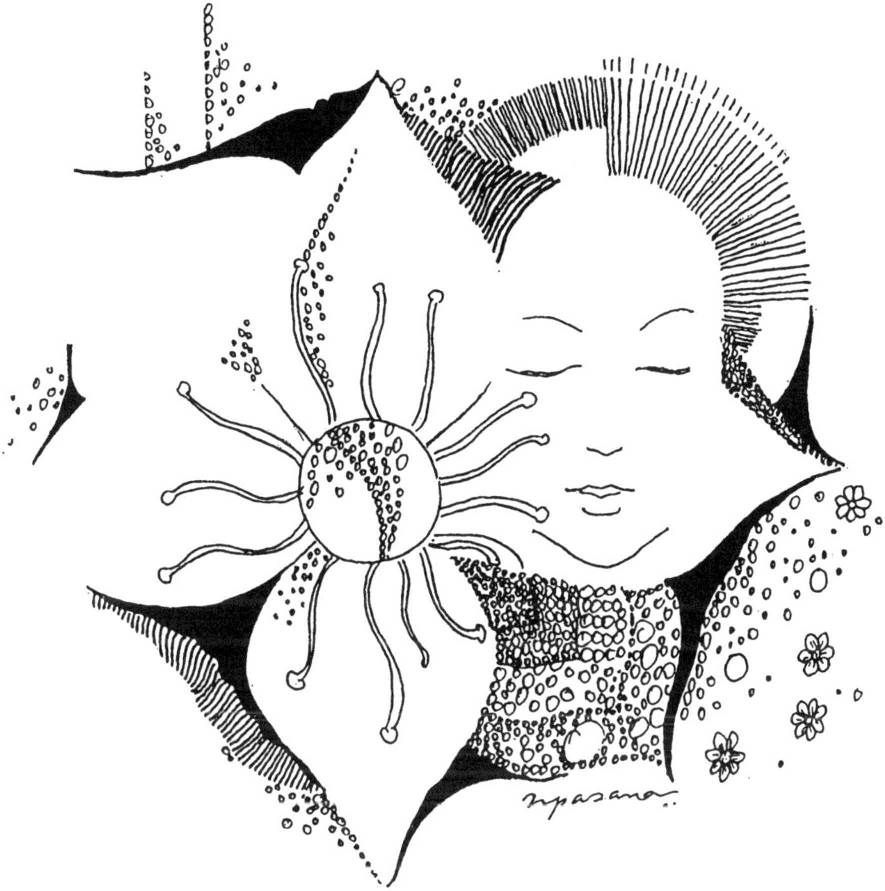

Selbstachtung

14.

Selbstachtung

Ein guter Freund... Erwartungen... Die schlechten Seiten...

Das Gute erkennen... Beziehungen...

Dir selbst vergeben... Schuld... Konditionierungen...

Persönliche Verletzungen...

Ein guter Freund ist jemand, in dessen Nähe du dich wohl fühlst. Das ist wohl die wichtigste Qualität einer Freundschaft.

Jemand, der nur die schlechten Seiten in dir sieht und dich ständig demoralisiert, der kann nicht dein Freund sein.

Ein Freund sieht deine guten Qualitäten und zeigt sie dir. Das gibt dir ein gutes Gefühl. Das erlaubt dir, ihm zu vertrauen. Das ist es, was wir von den Menschen, die uns nahe stehen, erwarten. Eigentlich erwarten wir sogar von der ganzen Welt, dass sie uns so annimmt, wie wir sind. Wir erwarten von jedem, dass er vertrauenswürdig ist.

Du musst dir nun einmal die Frage stellen, wie du dich selbst siehst. Alle Qualitäten, die von einem guten Freund – so erwartest du es zumindest – in dir gefunden werden sollten, kannst du doch auch selbst in dir finden. Wenn du selbst keine guten Qualitäten in dir sehen kannst und damit keine Selbstachtung hast, dann entsteht eine große Leere in dir.

Genau das ist es, was wir dann von außen her aufzufüllen versuchen, und dann kommen die Erwartungen: Wir wollen von der ganzen Welt, dass sie nur Gutes in uns sieht. Wir haben Angst, unsere schlechten Seiten zu zeigen, weil wir fürchten, dann abgelehnt zu werden, daher verstecken wir sie.

Vor der ganzen Welt können wir sie verstecken, nur nicht vor uns selbst. Natürlich wissen wir, dass das kein ehrliches Spiel ist, und dadurch entstehen unsere Schuldgefühle. Anstatt die Situation innerlich zu verbessern, geben wir nach außen hin eine heile Welt vor.

Dadurch entwickeln sich nun Komplexe und du bekommst Probleme mit deiner Umwelt. Die Welt erscheint dir dann schrecklich, und du erhältst das Gefühl, dass dich niemand verstehe und liebe.

Das Gute in dir selbst zu sehen, ist der Beginn von Spiritualität. Du solltest dich genau so respektieren, wie du deinen besten Freund respektierst. Ein guter Freund hat ja auch nicht nur gute Qualitäten. Er hat auch schlechte Eigenschaften, auch wenn du oft nur die guten siehst. Wenn du positiv denkst, siehst du die guten Seiten.

Ein spiritueller Mensch ist jemand, der das Gute in jedem Menschen sehen kann, weil er das Gute in sich selbst sieht. Das Gute in dir ist immer da, es wartet in dir und muss nur erkannt werden.

Es ist unser intensives Verlangen nach Liebe, das uns antreibt, uns liebenswert darzustellen und unsere guten Qualitäten der Welt zu zeigen. Wenn wir in dem Gefühl der

Dankbarkeit und Liebe leben, frei sind von Schuldgefühlen und Komplexen, wenn wir uns gut mit uns selbst fühlen, dann sehen wir die ganze Welt mit diesem guten Gefühl. Wir sehen das Gute dann in jedem Menschen. Alles, was du in dir selbst siehst, das siehst du in anderen. Wenn du es in anderen siehst, dann erweckst du damit auch in den anderen das gleiche Gefühl.

Wenn wir aber nur äußerlich etwas vorgeben, was wir in Wirklichkeit nicht sind, können wir das nicht lange aufrecht erhalten. Wenn wir es den Menschen um uns herum nur recht machen wollen, verlieren wir die Selbstachtung.

Wir alle spielen gelegentlich dieses falsche Spiel, oft einfach aus Hilflosigkeit heraus und verwickeln uns dadurch in Schuldgefühlen. Diese Schuldgefühle zu überwinden, ist eine der wichtigsten Voraussetzungen für Fortschritte in Spiritualität. Lerne daher, das Gute in dir selbst zu sehen und zu erkennen.

Wenn du in den zwischenmenschlichen Beziehungen keine Erwartungen mehr hast, bedeutet das Freiheit und wirkliche Unabhängigkeit. So kannst du auch anderen ein guter Freund sein und ihnen helfen.

Wenn du aber von einer Freundschaft abhängig bist, erlebst du enge Grenzen. Du bist dann verletzt, wenn deine Freundschaft abgelehnt wird, oder du erwartest, dass dir zurückgegeben wird, was du in diese Freundschaft investiert hast. Alle emotionalen Probleme in unseren Beziehungen basieren auf dieser Schwäche. Wenn diese Erwartung nicht da wäre, könnte jede Beziehung perfekt sein.

Du brauchst dich nicht verkrampft anzustrengen, in dir Gutes zu sehen. Wenn du entspannt bist, dann geschieht das einfach. Dann fühlst du dich selbst gut und angenehm. Damit kommen wir wieder zu der einen Antwort zurück. Es gibt so viele Probleme im Leben, aber die Antwort führt immer wieder zum gleichen Punkt, sie ist einfach und sehr direkt: In tiefer Entspannung fühlst du dich wohl und brauchst niemanden. Du lässt die Welt so wie sie ist. Weil du ein gutes Gefühl in dir hast, hast du auch das *gute Gefühl* für das, was um dich herum ist.

Zunächst wirst du zwar nur wenige Minuten damit verweilen können. Lerne aber, dies zu schätzen und immer öfter und länger in diesen Zustand zu gelangen und darin zu bleiben.

Kein Mensch ist absichtlich schlecht. Jeder will gut sein, kann es aber nicht auf Grund der Hilflosigkeit. Deswegen sollten wir vergeben. Aber lerne zunächst, dir selbst zu vergeben und stärke dadurch dein Selbstwertgefühl. Dies kannst du nur, wenn du entspannt und gelassen bist.

Verliebe dich in das Gefühl der Ruhe und Gelassenheit, das in dir ist. Nimm dir jeden Tag etwas Zeit dafür. So kann es beginnen. Wenn du das irgendwann einmal ganz klar erkennst, dann verliebst dich darin. Es bleibt bei dir, wo immer du hingehst. Du musst dich nicht anstrengen, es wirkt aus dir selbst und wirkt für dich.

Bis dahin musst du dich darum bemühen und dafür sorgen. Wenn eine Pflanze sehr klein ist, gibst du ihr Wasser und schützt sie vor Tieren. Du sorgst für Schatten, damit sie von der Sonne nicht verbrannt wird. Aber wenn die Pflanze groß ist, dann spendet sie dir Schatten und gibt dir Nahrung.

So ist es auch hier, Anstrengung ist nur am Anfang gefordert, später hast du deinen besten Freund in dir für immer gefunden und fühlst dich sicher.

Schuld wird uns durch Gesellschaft und Religion, also von außen auferlegt. Du bist rein geboren! Du bist nicht schuldig! Die Idee von Gut und Böse ist vom Ursprung her nicht in dir. Das hat man dir erst später beigebracht. Schuld existiert nur in der Form von Konditioniertheit. In der Realität gibt es so etwas wie Schuld nicht.

Eine kleine Geschichte soll dies verdeutlichen: Eine Kamel-Karawane reist in der Wüste. Der Tag neigt sich dem Ende zu, und man rastet an einem dazu geeigneten Ort und schlägt die Zelte auf. Nach dem Aufbau der Zelte ist es der normale Vorgang, die Kamele mit Stricken an in den Boden gehauenen Pflöcken festzubinden. Jedoch stellt man mit Entsetzen fest, dass sowohl Pflöcke als auch Stricke vergessen wurden.

Aber die Kamele *müssen* festgebunden werden, da sie sonst in der Nacht davonlaufen, und jedes Mitglied der Karawane braucht unbedingt Schlaf nach der anstrengenden Reise. Keiner also kann die Kamele bewachen.... Guter Rat ist teuer!

Bis schließlich ein älterer weiser Mann hervortritt, den Anführer der Karawane beruhigt und ihm versichert, dass er die Kamele festbinden werde. Er geht hin zu den Kamelen und gibt ihnen den üblichen Klaps auf den Rücken, bevor sie festgebunden werden. Dann führt er ohne besagte Pflöcke und Stricke nur die üblichen Bewegungen aus, so als würde er die Kamele festbinden. Nachdem er dies getan hat, gibt er ihnen wieder den üblichen Klaps auf die Schulter, den sie immer bekommen, wenn sie festgebunden sind.

Er geht danach zum Anführer der Karawane und versichert ihm, dass die Kamele angebunden und damit alles in Ordnung sei, und man beruhigt schlafen gehen könne.

Am Morgen des nächsten Tages begibt sich der Anführer zuerst zu den Kamelen, um zu überprüfen, ob sie noch alle da sind und stellt zu seiner Verwunderung fest, dass sie sich nicht von der Stelle gerührt haben.

Er ist begeistert und verwundert darüber, lässt die Zelte abschlagen und versucht, die Kamele zu holen. Diese rühren sich jedoch trotz seines Befehls keinen Zentimeter von der Stelle. Er begibt sich umgehend zu dem alten Mann und fragt ihn, was er mit den Kamelen angestellt hätte. Der erwiderte nur ganz gelassen, dass sie ja festgebunden seien, und man sie erst losbinden müsse, bevor sie sich bewegen könnten.

Der alte Mann geht zu den Kamelen hin, gibt ihnen wie abends den besagten Klaps auf den Rücken und führt wieder all die imaginären Bewegungen durch, als ob er die Kamele nun losbinde und sie dadurch befreie von ihrer nur vorgestellten Gebundenheit.

Allerdings sind wir keine Kamele, die ein anderer auf so einfache Weise befreien kann. Wir sind auch nicht nur mit einem Strick festgebunden, wir sind mit Tausenden von Stricken festgebunden. Wir sind innerlich gebunden und festgefahren, durch all unsere Vorstellungen über "richtig" und "falsch", "gut" und "schlecht", durch all unsere Hemmungen, Vorurteile und Komplexe.

Wir bewahren unser eigenes Wertesystem, bewachen es auf das Schärfste und machen es dadurch in uns fest und unerschütterlich. Auf diese Weise binden wir uns selbst immer fester und verlieren den Freiraum, uns innerlich zu bewegen. Das ist *Konditionierung.*

Wenn dir jemand sagt, dass du ein Narr seist, dann hältst du dich tatsächlich für einen Narren, – dann bist du auch ein Narr. Mit all unseren Konditionierungen läuft das so. Wir haben Wertvorstellungen von außen übernommen. Es gibt aber die Freiheit, uns von den Konditionierungen zu lösen. Wenn du die Schuldgefühle überwinden kannst, wenn du keine Komplexe in dir trägst, kannst du auch nicht hassen. Wenn du dich so akzeptieren kannst, wie du bist, gibt dir das die Kraft, auch die Welt und die anderen Menschen so zu akzeptieren, wie sie sind.

Du kannst die Schuldgefühle in dir nähren und darunter leiden oder dich von ihnen befreien. So lange du keine Achtung vor dir selbst hast, kannst du auch Gott nicht achten und verehren. Das Göttliche kannst du nur verwirklichen, wenn du dich selbst respektierst und liebst. Das ist Erfüllung..... Absurd zu denken: ich bin hier und Gott ist da, – ich aber bin schuldig und muß leiden.

↳ *Wie verhält es sich, wenn ich z.B. durch einen Mord schuldig werde?*

Vergebung heißt ja nicht die Erlaubnis zu haben, alles tun und lassen zu können. Es ist kein Freibrief. Es gibt Handlungen, die dich von Natur aus schuldig werden lassen und nicht, weil die Schuld gesellschaftlich konditioniert ist.

Wenn du jemanden verletzt, fühlst du dich schlecht. Vermeide Handlungen, die in dir Leid erzeugen. Deswegen gibt es im Yoga Regeln. Es wird dir empfohlen, bestimmte Dinge nicht zu tun, weil sie dich schwächen. Wenn sie aber geschehen, dann vergib dir selbst. Du würdest doch auch deinem Freund vergeben, wenn er aus einer Schwäche heraus einen Fehler begehen würde. Genau so kannst du dir auch vergeben. Sei ehrlich dir selbst gegenüber und versuche, nichts zu tun, was dir Schuldgefühle bringt. Wenn trotz aller Anstrengung etwas Schlechtes passiert, nimm nicht die Schuld auf dich, vergib dir!

Jeder hat seine persönlichen Verletzungen. Was macht man damit ?

Wir haben viele Verletzungen in uns. Einige sind durch andere verursacht, andere haben wir uns selbst beigebracht. Wir verletzen andere und verletzen auch selbst. Diese Verletzungen hinterlassen in uns Schuldgefühle.

Wenn andere uns verletzt haben, verbleibt das als Hass und Ärger in uns. Schuld ist nichts anderes, als eine minderwertige Meinung über uns selbst. Solange du Schuldgefühle hast, bist du innerlich schwach, und hast die Tendenz, mit Ärger und Hass zu reagieren. Deshalb ist es notwendig, sich selbst und anderen vergeben. Vergebung ist keine Handlung sondern ein Prozess, bei dem sich dieses Schuldgefühl auflöst. Durch Vergebung kannst du wieder tiefen Respekt vor dir selber finden.

Das ist ein Weg, auf dem du mit Verständnis in den Zustand des Urvertrauens und des Respektes vor dir selbst gelangst. Hier ist das Zentrum der Liebe. Aus dieser Quelle fließt sie.

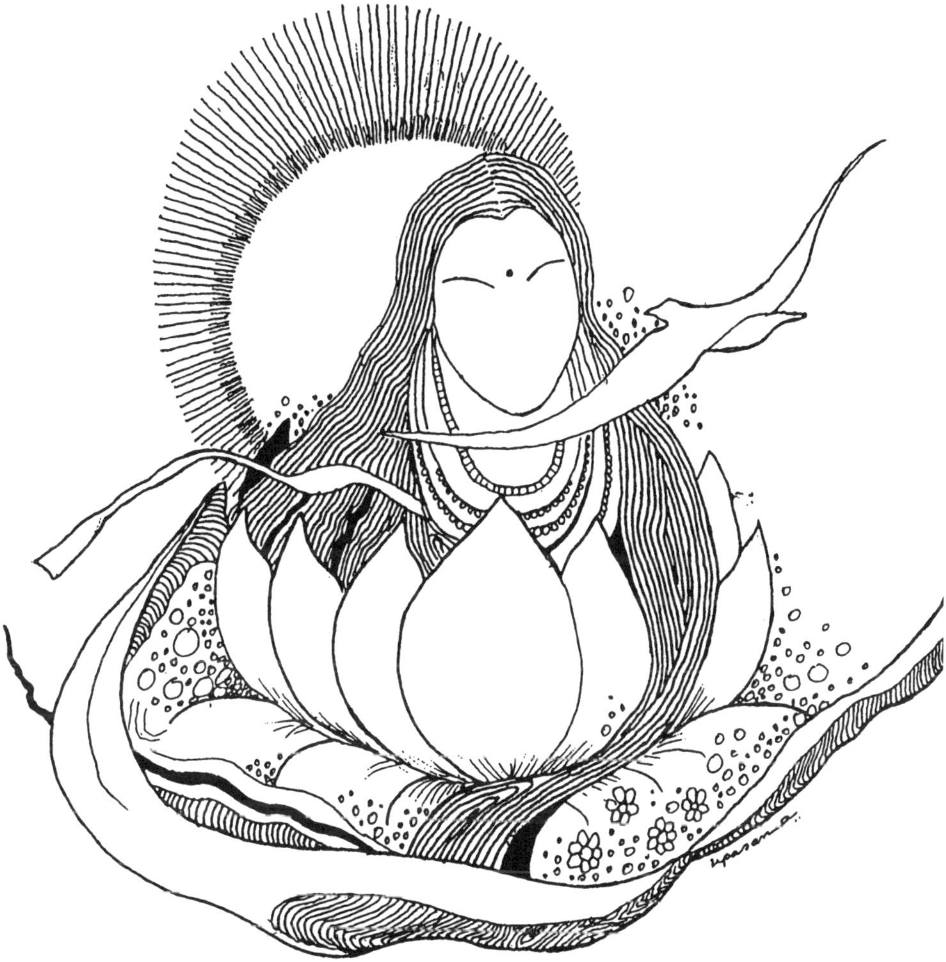

Natürlichkeit

15.

Natürlichkeit

Die duale Persönlichkeit... Hemmungen und Vorurteile... Das Schein-Ich...

Angst des Ego... Sünde... Minderwertigkeitsgefühle... Verwunderung...

Spontane Freude... Gesellschaftliche Akzeptanz... Heiligkeit... Gnade...

Vollkommene Aufgabe...

Unterschiedliche Wege... Der Guru... Lehrer und Schüler...

Natürlichkeit ist für uns alle ein erstrebenswerter Zustand, aber wir können diesen nicht willentlich herbeiführen. Wenn uns jemand fotografiert, versuchen wir, ***natürlich*** zu sein, und das ist genau der Grund, warum wir dann unnatürlich ausschauen.

Die Natur erwartet von uns natürliches Verhalten. Wenn wir aus dieser Natürlichkeit herausfallen, empfinden wir Schmerz, und damit werden wir zurückgerufen. Wir weigern uns aber oft, diese einfache und doch schwierige Lektion zu lernen.

Im natürlichen Zustand gibt es keine duale Persönlichkeit. Alle die gegensätzlichen Konzepte, wie "Ich bin ein guter Mensch – ich bin ein schlechter Mensch", "Ich bin ein Sünder –

ich bin ein Heiliger" können nur so lange existieren, wie unsere Persönlichkeit geteilt ist.

Wenn die Persönlichkeit in eine Einheit verschmilzt, wird die Wahrheit über uns sichtbar, in der wir vollkommen und eins sind. Wir werden der Tatsache gewahr, dass wir bereits da sind, wo wir eigentlich die ganze Zeit hin gelangen möchten, zu unserem Sein, unserer Existenz, die keines äußeren Beweises bedarf.

Der indische Heilige *Ramana Maharshi* hat das in seinen Lehren so einfach und so direkt gesagt: *Das Ich in uns ist nicht getrennt von der Natur und immer da. Jenes Ich, das die Vollkommenheit bis hin zur Befreiung mit so vielen verschiedenen Mitteln anstrebt, ist das falsche Ich. Die Person in uns, die meditiert und sucht, ist unecht, sie ist nicht das wirkliche Ich. Der einzige Weg das wirkliche Ich zu realisieren besteht darin, es zu werden.*

Eigentlich sind wir diese Vollkommenheit aber schon immer, und es scheint, dass die Lehren Ramanas uns zum Narren halten wollten. Es erscheint so einfach und trotzdem so unerreichbar.

Das Kleinkind befindet sich auch im Zustand der Vollkommenheit, bevor sich Hemmungen und Vorurteile in ihm entwickeln. Wenn wir zu diesem ursprünglichen und natürlichen Zustand zurückkehren, gibt das *Schein-Ich* seine vielen verschiedenen Identifikationen auf.

Es kann sich nur durch die Identifikation mit Tausenden von unwirklichen Dingen erhalten und hat daher Angst vor Vernichtung. Das Schein-Ich in uns will nicht sterben, es will nicht zerstört werden, und so klammert es sich an viele Dinge.

Wenn wir versuchen, diese Identifikationen zu durchbrechen, zieht sich alles in uns zusammen, und eine enorme Angst wird in uns wach. Wir haben Angst vor dem, was passieren könnte, wenn wir unsere Vorstellungen aufgeben.

Diese Angst hindert uns, den Weg weiter zu gehen. Aber die Angst existiert nur für das Ego, unser wahres Selbst kennt keine Angst. Nur das falsche Ich kann Angst zeigen, dem wahren Ich ist Angst fremd, denn seine Natur ist Ungetrenntheit, Unbeschränktheit und Ewigkeit.

Ein kleines Kind hat auf Grund seiner Unwissenheit und seiner Unbefangenheit keine Angst vor dem Feuer. Die Mutter muss das Kind zurückholen, denn es möchte das Feuer berühren. Es hat keine Angst vor Schlangen, es hat keine Angst vor dem Tod, es hat vor nichts Angst. Genau dasselbe gilt für einen Heiligen – er ist genau in diesem Zustand der Angstlosigkeit –, aber aus seinem eigenen Wissen, aus Erleuchtung heraus.

Wir sind frei von jeglicher Sünde. Die Vorstellung von Sünde ist der Grund für viele Beschwerden. Schuldlosigkeit ist unsere wahre Natur.

Gefühle von Schuld und Minderwertigkeit schaffen ständig nur weitere Komplexe in uns und machen uns zu immer komplizierteren Menschen. Wenn du diese Gefühle in dir beseitigen kannst, indem du dir selbst vergibst, wirst du innerlich rein.

Hier hat die christliche Beichte ihre eigentliche Bedeutung. Der Mensch legt all seine Gefühle der Schuld vor einer Person offen, die diese mit reinem Mitgefühl akzeptiert. Sie sieht den Bekennenden nicht als schuldigen Menschen. Dadurch wird wirklich ein innerer Zustand der Reinheit erlangt. Das befreit wirklich von jedem Schuldgefühl.

Dasselbe geschieht bei vollkommener Hingabe an das Göttliche. Nur ein einziger Moment vollkommener und wirklich aufrichtiger Hingabe in uns genügt, um alle Gefühle der Schuld und Sünde in uns auszuwischen, die wir so lange mit uns trugen und die uns so viel Leid gebracht haben.

Eine andere, vollkommen natürliche Eigenschaft in uns, die dem Leben so viel Schönheit bereitet, ist die Fähigkeit, sich zu wundern. Wenn wir die Augen eines kleinen Kindes betrachten, sehen wir darin diesen wunderbaren, unvoreingenommenen Ausdruck der Neugierde und des Staunens. Alles und jedes ist für das Menschenkind in gleicher Weise verwunderlich. Noch kennt es keine Unterschiede zwischen gut und schlecht, richtig und falsch.

In dem Moment, in dem diese Unterscheidung dann beginnt, geht diese natürliche Verwunderung verloren. Wenn die kritische und analytische Einstellung beginnt, verschlingt der kritische Intellekt diese sprichwörtliche Unschuld, und ein kostbares Gut kommt ihm abhanden.

Dies geschah bei jedem von uns. Aber wir erleben manchmal noch solche Zustände der Verwunderung. Es sind wertvolle Momente, z.B. wenn wir spazieren gehen, umgeben von wunderbarer Natur. Momente, in denen wir keine Maske mehr tragen müssen, wo all unsere Hemmungen und Komplexe abfallen und wir beim Anblick eines Sonnenuntergangs und dem Singen der Vögel mit der Natur verschmelzen. Da werden wir für eine begrenzte Zeit wieder dieses unschuldige, ursprüngliche Selbst. Wir geben dort alles Unnatürliche auf, an dem wir sonst festhalten.

Ein anderes Merkmal ist die Fähigkeit, spontan und ungehemmt Freude ausdrücken zu können, eine Fähigkeit, die Kindern noch unverfälscht zu eigen ist. Wir haben doch alle schon einmal – vielleicht kopfschüttelnd – beobachtet, wie Kinder mit größter Anstrengung und Freude eine Sandburg bauen, und mit genau derselben Freude ihr Werk wieder zerstören. Es ist so wunderbar, wie ein Kind zu sein, und eigentlich verspürt jeder von uns in sich den Drang danach. Ja, in jedem von uns ist das Kind, das gerne spielen möchte, und wenn wir eine Möglichkeit bekommen, machen wir dankbar Gebrauch davon.

Jeder von uns verspürt diesen starken Drang nach Unschuld, aber wir haben Angst, die Gesellschaft würde uns so nicht mehr akzeptieren. Aber das Gegenteil ist der Fall: Sie wird uns ohne unsere Masken vollkommen akzeptieren.

Wenn wir wieder zu dieser Unschuld zurückfinden, akzeptieren wir auch die Gesellschaft ohne Einschränkung. Wir akzeptieren sie dann mit all ihren Grenzen und ohne die Erwartung, dass sich etwas nach unseren Vorstellungen ändern müsste. Wir passen nicht in eine Gesellschaft, der wir nicht Achtung und Respekt entgegenbringen.

Fragen wir uns einmal, wie viele Menschen wir wirklich respektieren und wie vielen wir Dankbarkeit gegenüber empfinden, nicht etwa weil sie reich, mächtig oder intelligent sind. Empfinden wir Dankbarkeit – einfach, weil da ein Mitmensch ist? Wenn wir allen Menschen den gleichen Respekt entgegenbringen, werden wir genauso von jedem respektiert werden.

Sind vollkommene Natürlichkeit und Heiligkeit das Gleiche ?

Natürlichkeit und Heiligkeit sind identisch. Heiligkeit ist nicht nach außen hin sichtbar, es ist ein innerer Zustand. Du wirst enttäuscht, wenn du vollkommene Heiligkeit in einem Menschen erwartest. Bei jedem kannst du Fehler finden, wenn du kritisch wirst.

Betrachte den *Zustand* der Heiligkeit als wichtig und versuche ihn zu ergründen. Personen haben ihre Begrenzungen. Wenn du eine Person verehrst, kannst du dich nur bis zu einem gewissen Ausmaß entwickeln, dann wirst du enttäuscht.

Erkenne den Seinszustand, in dem solche Begnadete wie Jesus oder Buddha lebten und verehre diesen Zustand.

➷ *Und von wo kommt die Gnade her ?*

Es gibt keinen Augenblick, in dem die Gnade nicht da ist. Es liegt nur an uns, wie weit wir uns ihr öffnen können. Um dich der Gnade zu öffnen, musst du aufgeben. Dann bist du direkt mit ihr verbunden.

So lange du kämpfst, bist du nicht in Kontakt mit der Gnade! Wenn du diesen Weg nicht mit Bewusstheit gehst, wird die Natur dir immer wieder in schmerzhafter Weise den Weg zeigen. Du suchst die Gnade! Wenn sie dich erfüllt, brauchst du nichts mehr in einem anderen Menschen zu suchen. Das Tor zur Gnade ist der gedankenfreie Zustand.

➷ *Wie weiß ich, ob ich mit dieser Gnade verbunden bin ?*

Du fällst zurück in die Gedanken und musst immer wieder versuchen, den Verstand zu beruhigen. Wenn du in diesen Zustand der Gnade kommst, dann weißt du, was es ist.

So lange es für dich nur eine Vorstellung ist, willst du es zwar, weißt aber nicht, was du wirklich willst. Wenn du es einmal erlebt hast, dann weißt du genau, was es ist. Dann kannst du dich mehr und mehr bewusst öffnen.

Das ist endlos. Jemand, der es weiß, weiß es zweifelsfrei. Es ist nicht so, als ob solche Menschen irgendwie durch diese Erfahrung höher gestellt wären. Aber Menschen, die es wissen, erfahren weniger Leid im Leben.

Wenn du dieses intensive Verlangen in dir wachhältst, kann die Gnade dich erfüllen. Bitte immer wieder ganz intensiv darum! Wenn dein Verlangen so intensiv wird, kann es das Tor öffnen. Das ist der Pfad der Hingabe, den du gehen kannst.

↳ *Ich möchte mein wahres Selbst finden.*

Wer möchte wen finden? Wer will das wahre Selbst finden? Es ist das kleine Ich, das dumme Ich. Das kleine Ich will seine große Quelle finden!

Einerseits möchtest du dein wahres Selbst sehen, andererseits hast du Angst davor. Manche Menschen erwarten nun, dass mittels Spiritualität Gott in ihr Ego komme.

Dergleichen aber wird niemals geschehen. Das Ego kann seine spirituelle Natur nur realisieren, indem es sich in dieses große Selbst auflöst, nicht, indem es sich aufrecht erhält. Durch Suchen werden wir nichts finden.

Bringe deinen Geist in den Zustand des kindlichen Seins, dann weißt du genug. Das Kleinkind ist in einem göttlichen Zustand. Es lebt in einer einheitlichen großen Glückseligkeit ohne jegliche Anstrengung.

Du musst nur lernen, jegliche Anstrengung aufzugeben. Gib sie komplett auf, gib dich selbst auf, und du bist da! So einfach ist alles. So lange du suchst, wirst du nicht finden. Paradoxerweise kannst du aber deine Suche nicht anhalten, bis du fündig wirst. Etwas in dir lässt dich ständig suchen.

↬ *Ich möchte in mir selbst Frieden finden.*

Einer sagt, ich möchte Frieden in mir, ein Anderer sagt, ich möchte mehr Liebe, der Nächste möchte mehr Energie oder mehr Leben. Unterschiedliche Menschen geben dem Gesuchten unterschiedliche Namen.

Aber es ist immer das Gleiche, nur anders benannt. *Es* ist etwas, das alles umschließt und vollkommen ist. *Es* ist die Essenz allen Wissens. Wenn du das weißt, weißt du alles andere. Der einzige Weg, wie du dahin gelangen kannst ist: loslassen und entspannen.

↬ *Unterschiedliche Menschen erreichen das Ziel auf unterschiedlichen Wegen. Woher weiß ich, welcher Weg der richtige für mich ist ?*

Es gibt keinen falschen Weg, jeder Weg ist richtig, so lange du aufrichtig auf der Suche bist. Es ist nicht so, dass du intellektuell die verschiedenen Wege analysierst und dann eine Entscheidung triffst, welchem Weg du folgst. Das wäre vergeudete Zeit.

Es gibt so viele Wege, wie es Menschen gibt. Jede Persönlichkeit ist einmalig. Deine Erfahrungen sind auch einmalig, kein zweiter Mensch hat die gleichen Erfahrungen. Niemand kann dem Weg eines anderen folgen, indem er das kraft seiner logischen Denkweise entscheidet.

Für Franz von Assisi zum Beispiel, gab es nichts zu entscheiden. Nachdem er das Neue Testament gelesen hatte, gab es keine Wahl mehr für ihn. Da war nun eine ihn unablässig antreibende Kraft einfach allgegenwärtig.

Unser Leben wird geleitet durch die Sehnsucht und das Streben nach Wahrheit. Alles, was unnötig ist und eine Hürde auf diesem Weg, wird von selbst wegfallen. Wenn du nicht erlaubst, dass es wegfällt, dann wird es dir weg*genommen*. Wir leiden dann, und können nicht wirklich dessen gewahr werden, was geschieht. Aber wenn wir später zurückschauen, wird uns klar werden, warum es so geschehen ist, so geschehen *musste*.

↳ *Was ist die Rolle des Guru[28] auf diesem Weg ?*

Der Guru ist eigentlich keine Person, der wirkliche Guru ist das Wissen, das dir durch eine Person vermittelt wird. Lerne dieses Wissen zu schätzen. Der Guru versucht dir etwas zu zeigen, was in dir ist! Wenn du DAS in dir siehst, dann ist das dein Guru.

Eine Person kann dich nur bis zu einem gewissen Punkt führen. Wenn ein Guru dir die Erleuchtung geben könnte, gäbe es viele Erleuchtete in der Welt. Es gab so viele Gurus auf der Welt, wie Jesus, Buddha oder Ramana und viele andere. Respekt und Achtung vor dem Guru haben ihren Platz. Aber du wirst in einem Menschen nicht das finden, was du suchst, du wirst eher desillusioniert.

Du kannst von einem Guru nur erwarten, dass er dir einen Weg zeigt, dir Klarheit gibt und Möglichkeiten eröffnet. Er kann dir ein Beispiel sein. Bis zu einem gewissen Ausmaß kann er dir helfen, aber dann musst du deinen Weg alleine gehen. Du kannst einem Kind ein Schlaflied singen, aber nach dem Einschlafen hat das Lied seinen Zweck erfüllt.

---

[28] Ein Guru ist ein spiritueller Lehrer

↬ *Geht aber nicht von einem Lehrer eine Kraft aus, die sich auf den Schüler überträgt, die dann ihrerseits als so etwas wie "Einweihung" verstanden werden kann ? Braucht man nicht diese spirituelle Kraft des Lehrers ?*

Du musst einen Lehrer haben, damit du Fortschritte machen kannst. Ein Lehrer sollte dich inspirieren. Ein guter Lehrer ermutigt dich und zeigt dir deine Möglichkeiten auf.

Wenn dir der Lehrer nur vermittelt, dass das alles sehr weit weg und sehr schwierig ist, kann dir das nicht helfen. Ein guter Lehrer bringt dich näher an die Möglichkeit der Erfahrung heran.

↬ *Wie sollte die persönliche Beziehung zwischen Lehrer und Schüler sein ?*

Wenn du eine Beziehung zum Lehrer aufbaust, dann ist es leichter, wenn du dich vollkommen öffnest. Abhängigkeit dagegen bringt dich nicht weiter, bringt nur Probleme. Es ist ein großer Unterschied in der Beziehung, ob du dich auf einen Lehrer verlässt oder von ihm abhängig bist.

Wenn du ihm vertraust, dann verlässt du dich auf ihn, aber wenn du abhängig bist, dann gibst du deine Verantwortung an ihn ab. Der Lehrer ist aber nicht verantwortlich für dein Leid – und nicht verantwortlich für deine Erleuchtung. Wenn du abhängig bist, kann er dir nicht wirklich helfen. Der Lehrer, die Lehren, die Schriften, all das gibt dir Vertrauen und Unterstützung.

Wenn du schwimmen lernst, nimmst du einen Reifen zur Hilfe, und das gibt dir Vertrauen. Aber es kommt die Zeit, wo du diesen Reifen ablegst, und du kannst schwimmen. Dann hast du Vertrauen in deine eigenen Möglichkeiten. So ist es auch mit dem dir vom Guru bzw. Lehrer vermittelten Wissen: Zunächst ist da einfach einmal das indirekte Vertrauen in die Worte des Lehrers und in die Bücher, – aber wenn das Erkennen in dir ist, ist es Selbstvertrauen.

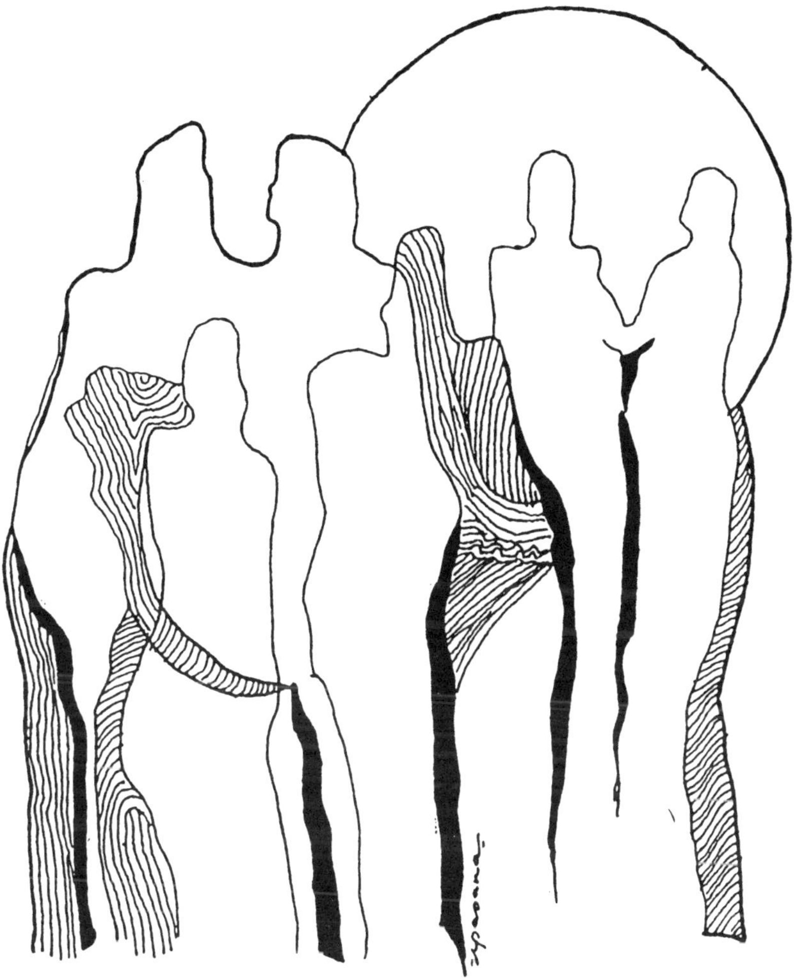

Unsere Mitmenschen

16.

Unsere Mitmenschen

Freundlichkeit gegenüber positiven Menschen... Mitgefühl und Mitleid... Eifersucht... Den Erfolg anderer feiern... Umgang mit böswilligen Menschen... Hass und Angst... Neutralität... Achtsamkeit und Disziplin... Das Ausmaß der Freiheit... Nicht reagieren...

Wir haben in unserem Leben mit Menschen unterschiedlichster Natur und Temperamente zu tun. Dies kann vielfältige Probleme bringen, denn unsere negativen und positiven Anlagen prägen unsere zwischenmenschlichen Beziehungen.

Patanjali[29] gibt uns in seinem Urtext des Yoga eine vierfache Methode, um die emotionalen Probleme im Umgang mit unseren Mitmenschen zu lösen. Mit seiner hilfreichen und wirkungsvollen Formel: [30]

Maitri, die herzliche Freundlichkeit und Hingezogenheit zu weisen und positiven Menschen
Karuna, das tiefe Mitgefühl mit leidenden und unwissenden Menschen
Mudita die ehrliche Neidlosigkeit und die Fähigkeit, den Erfolg anderer wie deinen eigenen zu feiern
Upeksha[30] die in sich ruhende Unabhängigkeit des Geistes oder die neutrale Einstellung gegenüber böswilligen Menschen

---

[29] Der Autor des Patanjali Yoga Sutra, eines der ursprünglichsten Texte des Yoga.

[30] Vgl. Patanjali Yoga Sutra, Teil 1, Samadhi Pada, Sutra 33

Diese vier im *Patanjali* so trefflich vorgestellten Tugenden sind die edlen Früchte innerer Stärke.

Maitri ist die Tugend der Freundlichkeit. Sie wendet sich nicht notwendigerweise jedem zu. Es sei denn, sie komme von einem Außergewöhnlichen – einem Heiligen –, dem es gegeben ist, wirklich ausnahmslos alle und alles mit seiner Freundlichkeit zu beglücken.

Für uns bedeutet dies zunächst einfach einmal, freundlich umzugehen mit den fröhlichen, aufgeschlossenen, tugendhaften, positiven und weisen Menschen in unserer Umgebung, und den sorgsamen Umgang mit solchen Menschen zu pflegen, weil ihre Eigenschaften einen positiven Einfluss auf uns haben.

Wir suchen doch alle gerne Kontakt mit Menschen, die glücklich sind und daher andere akzeptieren können. Oft verbauen uns aber unsere eigenen Komplexe den unbeschwerten Kontakt zu einer solch glückhaften Person. Wir fühlen uns ihr gegenüber gehemmt. Also halten wir Abstand und sind sogar eifersüchtig.

Patanjali rät uns hier, die Gesellschaft solcher Menschen zu suchen, damit deren positive Eigenschaften gewissermaßen auf uns überspringen. Weil die Umgebung uns immer beeinflusst, ist es eine glückliche Fügung, wenn wir von positiven und rechtschaffenen Menschen umgeben sind.

Das bedeutet aber nicht, dass wir nun leidende, weniger weise und frohe Menschen ignorieren sollten. Sie sind genau so zu akzeptieren, wie jeder andere. Wenn wir es oft nicht so ohne weiteres können, zeigt sich darin unsere eigene Schwäche, die uns den Kontakt mit solchen Menschen meiden oder doch auf ein Minimum reduzieren lässt.

Aber wir könnten uns ja jederzeit selbst in der misslichen Situation einer von der Umgebung gemiedenen Person befinden, in der wir dann auch in widrigen Umständen – mit hängendem Kopf und schwerem Herzen – auf Mitgefühl und Verständnis unserer Mitmenschen hoffen würden.

Jetzt sind wir glücklicherweise in der Situation, in der wir geben und Mitgefühl entwickeln können.

Das bezeichnet Patanjali als *Karuna, die Haltung, einen leidenden Menschen so zu akzeptieren, wie er ist.* Mitfühlend wünschen wir diesem Menschen, dass er von seinem Leid befreit werde.

Wenn wir die Möglichkeit haben, auch praktisch zu helfen, dann um so besser. Aber selbst wenn dies nicht möglich ist, so macht uns dieses Mitgefühl doch sanft und mild dem leidenden Menschen gegenüber. Wenn jemand an Hunger leidet oder physisch krank ist, müssen wir natürlich im ganzen Rahmen unserer Möglichkeiten auch praktisch helfen.

Aber der Großteil menschlichen Leids ist rein psychischer Natur, wo weniger praktische Hilfe als unser Mitgefühl benötigt wird. *Mitleid* ist nicht hilfreich.

Ja, zwischen Mit*gefühl* und Mit*leid* ist ein großer Unterschied. Wenn wir Mitleid in uns verspüren, dann versuchen wir aus einer höheren Position heraus zu helfen und erniedrigen dadurch den Hilfsbedürftigen. Der Akt des Helfens geschieht dann aus einer Überheblichkeit dem anderen gegenüber, indem wir stolz die Rolle des Helfenden spielen.

Bei Mitgefühl erwidern wir in einer ganz natürlichen und spontanen Weise auf den Leidensdruck eines Menschen, wir haben ein *gutes Gefühl*, das wir weitergeben.

Soviel also über *Karuna,* die zweite der vier im *Patanjali* schon vor Generationen beschriebenen Tugenden.

Ein anderer Problemkreis ist, dass wir oft den Erfolg anderer, möge er auch noch so ehrlich verdient und gerechtfertigt sein, einfach nicht wirklich anerkennen, geschweige denn würdigen können. Im Gegenteil: Eifersucht macht sich breit in uns.

Besonders in der heutigen Zeit, wo der Konkurrenzkampf so ausgeprägt ist, ist dieses Verhaltensmuster gängige Münze. Viele Menschen versuchen, mit allen Mitteln "der Beste" zu sein. Unser Wertesystem vermittelt uns höchst fragwürdige Lebensziele: es gilt, "etwas zu erreichen", aller Welt Größe zu demonstrieren. Wenn wir in diesem Wertesystem ernsthaft mitspielen, können wir es natürlich nicht ertragen, wenn ein anderer unsere eigenen Fähigkeiten übertrifft. Dann gelangen wir fast logischerweise an den Punkt, wo es gilt, im Konkurrenzkampf einen oder mehrere Konkurrenten im Aufstieg zu behindern, aus dem Rennen zu werfen oder zumindest zu überholen.

So ergibt sich die fatale Gesetzmäßigkeit, das jemand, der, auf welchem Gebiet auch immer, etwas wirklich gut macht und erfolgreich ist, um sich herum automatisch Kräfte mobilisiert, die ihn in seiner Arbeit behindern.

Wer sich also grosse Ziele gesetzt hat und diese voll guten Willens überzeugt und mit innerem Feuer ansteuert, tut gut daran, ein rechtes Maß an sportlicher Fairness und vor allem grosse innere Stärke sein Eigen zu nennen.

Wie wir nun mit solchen nicht einfachen Situationen in unserem Alltag, insbesondere mit Menschen in unserer Umgebung – in Verwaltung, freiem Unternehmertum, Bildung, Forschung, Kultur und Sport –, mit denen wir im Prinzip in einer Konkurrenzsituation stehen, umgehen können, zeigt uns

Patanjali mit der dritten in seinen Texten beschriebenen Tugend *Mudita* auf.

Mudita, die Tugend der ehrlichen Neidlosigkeit, bedeutet, den Erfolg eines anderen wie unseren eigenen zu sehen und ehrlich voller Freude zu genießen. Wenn wir jeden Erfolg eines Menschen neidlos als Erfolg der ganzen Menschheit betrachten könnten, wie würde sich – kaum auszudenken! – die ganze Welt spontan in ein wahres Paradies verwandeln...... Keine Rivalität, kein Neid und keine Eifersucht mehr! Die gewohnten, alltäglich so aktiven, hinterhältig zerstörerischen Kräfte, die wie der Rost im Stahl sind, wären wie weggeblasen.

Wenn wir Eifersucht in uns entwickeln, zerfrisst sie uns nicht nur selbst innerlich, sie versucht auch anderen Personen zu schaden. Ja, Eifersucht ist die schlimmste aller negativen Kräfte im Menschen.

Es ist symptomatisch, dass schon bei einem kleinen Kind zu beobachten ist, wie es nicht tolerieren kann, wenn ein anderes Kind ein Spielzeug bekommt. Möglicherweise geht es hin und nimmt ihm dies weg, zerstört es vielleicht sogar und genießt es, wenn das andere Kind zu weinen beginnt. Eifersucht, diese negative, zerstörerische Kraft ist zutiefst in uns allen verwurzelt.

Große Schwierigkeiten bereitet uns der Umgang mit böswilligen und gefährlichen Menschen. Selbst ohne sichtbare Veranlassung möchten solche Menschen uns Schaden zufügen.

Unsere spontane Reaktion bewegt sich da zwischen zwei Varianten: Wir beginnen solche Menschen zu hassen, oder wir entwickeln eine große Angst, weil wir in uns eine starke Abneigung spüren. Beide, Haß und Angst, gehören zusammen, basieren auf Abneigung und sind die zwei Seiten der gleichen Münze.

Es ist nicht einfach abstrakte Theorie: Auch in unseren Augen böswillige und gefährliche Menschen sind Menschen. Wir dürfen sie nicht einfach hassen oder fürchten. Wir können sie auch nicht einfach ignorieren, denn jeder hat doch das gleiche Recht, auf dieser Welt zu existieren. Niemandem, auch uns nicht, steht es an zu bestimmen, wer einen Platz in dieser Schöpfung habe und wer nicht.

Es stellt sich aber die Frage, wie wir uns von einem doch gewichtigen Leidensdruck, der Hass und Angst in uns hervorruft, befreien können.

Hier empfiehlt uns *Patanjali* in seinen Texten die vierte Tugend *Upeksha, die in sich ruhende Unabhängigkeit des Geistes.*

Dank *Upeksha* können wir uns gedanklich so befreien, dass wir die Kraft haben, eine innere Neutralität zu entwickeln, die uns erhalten bleiben soll, selbst wenn eine von uns als böswillig und gefährlich erachtete Person in unserem Umfeld lebt und wir vielleicht täglich mit ihr zu tun haben. Und dies, ohne dass wir sie im landläufigen Sinn ignorieren. Denn ignorieren bedeutet, dass wir diese Person noch geistig mit uns führen, allerdings in der Form von starker Abneigung. Wir ignorieren aber nicht die Person, sondern nur ihre schlechten Eigenschaften.

Kein ganz einfaches Unterfangen, denn die Fähigkeit, das Menschliche selbst bei einem solchen Menschen zu sehen, den wir als bösartig und gefährlich empfinden, setzt große innere Stabilität voraus. Wenn wir aber die ehrliche Absicht haben, den anderen einfach nur als einen Mitmenschen zu betrachten, können wir ziemlich sicher sein, dass der andere dies irgendwann in gleicher Weise erwidern wird.

Erstaunliche Parallelen dazu gibt es im Zusammenspiel von Mensch und Tier. Menschen, die – aus innerer Stärke und fester Überzeugung – angeblich gefährliche Tiere nicht als solche empfinden, sondern als uns verwandte, durchaus harmlose und friedliche Kreaturen betrachten, werden gar nicht angegriffen. Ist bei den ersten Kontakten statt dieser inneren Stärke bloβ eine diffuse Unsicherheit vorhanden, die sich in Angst umwandelt und diese sich überträgt auf das Tier, steht die Sache schlecht: Die Angst des Tiers schlägt um in Aggressivität – es bedroht den Menschen oder greift ihn sogar an.

Wenn wir also aus innerer Stärke heraus unsere Emotionen neutralisieren können, so hat dies eine kraftvolle neutralisierende Wirkung auf unsere Umgebung.

Soweit also der kleine Diskurs über die vierfache Formel, die uns vor Generationen im *Patanjali Yoga Sutra* schriftlich hinterlassen wurde. Wir sollten damit arbeiten, bis die darin gepriesenen Tugenden – *Maitri,* die Freundlichkeit, *Karuna,* das Mitgefühl, *Mudita,* die Neidlosigkeit und *Upeksha,* die geistige Unabängigkeit – zu unserer eigenen Natur werden. Am Anfang ist dazu große Achtsamkeit und Disziplin notwendig.

Wann immer wir Hass oder Eifersucht verspüren, können wir diese Hilfen anwenden, bis sie in unserem Leben ganz natürlich und spontan ihre angemessene Rolle spielen, ganz zu uns *gehören*. Wenn wir diese Hilfen zunächst einmal bei *einem* Menschen anwenden können, dann wird es irgendwann in jeder Situation bei allen Menschen gelingen. Es braucht aber Zeit und große Achtsamkeit.

Wenn du in dir selbst Gutes sehen kannst, wenn du in und mit dir selbst ein gutes Gefühl hast, dann verschwindet auch der Hass anderen Menschen gegenüber. Wenn du dich gut fühlst, kannst du das Gute auch in anderen Menschen sehen. Das zu lernen ist schwierig, aber nicht unmöglich. Nur anfangs, für einen begrenzten Zeitraum, ist es schwierig, dann wird es immer einfacher. Du musst es versuchen, sonst vertust du eine große Möglichkeit, dein Leben einfacher werden zu lassen.

Jeder hat etwas Göttliches in sich, das nur darauf wartet, erkannt zu werden. Jeder, selbst der schrecklichste Mensch, den du für schlecht hältst, wartet darauf, dass jemand kommt und diese Sanftheit in ihm berührt.

Gut und Schlecht vermischen sich in jedem von uns. So wie du bist, so siehst du auch andere Menschen. Mit einem unschuldigen Verstand, siehst du die Unschuld in anderen.

↳ *Aber ist es nicht sehr schwierig, auf die Einflüsse unserer Mitmenschen anders als gewohnt oder gar nicht zu reagieren ?*

Der Stand deiner Evolution wird dadurch bestimmt, wieviel Freiheit du hast, zu reagieren oder nicht zu reagieren.

Die Reaktionen eines noch wenig entwickelten Menschen sind leicht berechenbar, weil sie praktisch nach immer gleichen Mustern ablaufen.

Auch wenn du einen Stein nach einem Hund wirfst, weißt du ziemlich genau, was passieren kann: Entweder rennt der Hund weg, oder er springt dich an und beißt dich. Wenn du hingegen einen Stein gegen einen Menschen wirfst, dann gibt es in der Regel viele Möglichkeiten und recht unterschiedliche Reaktionsmuster.

Deine Reaktionen der jeweiligen Situation entsprechend bewusst anzupassen, bedeutet Freiheit. Die größte Freiheit ist, überhaupt nicht zu reagieren. Wenn du entspannst, dann kommt diese Freiheit ganz natürlich zu dir.

↳ *Es erscheint mir unwahrscheinlich, diese neutrale Haltung im harten Berufsalltag erfolgreich anzuwenden und konsequent durchzustehen.*

Du erreichst es graduell, proportional zum Grad deiner Entspanntheit. Du hast immer die Freiheit, neutral zu bleiben, nicht zu reagieren, obwohl du sie kaum bewusst benutzt.

Wenn du morgens gut gelaunt zur Arbeit gehst, und dein Chef versucht dich anzutreiben, dann reagierst du weitaus weniger darauf und bist unberührter davon, als wenn du unausgeschlafen und griesgrämig am Arbeitsplatz erscheinst.

Die Möglichkeit nicht zu reagieren ist ganz einfach größer, wenn du entspannt bist. Diese Möglichkeit kannst du nicht nutzen, wenn du hektisch im Geist bist.

Deine Freiheit geht sogar so weit, dass du irgendwann den Geist willentlich anhalten kannst. Dies lernst du mit spirituellen Übungen. Wenn wir bewusst verlangsamen, stärken wir dadurch unsere Freiheit, auf äußere Einflüsse nicht zu reagieren. Die Fähigkeit zu entspannen nimmt die Angst vor dem Leben.

So lange du nicht weißt, wie man schwimmt, hast du Angst, im Wasser zu ertrinken. Wenn du gelernt hast zu schwimmen, ist es eine Freude für dich, dich im Wasser zu tummeln.

Wenn du die Fähigkeit zu entspannen in dir entdeckst, hast du auch keine Angst mehr vor den gefährlichen Situationen, weder im privaten, persönlichen noch im beruflichen Leben.

⯑ *Aber ist es wirklich möglich, gar nicht zu reagieren ?*

Wie würdest du reagieren, wenn du in eine ganz neue Lebenssituation geraten würdest, wo alles vollkommen neu und unbekannt für dich wäre? Du würdest dich dann vorerst einfach nur wundern. In einer solchen Situation befindet sich dein Geist in einem Zustand, wo er zwar einfach nichts weiß, aber trotzdem hellwach ist. Es gibt für ihn nichts zu tun, da es nichts gibt, worauf er reagieren könnte. Das sind wunderschöne Momente. Es besteht keine Notwendigkeit, irgendetwas zu benennen oder zu analysieren. Dein Geist ist im Zustand der Verwunderung.

Diesen gleichen Zustand kannst du durch willentliche und achtsame Entspannung erreichen und erfahren.

⯑ *Wenn ich einem Menschen Komplimente mache, schmeichle ich dann seinem Ego ?*

Wenn du jemanden mit seinen guten und schlechten Eigenschaften vorbehaltlos akzeptierst und ihm schmunzelnd Komplimente machst, bläht sich sein Ego sicher nicht auf, denn er weiβ ja, dass du auch seine Fehler kennst. Wenn du aber jemandem, der das gerne hört, einfach sagst, er habe einen wunderschönen Körper, dann bläht sich sein Ego mächtig auf. Zeige den Menschen ihre Qualitäten, auch wenn du um ihre Fehler weißt. Vergiss aber nicht, dass du es für dich selbst tust, denn du fühlst dich gut, wenn du Komplimente machst.

⯑ *Wird das Leben nicht langweilig, wenn ich nicht mehr reagiere, mit meiner Meinung hinterm Berg halte ?*

Nicht zu reagieren bedeutet, gleichmütig zu sein, und dies heisst auf Festigkeit und Stabilität in dir selbst zu ruhen. Du wirst einerseits nicht hellauf begeistert, wenn du erfolgreich bist, andererseits auch nicht depressiv in Misserfolgen.

Jemand, der nicht zu weit nach oben springt, kann nicht tief fallen. Das ist der Gleichmut des Geistes. Das ist der Unterschied zwischen einem intelligenten und einem ignoranten Menschen.

Ein unwissender Mensch ist auch eingebildet und nimmt Erfolg im Materiellen, Geistigen oder Beruflichen immer für sich selbst in Anspruch. Und genau so intensiv, launisch und dumm reagiert er mit Ärger und Klage bei Misserfolgen.

Für einen weisen Menschen ist jeder Erfolg ein Anlass zur Dankbarkeit. Er ist auch im Erfolg demütig. Wenn du den Erfolg nicht für dich in Anspruch nimmst und dich dankbar fühlst, wird dadurch dein Ego nicht bestärkt. Ein gleichmütiger Mensch wird bei Versagen und Niederlage noch demütiger. Die Weisheit kommt aus der Niederlage, nicht aus dem Erfolg.

Immer wenn du besiegt wirst, öffnet das deine Augen, und du denkst nach. Wenn in deinem Leben alles in Ordnung ist und du erfolgreich bist, wirst du geblendet. Niederlagen sind ein Segen. Sie bringen dich wieder in die richtige Richtung.

Wenn sich z.B. eine Beziehung auflöst, in der wir vollkommen vertraut haben, sind wir enttäuscht und alles bricht für uns zusammen. Dann reflektieren wir darüber. Aber der Schmerz verschwindet wieder, und das gleiche Spiel wiederholt sich wieder. Weisheit bedeutet, unberührt durch alles zu gehen. Deine erfolgreichen Zeiten sind gefährlicher als die, in denen du versagst.

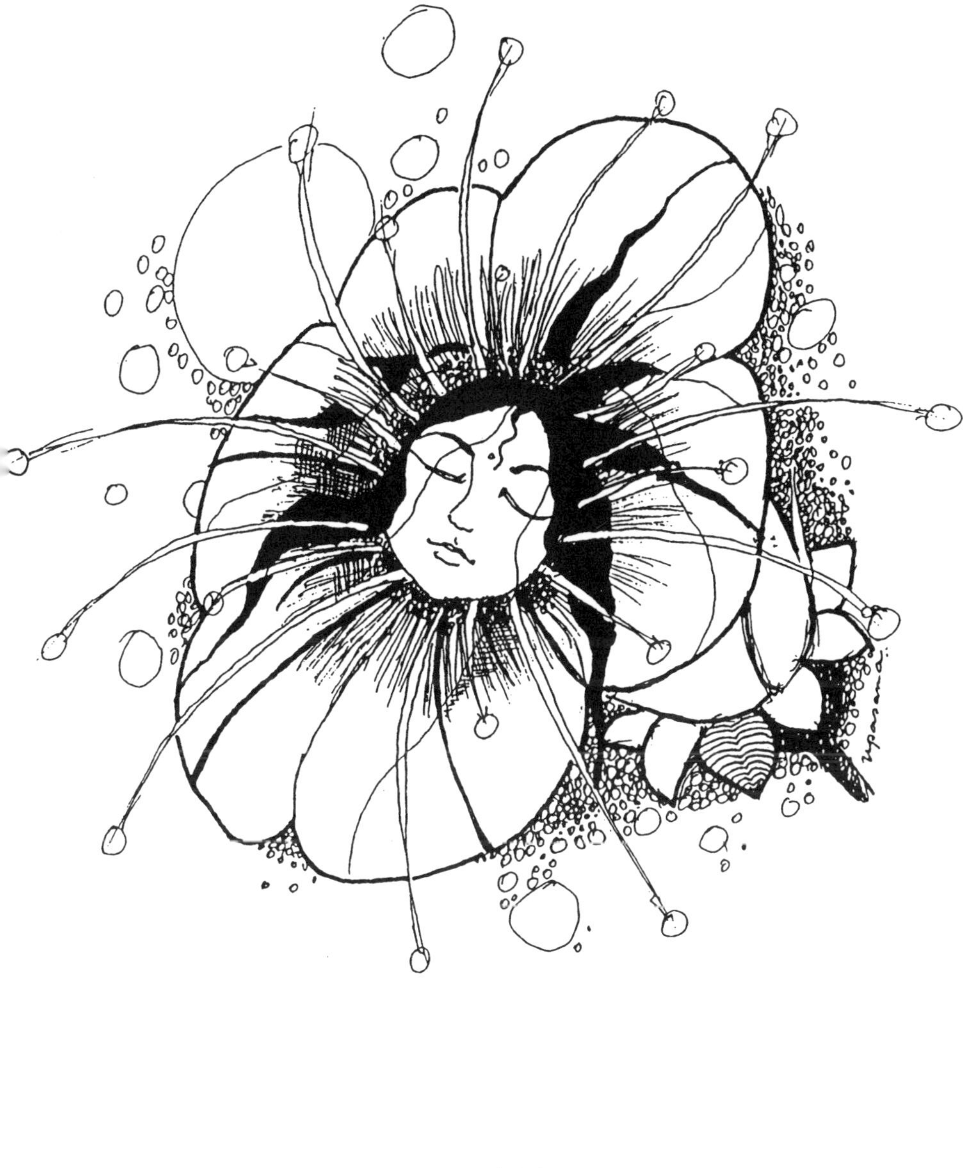

Liebe

17.

Liebe

Emotionale Liebe... Geben und Nehmen... Mutterliebe...

Beschränktheit der Beziehungen...

Liebe ohne Grund... Traurigkeit und Sehnsucht...

Demut und Hingabe... Partnerschaft... Nächstenliebe...

Wenn auch tagtäglich millionenhaft bewundert, erträumt und ersehnt, die emotionale Liebe ist konditioniert und hat daher enge Grenzen und viele Beschränkungen. Es ist eine Form der Liebe, die auf Erwartungen und Verlangen beruht.

Sie ist befleckt von Selbstsucht und Egozentrik. "Ich liebe jemanden, weil mir dieser Mensch viel Freude gibt..." "Ich liebe alles in der Welt, weil es mir Annehmlichkeiten vermittelt...." Oftmals reden wir vom Partner wie von persönlichem Besitztum: "*mein* Mann", "*meine* Frau".

Diese Haltung macht abhängig, bringt unselige Verkettungen, Verhaftungen und Gebundenheit mit sich. Die meisten Beziehungen gehören dieser Kategorie an.

Und doch ist da auch eine andere Form der Liebe, in der das Geben wichtiger ist. Wir erleben das zum Beispiel in der Anfangsphase einer Partnerschaft, in der beide so glücklich sind. Da ist ein Drang, dem Partner immer mehr zu geben. Ein edler Wettstreit, wer dem andern wohl mehr geben könne. "Ich gebe dem anderen alles, damit er glücklich wird. Seine Freude ist meine Freude." Das ist die gereinigte Form der Liebe.

Aber auch diese Form des Liebens hat ihre Grenzen. Wir sind zwar bereit, alles aufzugeben für die Freude eines anderen Menschen – aber nur so lange dieser unsere Liebe und Zuneigung einigermaßen erwartungsgemäß erwidert.

Außerdem beschränkt sich der Wunsch, Gutes zu tun hier nur auf eine Person. Wie wunderbar wäre es doch, wenn wir diese Einstellung ganz natürlich zu allen Menschen haben könnten, dann würde niemals Leid daraus entstehen.

Als reinste Form zwischenmenschlicher Beziehung wird das Verhältnis zwischen Mutter und Kind bezeichnet. Diese Beziehung basiert auf einem Gefühl von Liebe und Freude, bei dem die Mutter sich selbst vollkommen aufgibt.

Aber auch diese Liebe ist durch viele Faktoren beschränkt. Selbst Mutterliebe ist mit Erwartungen verknüpft. Es gibt Mütter, die sich in ihre Kinder vernarren und sie als ihr Eigentum betrachten. Wenn das Kind dann beginnt, eigene Wege zu gehen, fühlt sich die Mutter verletzt.

Wenn man sich nur auf Grund einer Erwartung hingibt, dann ist das eben nur ein Handel. Jede Form zwischenmenschlicher Beziehungen unterliegt dieser Beschränkung. Wirklich vollkommene Liebe ist nicht möglich, so lange du abhängig bist. Du kannst vielleicht große Erfüllung finden, aber nicht die Vollkommenheit.

Bhakti-Yoga[31] führt dich über diese Grenzen hinaus, lässt dich unkonditionierte und unbeschränkte Liebe erfahren. Ein starkes Verlangen ist die Kraft, die Menschen zu dieser Liebe bringt. Diese Sehnsucht ist anfänglich sehr schmerzhaft und mit starker Empfindsamkeit verbunden. Es ist ein Schmerz, der nicht vergleichbar ist mit dem Schmerz der Enttäuschung. Es ist auch keine Emotion, es ist einfach ein ganz intensives Gefühl, das danach drängt, die Liebe zu finden. Es ist eine Sehnsucht, die sich bis zu ihrer absoluten Erfüllung verstärkt. Die Erfüllung ist ein inneres Fest.

Das Individuum findet Erfüllung in vollkommener Liebe, die auf nichts gerichtet ist. Diese Liebe findet ihren Ausdruck in überfließender Dankbarkeit. Hier ist nichts konditioniert. Diese Liebe hat keinen Grund.

Wenn sich diese Liebe in dir findet, verstummst du innerlich. Du fällst in einen Zustand der Verwunderung, in dem du die Fähigkeit dich auszudrücken, verloren hast und ein Gefühl absoluter Ruhe und Stille dich umgibt. Das ist die Erfüllung des *Bhakti-Yoga*. Ein Zustand, in dem die Todesangst überwunden ist und das Gefühl der Unsterblichkeit sich einstellt. Du machst die Erfahrung einer Liebe ohne jeglichen Grund, die überfließt in Liebe allem und allen gegenüber.

Für einen sensiblen, emotional veranlagten Menschen ist der Weg des *Bhakti-Yoga* der einfachste. Er erlaubt, die Sensibilität zu nutzen und die Sehnsucht zielbewusst zu lenken.

Ein kleines Kind hat nur *eine* Sprache, durch die es sein Unbehagen ausdrücken kann, es weint und schreit. Das ist der harmloseste Weg, übermäßige Energie abzugeben. Aber mit dem Erwachsenwerden haben wir gelernt, das Weinen zu unter-

---

[31] Einer der vier Pfade des Yoga: Der Pfad der Liebe und Hingabe.

drücken. So finden wir andere Ausdrucksformen für unser Unwohlsein und richten dadurch bei uns selbst und anderen Schaden an. Auf dem Pfad der Hingabe, transformiert sich Leid in Sehnsucht.

Sehnsucht ist das Schreien des Herzens. Der Mensch schreit in seinem Herzen wie ein Kind, wodurch er sich vom Leid befreit und erleichtert fühlt. Es entsteht ein Zustand innerer Sanftheit. Wenn du einmal täglich aus der Tiefe deines Herzens alle unterdrückten Gefühle herausweinen könntest, würde der Rest des Tages für dich sehr angenehm verlaufen. Das würde dich bescheiden machen.

Wenn du weinst, wie ein Kind weint, wird die Mutter kommen und dich umarmen. Sie wird dich schützen. Wenn das Kind im Arm der Mutter liegt, ist alles vergessen. Das Gleiche geschieht mit dir. Wer das kennt, braucht kein Wissen und keine Meditation. – Er ist auf direktem Weg, wo keine Wegweiser vonnöten sind.

Verwandle Traurigkeit in Sehnsucht! Das Leid kann durch vollkommene Annahme in Sehnsucht transformiert werden. So wird es möglich, durch schwierige Situationen zu gehen. Wenn du traurig bist, dann weine und ergib dich. So wandelst du Traurigkeit zu innerem Frieden.

Wenn du aber gegen die Traurigkeit kämpfst, entstehen Frustration und Gefühlsausbrüche. Scheue dich also nicht, dich der Traurigkeit hinzugeben, denn sie wird dich wieder zur Zufriedenheit geleiten.

Die Gegenwehr, die wir leisten, wenn wir fürchten, uns selbst zu verlieren, ist Angst. Der seltsame Drang, sich selbst verlieren zu wollen, ist Sehnsucht.

Jedes Verlangen, das du hast, beinhaltet diese Sehnsucht. Es ist das Verlangen, zu unserer Quelle zu gelangen. Alles Verlangen, strebe es nun nach Ideen oder Zuständen, nach Essen und Trinken oder materiellen Besitz, ist dadurch motiviert.

Aber die Vorstellung, sich auf den verschlungenen Wegen von Verlangen und Sehnsucht willentlich und bewusst zu verlieren, löst Gegenwehr und Angst in uns aus. Wir möchten für immer glücklich und friedvoll sein, ohne uns selbst zu verlieren. Das kann niemals geschehen.

Ohne Liebe gibt es keinen Sinn im Leben. Nur mit ihr kann das Leben bedeutungsvoll werden. Glück und Freude des Verliebtseins, können sich entfalten, weil das Ego vollkommen aufgibt.

Gib dich in Demut und Bescheidenheit und ohne jegliche Erwartung hin. So lange Erwartungen da sind, entsteht Leid, weil wir an die Grenzen und Beschränkungen persönlicher Beziehungen stoßen.

Der Intellekt kann sich einen perfekten Menschen vielleicht erdenken – aber deswegen existiert dieser noch lange nicht......

Nur weil du nicht weißt, wie du Liebe direkt erfahren kannst, brauchst du einen Partner. Auch alle anderen Beziehungen zur äußeren Welt und zu anderen Menschen hast du nur deshalb, weil du nicht weißt, wie du Liebe in dir direkt erfahren kannst.

Wenn jemand die Erfüllung findet und den Prozess der Sehnsucht und der Hingabe wirklich in sich zulässt, dann erlebt er den hingebungsvollen Zustand in allen seinen Beziehungen.

Viele Menschen denken bei dem Wort *Hingabe*, man müsse sich buchstäblich *jemandem* hingeben. Gib dich dir selbst hin! Es ist wichtig, dass du dieses Gefühl der Hingabe *in dir* hast.

Gib deinen Intellekt dem eigenen Gefühl im Herzen hin. Solange du im Kopf lebst, hast du Probleme. Er hat dann die Führung, und beeinflusst das Gefühl. Das Gefühl, das mit vielen Gedankenprozessen belastet ist, schlägt wieder zurück. Es reflektiert sich wieder im Geist, und so entstehen Emotionen.

Wenn der Geist langsam ist, dann attackiert er das Gefühl nicht. Wenn du sehr entspannt bist, dann ist das Gefühl auch sehr sanft und freundlich. Bei einem sanften Gefühl sind auch die Emotionen sanft und freundlich.

Wenn du anfängst, mit dem Gefühl zu leben, dann übernimmt dieses die Führung in deinem Leben. Das Gefühl ist vollkommen unabhängig, es nährt sich selbst und darin besteht auch seine Schönheit.

Der Gedanke der Hingabe ist für das Ego sehr beängstigend. Deshalb ist vielleicht "Liebe" dafür das bessere Wort, aber gemeint ist das Gleiche, egal ob wir es Loslassen, Hingabe, Liebe oder Entspannung nennen.

Wenn du aus dem Zentrum des Herzens heraus lebst, dann integriert dies die Aktivitäten des Kopfes. Das Leben wird schön, und du kannst die Dinge akzeptieren.

Dein Herz sagt: Komm, ruhe dich hier aus, ich kümmere mich um diese schwierige Situation. Es versucht dich ständig zurückzurufen. Immer, wenn du dich verletzt fühlst, dann sagt es: "Komm zurück".

Aber deine Arroganz erlaubt es dir nicht und sagt: "Nein. Ich will wieder kämpfen und gewinnen und etwas beweisen." Du identifizierst dich mit dem Intellekt. Du wirst sehen, dass du unter der Herrschaft des Intellektes nicht die Erfüllung im Leben finden kannst. Stelle dich also dieser Herausforderung!

Brauche ich also keinen Menschen mehr, wenn ich Frieden und Glück in mir habe ?

Ja, im Prinzip brauchtest du niemanden. Aber es würde dir auch nichts ausmachen, mit einem Partner zu leben. Du lebst dann friedlich mit dem Partner. So gibt es denn auch keinen Grund, ihn zu verlassen.

Wenn du jedoch keinen Partner hast, wirst du aufhören, danach zu suchen. Hast du einen, wirst du weiter mit ihm zusammenleben. Ganz einfach. Wenn dein Partner vielleicht doch nicht mag, dass du Frieden und Glück in dir trägst, und dich deswegen verlässt, dann spielt das keine Rolle für dich.

Ist Verliebtheit und persönliche Liebe eine Täuschung ?

Liebe zu einer anderen Person reflektiert die Liebe, die in dir ist. In dem Sinne ist sie keine Täuschung. Liebe zu sich selbst ist keine Illusion.

Dass ich Liebe von einem anderen Menschen *bekomme*, das ist Illusion.

Warum bin ich nicht in der Lage, allen unbegrenzte Liebe zu geben ?

Du selbst beschränkst die Liebe. Wenn die Liebe aber nicht mehr auf bestimmte Menschen fokussiert ist, ergießt sie sich einfach wie ein unkanalisierter Strom nach außen. Ohne dein Zutun. Das *geschieht* einfach. Wirkliche Liebe braucht keinen Ausdruck.

↳ *Ist Liebe ein Gefühl des Einsseins mit sich selbst ?*

Die Formel ist kurz und einfach und wundervoll: Der Zustand tiefer Zufriedenheit, also der Zustand tiefen Friedens, das ist auch ein Zustand tiefer Liebe.

↳ *Wenn ich weise bin, verliebe ich mich dann nicht mehr ?*

Wenn du weise bist, dann *bist* du im Zustand der Liebe und hältst nicht mehr Ausschau nach äußerer Liebe. Warum solltest du dich nur in eine einzige Person verlieben?

Kennst du das Gefühl, alle Menschen zu lieben? Es ist ein sehr intensives Gefühl ohne Emotionen. Du könntest die Welt umarmen! Alles! Nicht nur eine Person.

Wenn du dich aber verliebst, ist deine Liebe auf eine Person fokussiert. Du bist dann verbunden mit einem Menschen und deswegen ist da auch "Festhalten".

Wenn du in der Liebe bist, ist das Gefühl das gleiche, aber woran solltest du dich festhalten? Da ist kein Besitzanspruch und keine Verlustangst. Es ist die große Liebe. Das gleiche Spektrum wie wenn du verliebt bist. Aber nicht so verengt, sondern grenzenlos ausgedehnt.

Es ist die Liebe, die überfließt aus einem natürlichen Zustand der Zufriedenheit. Du bist so davon erfüllt, dass du es nicht auf dich begrenzen kannst. Es ist ein Gefühl des Überfließens. Ohne jeden Grund!

Diese Liebe ist vergleichbar mit einer Blume. Sie blüht für jeden. Sie macht keine Unterschiede. Sie gibt ihren Geruch allen ohne Einschränkung und Intention. Deswegen wird sie von allen geliebt.

↬ *Aber es gibt doch diesen uralten Wunsch, alles mit einem Menschen zu teilen. Wie soll man es damit halten ?*

Kannst du denn nicht alle Dinge mit jedem Menschen teilen? Brauchst du dazu wirklich eine ganz bestimmte Person? Da begrenzen wir uns doch.

↬ *Was ist der Grund dafür, dass ganz bestimmte Menschen Anziehungskraft aufeinander ausüben ?*

Es ist eine *Tendenz* in dir, in deinem Umfeld nach Menschen und Dingen Ausschau zu halten, die dir attraktiv erscheinen. Menschliche Beziehungen unterscheiden sich nicht von anderen Attraktionen unserer sichtbaren Welt. Ein Mensch erscheint dir attraktiv auf Grund dieser Tendenz.

Es löst eine innere Unruhe und eine Suche in dir aus. Dann siehst du dann jemanden, schaust in seine Augen und verliebst dich. Warum und wie es geschieht, ist schwierig zu erklären. Wenn du wissen willst, warum du dich gerade in einen bestimmten Menschen verliebt hast, dann musst du vielleicht zum Astrologen gehen, der für dergleichen Geheimnisse Erklärungen haben mag.

Wenn du lernst, dich alleine wohl zu fühlen und zufrieden zu sein, dann wird diese unruhige Suche aufhören. Du könntest dann die attraktivsten Menschen der Welt treffen, von denen du früher vielleicht kaum zu träumen wagtest. Deine Fähigkeit,

Herzenswärme, Schönheit und andere lobenswerte Eigenschaften zu schätzen, bleibt zwar bestehen, aber der inbrünstige Wunsch, diesen attraktiven Menschen näher zu kommen, wird schwächer. Das Gefühl für die Schönheit des Lebens geht nicht verloren. Aber du siehst nun Schönheit in allen Menschen.

Der tief in deinem Unterbewusstsein verankerte Wunsch nach Geborgenheit und die damit verbundenen romantischen Vorstellungen ließen dich auf die Suche nach einem Partner begeben und vielleicht einen finden.

Tatsache des Lebens ist aber doch, wenn wir die Sache realistisch betrachten, dass du immer allein bist.

Wie ist die Beziehung hier in unserer Gruppe? Woran fehlt es? Es ist doch perfekt. Jeder ist unabhängig und fühlt sich gut dabei. Da existiert eine Beziehung, die man nicht definieren kann. Wenn es hier jemandem schlecht geht, würde doch jeder helfen. Dennoch liegt keine sentimentale und emotionale Verbindung vor.

Die Sehnsucht sollte dahin gehen, das Angenehme in dir selbst zu finden. Verliebe dich in dich selbst. Du liebst doch das gute Gefühl, das dich umfängt, wenn du mit jemandem zusammen bist. Lerne direkt dahin zu gehen, ohne ihn, ohne sie, ohne alles.

⇨ *Was ist der Unterschied zwischen "einsam" und "allein" ?*

Wenn du *einsam* bist, dann vermisst du etwas, einen Menschen oder irgend etwas. Wenn du dagegen *allein* bist, verrmisst du nichts – dann bist du einfach mit dir selbst und dabei zufrieden. Allein zu sein ist eine unumstößliche Tatsache, Einsamkeit dagegen ist Illusion, eine Einbildung.

↬ *Man kann ja wohl kaum die Beziehungen dieser Gruppe mit denen in einer Familie vergleichen!*

Der Irrtum beruht auch hier wieder auf der Annahme, dass unser Wohlbefinden von der Außenwelt abhängig sei. Ob du mit jemanden zusammenlebst oder nicht, das spielt keine Rolle.

Es ist wichtig, wie du selbst innerlich bist. Jemand, der allein ist, hängt sein Leid daran auf, dass er allein ist und jemand, der mit anderen zusammen ist, der hängt sein Leid am Zusammensein fest.

Glücklich wirst du nur, wenn du die Erfüllung in dir findest. So lange das für dich nicht wichtig ist, wie du dich fühlst, hast du Spiritualität nicht kennengelernt.

↬ *Ist Aggression fehlende Liebe ?*

Wenn ein kleiner Junge etwas Falsches tut, indem er seine Aggressionen auslebt, dann sollte man sehen, wie er sich innerlich fühlt. Er ist unglücklich. Könntest du sehen, wie es in ihm aussieht, würdest du nicht ärgerlich sein, sondern Mitgefühl mit ihm haben. Ob das dann Früchte trägt, das liegt nicht an dir.

Den Kindern nur zu sagen, dass sie etwas Falsches tun, ist nicht der richtige Weg. Sie hören ständig, was sie nicht tun sollen. Aber niemand erzählt ihnen, was zu tun ist.

Eine gute Absicht und Mitgefühl können einem Menschen helfen, Aggressionen zu überwinden.

Also entspricht dieses Verständnis dem Gebot "Liebe deinen Nächsten wie dich selbst" ?

Die Nächstenliebe geschieht, wenn du dich selbst liebst. Liebe dich selbst, das ist genug. Das beinhaltet alles. Der Rest geschieht. Liebe ist wie Raum und sollte allem Platz geben, nicht nur den guten Dingen. Auch die schlechten Dinge haben da ihren Platz.

Es gibt allem und jedem Platz, weil du friedlich bist. Der Ausdruck der Liebe ist nur ein kleiner Teil. Die Liebe selbst braucht keinen Ausdruck. Sie weiß, wie sie sich selbst ausdrückt.

Unser Problem ist es, dass wir versuchen, alles verstandesmäßig zu zerlegen, selbst die große Liebe. Wir versuchen, die große Liebe mit unserem kleinen Intellekt zu verstehen.

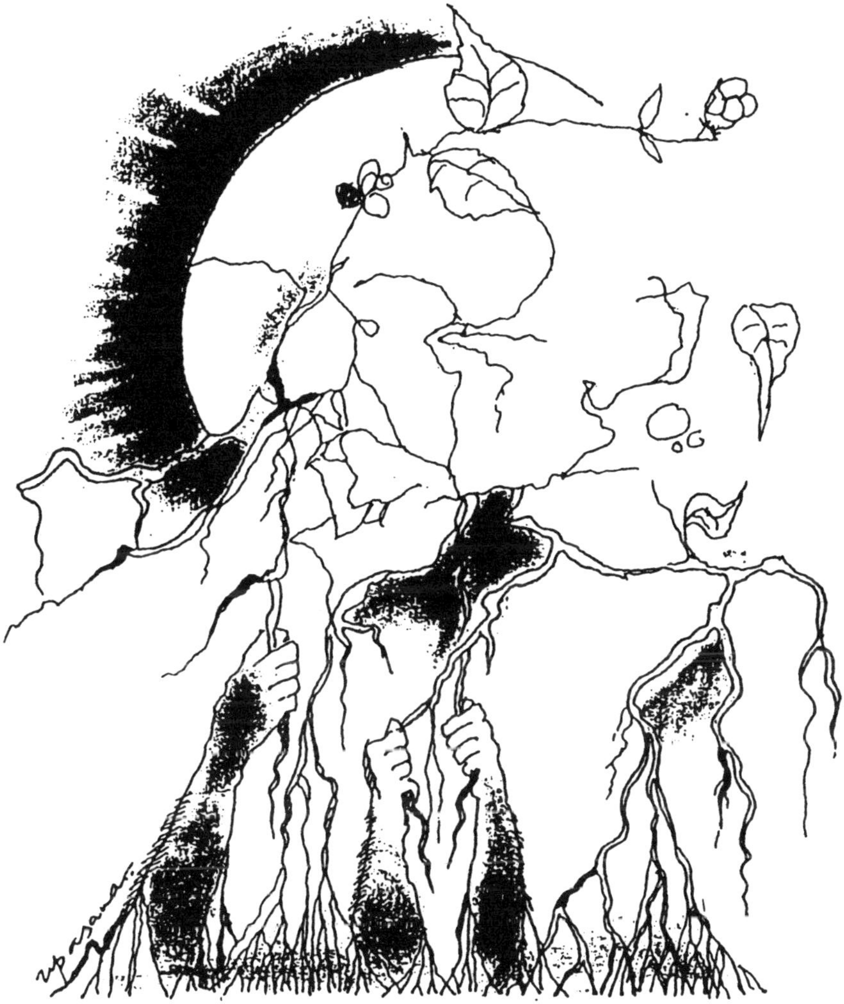

Karma

18.

Karma

Hilflosigkeit... Sich leicht fühlen... Tendenzen... Reaktionen...
Bindende Handlungen... Richtiges und falsches Handeln...
Sensible und unsensible Menschen...
Physische und mentale Handlungen... Absicht der Handlung...
Handlung als Opfer... Geschehen lassen... Freier Wille...

Wenn wir in diese Welt hineingeboren werden, ist Schreien der erste Ausdruck unseres Lebens. Es ist die Hilflosigkeit, die in jedem von uns existiert und sich bereits bei der Geburt ausdrückt.

Wir sind unfähig, in uns vollkommene Zufriedenheit zu finden. Diese uns angeborene Hilflosigkeit ist Ursache für all unser Handeln. Jede Aktivität zielt nur darauf ab, dieses unangenehme Gefühl der Hilflosigkeit in uns zu überwinden.

Dieser Zwang zum Handeln, der noch keine Richtung angenommen hat, ist das ursprüngliche Leid, die Unfähigkeit, sich leicht zu fühlen. Diese innere Ruhelosigkeit wächst im

Menschen und findet ihren Ausdruck im Geist. Wir handeln nur, um von diesen Kräften der Unruhe loszukommen.

Diese Unruhe wird entfacht durch Eindrücke aus der Vergangenheit, sog. *latente Tendenzen*[32], die bestimmen, wie und mit welcher Intensität wir auf bestimmte Situationen reagieren. Ohne diese *Tendenzen* würden wir nicht reagieren. Jede Reaktion, ob freudig oder enttäuschend, ist der Ausdruck solcher *Tendenzen*. Wenn du reagierst, nicht physisch sondern emotional und mental, dann wird diese *Tendenz* wieder genährt und gestärkt. Bei der nächsten Gelegenheit wird dann die Reaktion noch stärker. Wenn die Eindrücke aus der Vergangenheit, die *Tendenzen* sehr stark in dir werden, hast du hinsichtlich deiner Reaktionen keine Wahl mehr. Das bedeutet dann, dass du keine Freiheit hast und leidest.

Wenn diese Reaktionen oder *Tendenzen* in der äußeren Welt ihren konkreten Ausdruck finden, nennt man dies *Karma*. Die wörtliche Übersetzung von Karma heißt "Handlung, Tat, Werk". Gemeint sind allerdings nicht äußere Handlungen, sondern die Emotionen und Absichten, die mit den Taten verbunden sind.

Es handelt sich aber nicht um die physische Handlung, sondern um die mentale Aktivität. Die physische Handlung, die nicht mit dem Verstand verbunden ist, z.B. Herzschlag, Verdauung, Atmen, Gehen, kann nicht als *Karma* bezeichnet werden, weil sie keine bindende Kraft hat. Handlungen, die ohne Beteiligung des Verstandes geschehen, nach wissenschaftlicher Definition "motorisch" ablaufen, sind wertneutral und daher nicht Karma.

---

[32] Tendenzen sind Samskaras, die bereits in Kapitel 12 erklärt wurden.

Konflikte bereiten uns die Handlungen, bei denen die Frage auftaucht, ob sie auszuführen sind oder nicht. Tagtäglich haben wir eine Unzahl kleiner und größerer Dinge zu entscheiden, die so oder anders gemacht werden können.

Vor allem sensible Menschen geraten hier in einen Konflikt. Sie möchten anderen Menschen nicht schaden, weil ihr Gewissen das nicht erlaubt. Sie schaden sich selbst und leiden daher mehr, weil ein Gefühl von Verpflichtung und Verantwortung sie bindet.

Dickhäutige und unsensible Menschen haben da eindeutig weniger Probleme mit sich selbst, aber dafür bereiten sie ihrer Umgebung um so mehr Probleme. Sie lassen das Leid nicht an sich heran, sondern bringen es anderen Menschen. Für diese gibt es hier keine Antwort.

Es geht nicht darum, deine Handlungen zu verändern, es kann hier nur aufgezeigt werden, wie du deine Einstellung verändern kannst. Dadurch können sich Konflikte auflösen. Die Handlung wird perfekt vollzogen, und du bist bei den Ergebnissen der Handlung nicht gebunden. Der emotionale Faktor bestimmt die Handlung. Die physische Handlung ist nur das, was aus der wirklichen Handlung entsteht. Die mentale Handlung, die dahinter steht, ist die *wirkliche* Handlung. Daher ist es nicht notwendig, sich aus dem Geschehen der Welt zurückzuziehen. Das wäre ohnehin unmöglich.

Es gibt Menschen, die sich aus der Welt zurückziehen, um ein Leben der Entsagung zu führen. Sie möchten durch äußere Distanz innere Ruhe finden. Letztendlich ist aber nicht wichtig, was du tust, sondern nur, wie du es tust. Handeln geschieht nicht äußerlich, es geschieht in dir.

Jede Handlung an sich ist neutral. Es sind die Emotionen, die ihr den Stellenwert, die Qualitäten geben, und dadurch wirst du gebunden. Es ist nicht nötig, deine äußerlichen Aktivitäten zu verändern, etwa deinen Arbeitsbereich oder den Beruf zu wechseln. Da liegt nicht das Problem. Achte auf den mentalen Bereich, denn da entsteht die eigentliche Handlung. Es kommt nur darauf an, dass deine innere Einstellung dazu stimmt.

Eine Geschichte soll dies verdeutlichen: Ein älterer Mönch und seine Schüler wollten einen Fluss überqueren und suchten eine Stelle, wo das Wasser seicht war. Da sahen sie eine junge Frau, die vergebens versuchte, den Fluss zu überqueren. Der ältere Mönch bot ihr hilfreich an, sie auf seiner Schulter durch das Wasser zu tragen. Gerne willigte sie ein, und er trug sie durch den Fluss. Der eifrige Schüler wunderte sich, dass sein Lehrer nun leichtfüßig eine junge Frau auf seiner Schulter durch den Fluss trug, obwohl er doch das Gelübde der Keuschheit abgelegt hatte. Der Mönch setzte sie ab und sprach nicht mehr darüber. Im Geiste des Schülers aber fing es nun an zu arbeiten: er konnte und wollte nicht begreifen, dass sein doch sonst so tugendhafter Lehrer eine Frau angefasst hatte. Er konnte nicht länger an sich halten und fragte: „Wie kannst du eine junge Frau tragen, obwohl du das Gelübde der Keuschheit abgelegt hast?“ Der Mönch lachte: „Mein lieber Schüler, ich habe sie auf meiner Schulter getragen und auf der anderen Seite des Flusses angesetzt. Du aber trägst sie immer noch in deinem Kopf... *Das* ist wirkliches Tragen, nicht das, was ich getan habe.“

Die Absicht bestimmt deine Handlung und sie bestimmt die Intensität deines *Karmas*. Es ist deine Absicht, die sich in Reaktionen äußert. Der qualifizierende Aspekt der Handlung ist deine Reaktion, diese fällt zurück in dein Unterbewusstsein und äußert sich das nächste Mal mit größerer Intensität.

Damit verfängst du dich in diesem Zyklus. Durch die Reaktionen häufen sich die *Karmas* in uns und drücken sich als Ärger, Gier, Hass oder Eifersucht aus.

Wenn du handelst, dann tust du das in der festen Überzeugung, dass du der oder die Handelnde bist. Das Problem liegt nicht in der Handlung selbst, sondern darin, dass du dich damit identifizierst. Diese Identifikation schafft Erwartungen und Ängste in dir.

Du erwartest günstige Ergebnisse und Erfolg, was aber nicht nur in deinen Händen liegt. Du hast nur die Wahl zu handeln, oder es zu unterlassen. Die Ergebnisse deiner Handlung sind nicht von dir abhängig, sie sind bedingt durch die Gesetze der Natur.

Auch wenn du für die Ergebnisse deiner Handlungen nicht verantwortlich bist, heißt das aber nicht, dass du *generell* keine Verantwortung trägst. Du kannst dich nicht aus der Verantwortung deines Entscheides ziehen, sondern nur sagen, dass du nun keine weiteren Erfolgserwartungen mehr hast.

Betrachte jede Handlung als eine dir auferlegte Aufgabe, für die du dein Bestes gibst. Akzeptiere jedes Ergebnis und betrachte dich selbst als ein Instrument der Natur.

Diese Einstellung befreit dich von falschem Stolz und von Schuldgefühlen. Überlasse die Früchte deiner Handlungen den natürlichen Gesetzmäßigkeiten von Ursache und Wirkung, die du nicht verändern kannst.

Wir halten allzu gerne unsere Handlungen für großartig und ungeheuer wichtig, da die Gesellschaft uns suggeriert, nur ein aktives Leben sei ein gutes Leben.

Karma Yoga der Pfad des selbstlosen Handelns führt dich zu der Erkenntnis: Betrachte alles, was du tust, als eine

Opferhandlung[33]. Du bist dann nicht verantwortlich für die Ergebnisse. Dadurch wird deine Aktivität vergöttlicht.

Die Kraft, die für eine Handlung aufgebracht werden muss, verringert sich, und die Freude verstärkt sich, weil da keine Angst mehr ist. Du bist nicht der Handelnde, du bist ein Instrument des Göttlichen. Sei einfach dankbar dafür.

↳ *Aber* ich *treffe doch Entscheidungen,*
bin nicht ich *dann die handelnde Person ?*

Entscheidest du denn wirklich, was du tust und was du nicht tust, oder geschieht es nicht einfach? Es geschieht nichts, was nicht geschehen soll, nichts, das nicht in der natürlichen Ablaufkette von Ursache und Wirkung liegt. Was nicht geschehen sollte, das könntest du nicht tun.

Du hast nur die Vorstellung, dass du etwas tun könntest. Lass es fließen und gehe hindurch. Wenn du denkst, du seist die handelnde Person, bedeutet das doch auch, dass du die Handlung beenden könntest. Versuche den Fluss anzuhalten, es geht nicht.

Wenn die Dinge nicht so passieren, wie du sie gerne hättest, dann klagst du andere an. Kein gutes Spiel!

Alles passiert einfach nur, du hast gar keine Wahl. Für das, was jetzt gerade mit dir geschieht, hast du dich doch auch nicht entschieden. Es gibt nichts zu entscheiden. Du bist einfach nur da!

---

[33] Ein Opfer bedeutet in der indischen Tradition, dem Göttlichen in einer freudigen und hingebungsvollen Weise Dankbarkeit zu erweisen, mit dem Verständnis, dass alles göttlich ist.

↬ *Soll ich einfach alles nur geschehen lassen ?*

Wenn du es vollkommen geschehen lassen kannst, ist das wunderbar. Lass die Dinge so weit wie möglich einfach geschehen. Kämpfe nicht! Denke nicht, dass die Ergebnisse so sein müssen, wie es von dir erwartet wird.

Aber du kannst natürlich nicht unter dem Deckmantel des Loslassens Dinge leichtsinnig vernachlässigen. Du darfst nicht einfach der Vernachlässigung Raum geben – im Namen der Spiritualität! Erfülle deine Aufgaben gewissenhaft, sonst wird es zur Flucht. Man kann sich nicht einfach aus der Verantwortung stehlen.

Identifiziere dich nicht mit dem, was du tust. Trage nicht die Last, dass du verantwortlich seiest für den Erfolg. Sei aufrichtig und gib dein Bestes, das ist alles.

Die Welt geht auch ohne dich weiter. Selbst wenn du heute verschwindest. Nichts wird geschehen, wenn du nicht mehr da bist. Wir denken, wir hätten eine große Verantwortung. Das macht das Leben für uns zur Last. Je mehr du dich jedoch hingibst, je mehr du entspannst, um so schöner geschieht einfach alles. Alles, was im entspannten Zustand geschieht, kann nur gut sein. Du wunderst dich dann nur noch, wie gut alles läuft.

↬ ***In meiner Firma werde ich aber dafür bezahlt, dass ich effizient bin, und hier lerne ich: Lass die Dinge geschehen.***

Effizient bist du doch dann, wenn du gelassen durch schwierige Situationen gehen kannst. Dann ist auch das Ergebnis gut.

Du entscheidest nicht, was herauskommt, das liegt nicht in deinen Händen. Wenn du das verstanden hast, dann kannst du ruhig bleiben. Der Rest unterliegt nicht deiner Kontrolle. Je mehr du loslassen kannst, um so größer ist deine Klarheit und umso besser deine Entscheidungskraft. Auch die Entscheidungen werden spontaner und treffsicherer, wenn du wirklich entspannt bist.

> *Wenn alles vorbestimmt ist, dann kann ich nur akzeptieren?*

Ja. Aber vollkommene Akzeptanz zu entwickeln, braucht Zeit. Wenn du wirklich loslässt, wenn du mehr und mehr entspannst, dann wirst du irgendwann sehen, dass sich deine Fähigkeit zu akzeptieren mehr und mehr ausdehnt. Dann lässt du wirklich los.

> *Zu erkennen, was zu tun ist oder nicht zu tun ist, das ist der schwierige Punkt.*

Hingabe kann diesen Konflikt auflösen. Die Entscheidung *geschieht* einfach, wenn du aufgibst. Besseres kann nicht geschehen.

Das macht uns Angst, denn es mangelt uns an Vertrauen zu uns selbst. Wir versuchen mühsam, den Zustand vollkommener Hingabe oder vollkommenen Loslassens hier intellektuell zu begreifen. Und dabei ist es einfach ein Zustand, in dem es nichts zu entscheiden gibt!

↯ *Dann gibt es also so etwas wie den freien Willen überhaupt nicht ?*

Auch der freie Wille ist eine Illusion, weil vom absoluten Standpunkt aus alles Illusion ist, auch Gebundenheit, Befreiung oder Erleuchtung.

Aber vom relativen Standpunkt aus ist das Hier und Jetzt für uns Realität, die sich in verschiedene Richtungen aufteilt wie gut und schlecht oder richtig und falsch.

Es gibt Illusionen, die nützlich sind für deine Befreiung, die nennt man "Wissen". Es gibt Illusionen, die dich stärker binden, und die nennt man *Unwissenheit.*

Benutze den freien Willen, um die eigenen Verwirrungen zu überwinden. Wenn du deinen freien Willen nicht nutzen willst oder kannst, dann geh und frage einen weisen Menschen, welchen Weg du einschlagen sollst. Er leitet dich dann in eine ganz bestimmte Richtung, um die Verwirrung wegzunehmen.

Allerdings ist da noch eine weitere Möglichkeit, diesen freien Willen zu benutzen. Da wählst du dann überhaupt nicht mehr, du erlaubst es, dass die Wahl geschieht, wie sie geschehen soll. Das geschieht, wenn du vollkommenes Vertrauen in das Leben hast. Wenn du mit dem Auto in einer unbekannten Gegend fährst, dann musst du der Karte folgen. Wenn du das Fahren "dem großen Fahrer" überlässt, dann setzt du dich hin, kannst entspannen, schaust nur noch zu und genießt die Fahrt.

Rama Krishna bringt dazu eine wunderschöne Geschichte: Ein armer Mensch hat einen großen Korb mit Gemüse auf seinem Kopf, den er zum Markt bringen will. Er sitzt im Zug und trägt den Korb immer noch auf dem Kopf. Ein anderer fragt ihn, was er damit tue. Er sagt, das sei Gemüse, das er zum Markt tragen wolle. Der andere fragt ihn: "Ist das nicht schwer?" Der antwortete: "Ich muss das zum Markt tragen, ich will das verkaufen." "Aber warum trägst du es denn?" "Wer soll es denn sonst tragen, möchtest du es tun?". "Nein, aber der Zug trägt es. Der Zug trägt dich und er trägt auch das Gemüse."

↳ *Ich versetze mich in die Situation des Gemüsehändlers, der seinen Korb abgesetzt hat und frage mich, wer arrangiert nächste Woche meinen Umzug ?*

Der Unterschied zu dieser Geschichte ist, dass der Korb *nur in der Vorstellung* existiert. Die Bürde existiert nur in deinem *Kopf*. Du kannst nicht fragen, wer trägt den Gemüsekorb, wenn du ihn abgestellt hast.

Lass das Gefühl der Last und der Bürde einfach weg. Alles sorgt für sich selbst. Da gibt es ein Gesetz des Lebens, das wir noch nicht verstanden haben. Die Wünsche sind die Kräfte, die in deinem Leben alles bewegen. Alles was du tust, bewegt sich auf Grund deiner Absichten in eine bestimmte Richtung.

Nehmen wir an, ich würde diesen Stift an dieses Brett werfen. Ich kann entscheiden, wann ich ihn loslasse und welche Richtung er einschlägt. Wenn er meine Hand verlassen hat, ist er nicht mehr unter meiner Kontrolle. Er geht selbständig dahin, wo er hinzugehen hat. Du kannst nicht da hinterher rennen und versuchen, ihn in die "richtige" Richtung zu bringen. Genau so ist es mit deinen Wünschen. Sie bringen den Geist in eine ganz bestimmte Richtung. Das Leben hat ein großes Potenzial, dir alles zu erfüllen. Es weiß auch, wie es dieses Ziel erreichen kann. Es ist intelligenter als du. Das Problem ist, dass wir eine ganz bestimmte Vorstellung haben, wie alles geschehen sollte. Wenn es dann in eine Richtung geht, die wir nicht verstehen können oder mit der wir nicht einverstanden sind, mischen wir uns ein. Wenn du in diesen Prozess eingreifst, dann blockierst du den Fluss. Wenn du Vertrauen hast, dann kannst du sehen, wie wunderbar deine Wünsche erfüllt werden. Dazu musst du loslassen. Du musst gar nichts tun.

↳ *Sind Karma und das, was als Geschwindigkeit und Unruhe bezeichnet wird, das Gleiche ?*

Ja, dieser Mechanismus, in dem sich die Energien der Unruhe oder der Geschwindigkeit ausdrücken ist *Karma*. Es ist ein einfacher Mechanismus, der ständig in unserem System tätig ist.

Du kannst für eine bestimmte Zeit ruhig sein, dann steigt die Energie auf und staut sich. Du empfindest dies als Langeweile und verspürst den Drang, von dieser übermäßigen Energie loszukommen. So schnell wie möglich findest du ein Ventil für diese Energie, um sie nach außen abzugeben. Dies geschieht z.B. beim Laufen, Sprechen, Essen und all den andern ungezählten alltäglichen Tätigkeiten. Dadurch erfährst du eine Erleichterung, die dir für den Moment ein angenehmes Gefühl gibt. Das nennt man *Genuss*.

Du verliebst dich in diesen Genuss. Aber da du die Essenz der Erfahrung nicht erkennst, verliebst du dich in das vordergründige Handeln. Du verstärkst das Verlangen nach Handlungen, in der Erwartung auf immer größeren Genuss. Das geschieht auf Grund unserer Unwissenheit über den Mechanismus, in dem sich die Energien der Unruhe ausdrücken.

Betrachte diesen Mechanismus an einem ganz einfachen Beispiel: Stell dir vor, du seiest durstig. Du bist unruhig, weil du Wasser zum Trinken brauchst. Die Energie konzentriert sich vollkommen auf dieses Verlangen. Wenn du dann das Wasser trinkst, löst sich dieses Verlangen auf. Diesen Prozess nennen wir Genuss.

Je schneller wir in den Genuss bekommen, um so schöner! So entstehen unsere Erregungszustände. Wenn dies explosionsartig gesschieht, sind dies die Höhepunkte unseres Lebens. Deshalb lieben wir die schnellen und intensiven Genüsse so sehr.

Allerdings versagen wir dabei immer wieder, wenn es darum geht zu erkennen, was da überhaupt geschieht. Wenn das Trinken beendet ist, dieses erleichternde Gefühl vorbei ist, dann befindest du dich in einem Zustand, in dem du zufrieden bist und für einen Moment nichts willst. Es ist ein einfacher Zustand des Geistes. Auch wenn dieser Moment einfach und zunächst unscheinbar ist, so dass wir ihn meist schnell übergehen, enthält er dennoch alles, wonach wir uns immer sehnen.

Der Genuss hat seinen Wert nur, weil er dich zu diesem Ziel bringt. Wir erkennen immer nur den Prozess, aber nicht das Ergebnis – der Weg ist uns wichtiger als das Ziel. Verpasse nicht diese einfache Zufriedenheit in dir. Du hast da keine Zwänge und keine Last in dir, da ist nichts, das sich verengt.

Alles, was sich zusammenzieht, das ist Leid – alles, was sich ausdehnt, das ist Leben. Jede Handlung hat zum Ziel, diese Ausdehnung auch im Kleinsten zu erfahren.

➷ *Ist das nicht ein natürlicher Prozess: Aufnehmen und Abgeben von Energie ?*

Er wäre harmlos und natürlich, wenn wir so harmlos und natürlich damit umgehen würden wie die Tiere, bei denen sich der Energiehaushalt von selbst regelt. Aber wir leben nicht mehr natürlich.

Wir steigern in uns künstlich Geschwindigkeit, da wir ständig ganz bewusst auf der Suche nach dem Angenehmen sind und so versuchen, unserem Leidensdruck zu entkommen. Wir machen uns dadurch zu Sklaven dieses Mechanismus. Wir leben in ständigem Zwang, von Energien loskommen zu müssen. So entwickeln wir unseren Handlungen gegenüber eine starke Verbundenheit und klassifizieren und verkomplizieren sie dadurch.

Allem, was wir tun, geben wir einen sehr hohen Stellenwert und verstärken dadurch den Prozess, bei dem die Energien immer wieder neu stimuliert werden.

Wenn die Proportionen stimmen zwischen den Energien, die du hast und denen, die du abgibst, ist alles in Ordnung. Wenn aber die Funktionen der Sinnesorgane nachlassen, weil du sie überstrapaziert hast, entsteht Leid. Wenn sich dann die Energien immer wieder erhöhen, weil du dieses Muster aufgebaut hast, endest du in wirklicher innerer Armut.

Paradox, dieses Elend des Reichtums: da hast du alles, von dem du annimmst, dass es dich glücklich macht, und dennoch kannst du nichts mehr davon genießen.

Ein zentrales Problem der heutigen Konsumgesellschaft: viele Menschen haben eine panische Angst, die Fähigkeit zu verlieren, die Freuden des Lebens zu genießen. Diese Angst vor dem Verlust der Genussfähigkeit kann bis zur Depression führen. Das erschütternde, aber irgendwie logische Resultat unserer rastlosen Jagd nach Fun, Besitz und Genuss, nach den Dingen, die ganz oben in unserer Wertskala stehen, die wir gar zu Lebenszweck und Bestimmung erhoben haben.

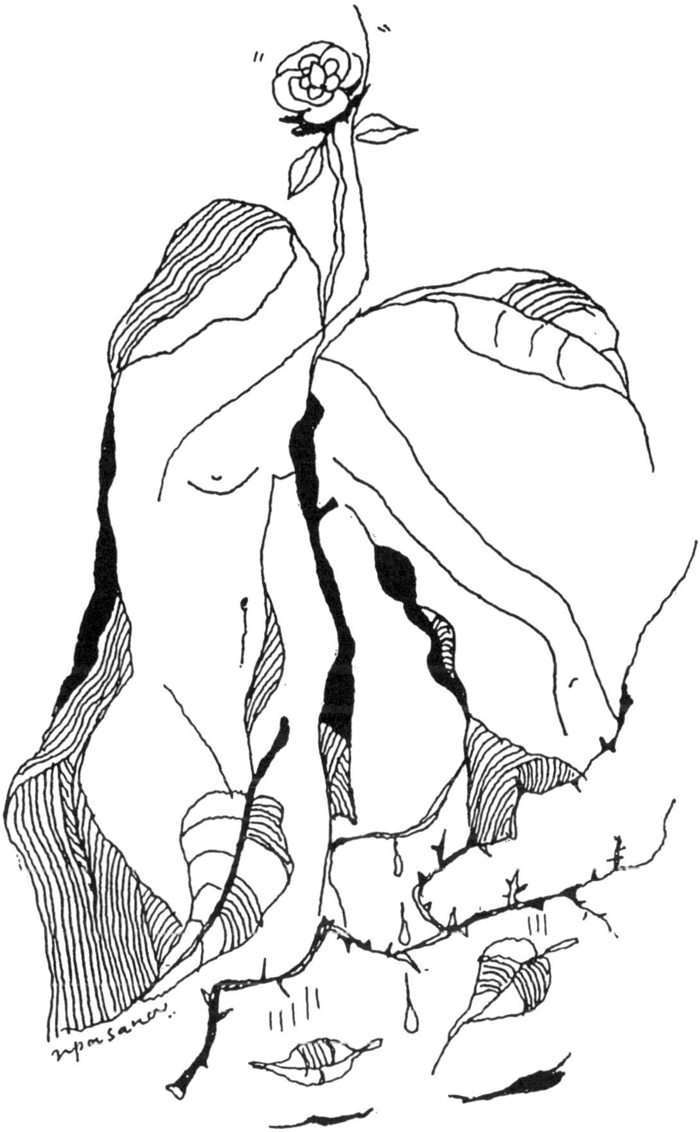

Der Körper

19.

Der Körper

Kindheitserinnerung... Körperbewusstsein... Die erste Aufmerksamkeit...

Attraktivität der Welt... Stolz auf den Körper... Gesetz der Materie...

Kosmetische Vorstellungen... Körper und Genuss...

Kampf mit dem Alter... Sterben... Sicherheit...

In Fülle leben... Körperlicher Schmerz... Der Tod von Heiligen...

An unsere Kindheit können wir uns vielleicht nur bis zum vierten oder fünften Lebensjahr zurückerinnern. Sicherlich aber reicht unsere Erinnerung kaum weiter als bis zum dritten Lebensjahr. Das bedeutet aber doch nicht, dass wir vorher nicht existierten..... Du weißt, dass du auch schon davor existiertest.

Wir haben über unsere frühkindliche Existenz keine relevante subjektive Erfahrung. Da wir aber sehen und erleben, wie andere Kinder groß werden, sind wir überzeugt, dass auch wir diese Lebensphase durchlebt haben, obwohl unsere Erlebnisse nicht in unserer Erinnerung gespeichert sind.

In diesem Zustand hatten *wir* keine Probleme, wogegen andere mit uns Probleme hatten, da wir noch in einem Zustand vollkommener Unwissenheit waren. Da noch keine Identifikation stattgefunden hatte, gab es für uns keine problembeladene Welt und auch keine Körperbewusstheit, wir waren niemand.

Wir wurden als Kind dazu erzogen, unsere Aufmerksamkeit auf etwas zu richten. Irgendwann haben wir das erste Mal eines der bunten Objekte erkannt und reagierten mit leuchtenden Augen. Es bedeutete, dass dieses Objekt einen ersten Eindruck in uns hinterließ. Eine Tendenz, die sich im weiteren Leben fortsetzte. Unsere Aufmerksamkeit richtet sich stets auf die attraktivsten Dinge.

Als Kleinkind erkannten wir in dieser Lebensphase Objekte und Personen immer noch ungetrennt von uns selbst. Dann lernten wir von unseren Eltern, uns selbst zu erkennen, und damit wurde das *Ich* geboren. Es begann die Identifikation mit dem Körper.

Wenn es nur die Identifikation wäre, die Tiere mit ihrem Körper haben, dann wäre dies problemlos. Tiere haben keine Komplexe weil sie gut oder schlecht aussehen, zu dick oder zu dünn sind.

Da ist etwas in der Körperidentifikation von uns Menschen, was das Ganze kompliziert macht. Wir verfügen nicht nur über das Bewusstsein, dass wir einen Körper besitzen, wir sind auch stolz darauf. Es sind kosmetische Ideen und Schönheitsideale, die wir bezüglich unseres Körpers haben und derentwegen wir den Körper bewundern.

Dadurch geben wir dem Körper eine zu große Bedeutung und machen uns damit abhängig von einer Hülle, die aus dem Materiellen besteht, und folglich allen normalen Zyklen und Gesetzmäßigkeiten wie Kindheit, Jugend, Altwerden und Tod unterliegt. Je "zivilisierter" und "gebildeter" wir zu sein glauben, desto intensiver besteht diese Abhängigkeit zum Körper, umso größer ist der Leidensdruck, wenn dem Körper etwas geschieht. Wie wir aussehen und äußerlich erscheinen, ist sehr wichtig für uns – vielen Menschen sogar wichtiger, als ihr inneres Wohlbefinden. Daher verbringen sie Stunden damit, diesen Körper in unterschiedlichster Weise zu dekorieren. Aber trotz all unserer Anstrengungen schleicht sich als ein natürlicher Prozess des ständigen Wandels das Alter in unser Leben. Wenn die Jugend dann langsam vergeht, versuchen wir das mit allen Mitteln aufzuhalten.

Das *kann* nicht funktionieren und war auch noch niemals möglich. Trotz aller Versuche und Anstrengungen, diesen Prozess aufzuhalten, ist es noch niemandem gelungen, den Traum der ewigen Jugend zu verwirklichen. Niemand kann auf physischer Ebene unsterblich werden, da der Körper dem Gesetz der Natur und der Materie unterliegt. Es ist das Gesetz von Geburt, Wachstum, Krankheit, Alter, Tod und Verwesung.

Unsere vielfältigen Kulturen haben die Vorstellung hervorgebracht, dass wir auf körperliche Schönheit stolz zu sein haben. Wir investieren ungeheuer viel Aufmerksamkeit, Zeit und Geld in diese Fata Morgana. Wenn man bedenkt, dass das nicht funktionieren *kann*, ist dieser Aufwand schon verwunderlich. Blindlings rennen wir diesem Trend einfach hinterher...

In der Spiritualität ist der Körper nicht von Bedeutung. Aber unsere übertriebene Körperbewusstheit und -verehrung wird zu einer schwierigen Hürde für unsere spirituelle Entwicklung. Es ist entscheidend, mit welcher Intensität wir an unserem Körper hängen. Damit müssen wir uns auseinandersetzen.

Mit dem Körperbewusstsein verhält es sich wie mit unserem Bezug zu materiellem Besitz: Der Grad deines Glückes oder Unglücks steht in direkter Proportion zu deinem Verhältnis zu deinem Körper und materiellen Besitz.

Der Körper ist uns so wichtig, da wir nur durch ihn den Genuss erleben können. Deshalb hängen wir so an ihm. Wenn es eine Gewissheit gibt hinsichtlich unserer körperlichen Existenz, dann ist es die, dass dieser Körper eines Tages vergeht. Alle anderen Ereignisse sind mit mehr Unsicherheit verbunden.

Vergleiche den Körper mit einer Luftblase auf dem Wasser. Die Schicht, die die Blase geformt hat, ist aus dem gleichen Wasser, auf dem sie schwimmt. Der Raum in der Blase ist der selbe Raum, der auch um das Wasser herum existiert. Das Unglück besteht darin, dass die Blase nun annimmt, sie habe eine eigene Existenz und würde niemals sterben. Niemand kann sagen, wann die Blase platzen wird. Es kann jederzeit passieren, ob sie nun eine oder zehn oder sechzig Sekunden existiert, aber sie wird auf Grund physikalischer Gesetze niemals über Stunden am Leben bleiben.

Wir sehen Menschen sterben und wissen, dass auch wir jederzeit sterben können. Keiner kann es voraussagen. Wir existieren jetzt, aber vielleicht existieren wir im nächsten Moment schon nicht mehr. Eines ist sicher, keiner von uns wird in hundert Jahren noch leben.

Auch unsere "Versicherungsgesellschaft" kann an der Tatsache nichts ändern, dass unser Leben in ständiger Unsicherheit verläuft – lebensgefährlich ist. Du kannst dich noch so absichern, kannst Schutzwälle um dich herum bauen, dein Leben wird niemals sicher sein. Trotzdem planen wir so, als ob wir ewig leben würden.

Es ist leicht für uns einzusehen, dass jeder, der geboren ist, auch sterben muss, aber wenn es um unser eigenes Leben geht, dann scheinen wir das zu vergessen. Wenn der Tod kommt, hat niemand eine Wahl. Wir leben in der gleichen Unsicherheit wie die Blase auf dem Wasser. Wenn sie platzt, passiert eigentlich nichts. Auch wenn ein Mensch stirbt, verändert sich nichts.

Es sind unsere Vorstellungen, die alles so kompliziert machen. Lebe dein Leben in absoluter Fülle, dann kannst du den

Tod umarmen, wenn er kommt. Wer erfüllt lebt, ist auch in jedem Moment bereit, ohne Reue zu sterben. Nur ein Leben, das keine Spuren von Wünschen und Verlangen hinterlässt, ist bereit, den Tod offen zu empfangen.

Stell dir mal vor, du würdest im nächsten Moment sterben. Dieser Moment jetzt ist der letzte, den du in diesem Körper hast. Entweder kommen dann viele Klagen wie "Ich bin noch nicht bereit", "Ich will noch so viel tun", oder du bist einfach nur friedvoll.

Es macht dann keinen Sinn mehr, noch mit irgend etwas verbunden und verhaftet zu sein. Alles wird unwichtig. Das ist die vollkommene Losgelöstheit, die kein Gefühl der Reue kennt.

Auf deiner Suche nach Losgelöstheit ist dein Bezug zum Körper genau zu überprüfen, denn Losgelöstheit bezieht sich auch auf die körperliche Ebene. Gib dem Körper immer weniger Bedeutung. Lebe in deinem Körper, so wie du in einem gemieteten Haus lebst. Du machst dir keinen Kummer um ihn und trotzdem kümmerst du dich um deinen Körper. Franziskus von Assisi nannte ihn "Bruder Esel", Ramana Maharshi bezeichnete den Körper als einen "Sklaven".

Das heisst natürlich nicht, dass du den Körper vernachlässigen sollst. Versuche, ihm einfach nur so viel Aufmerksamkeit zu geben, wie wirklich notwendig ist.

Körperlicher Schmerz mag da sein, und du wirst vielleicht auch bis zu einem gewissen Grad darunter leiden, aber du machst dir keine übermäßigen Sorgen mehr darüber. Denn je wichtiger es für dich ist, gesund im Körper zu leben, je perfektionistischer du in diesem Punkt bist, desto leichter wirst du schon bei kleinen Unannehmlichkeiten berührt. Wenn der Körper krank wird, dann gräme dich nicht, sondern bewahre deine Ruhe, sei praktischen Sinnes und tu was getan werden muss.

Trotz aller Anstrengungen, körperlichen Schmerz zu vermeiden, können wir diesen nicht verhindern. Wenn du dich verletzt, dann gehst du umgehend zum Arzt und lässt dich behandeln. Man kümmert sich um dich und Schmerzen und deine Sorgen um Gesundung werden erheblich gemindert.

Nun sind es aber nicht nur diese von Medizinern relativ sicher zu lokalisierenden Probleme, die uns Schmerz und Sorge bereiten. Da gibt es nämlich noch einen anderen Bereich von Schmerzen, die aus ungeklärter Ursache in verschiedenen Körperteilen entstehen können: Die rätselhaften, nur schwer erfassbaren *psychosomatischen* Krankheiten, die uns viel Kummer und Sorgen bereiten.

Wir können zwar lernen, mit gelegentlichen Schmerzen umzugehen, aber hartnäckig permanente, wie sie sich bei psychosomatischen Krankheiten oftmals manifestieren, stellen ein großes Problem für uns dar. Wenn man analysiert, was geschieht, wenn ein Schmerz über einen langen Zeitraum hinweg anhält, stellt man fest, dass der eigentliche Schmerz zweitrangig ist. Die innere Besorgnis, also die mentale Reaktion auf den Schmerz, ist meist weitaus größer.

Schmerz ist ein Phänomen des Körpers, das nur existiert, wenn du es erkennst. Wenn du kein Körperbewusstsein hättest, könntest du den Schmerz nicht erkennen. Er kann alleine nicht existieren.

Wie subjektiv und von deinem Geisteszustand abhängig das Schmerzempfinden ist, lässt sich am folgenden Beispiel erklären: Nehmen wir an, ein lieber Freund besuche dich – der du von Schmerzen übermannt in deinen Kissen liegst – überraschend. In diesem Moment verlagert sich deine Bewusstheit zu deinem Freund und für einige Momente bist du vom Schmerz abgeschnitten. Objektiv mag der Schmerz da sein, aber subjektiv, also für dich, ist er dann nicht mehr präsent.

Ein anderes Beispiel: Du verletzt dich – in einer ausgesprochenen Notfallsituation, in der du vor etwas fliehst, dich unter Aufbietung deiner letzten Kräfte in Sicherheit bringen, um dein Leben rennen musst, oder bei einem dir wichtig scheinenden sportlichen Wettkampf, wo du alles gibst. Im Moment wirst du der Verletzung keine Aufmerksamkeit schenken, denn du bist mit etwas viel Wichtigerem beschäftigt, hast deine Prioritäten anders gesetzt: Du willst dein Leben retten bzw. den Wettkampf gewinnen. Erst wenn der Ausnahmezustand vorbei und wieder Normalität eingekehrt ist, schenkst du der Wunde Aufmerksamkeit, uns erst dann kommt vielleicht der erste Schrei des Schmerzes.

Der Schmerz auf rein physischer Ebene ist Ausdruck einer funktionalen Störung. Es gibt kein Gesetz, dass der Geist damit verbunden sein muss. Wenn dieses Gesetz existieren würde, dann gäbe es keine Möglichkeit, dem Schmerz zu entrinnen.

Den Schmerz zu erkennen ist als Schutzfunktion notwendig, wo unsere Aufmerksamkeit dem Körper gegenüber gefragt ist. Was dem Erkennen des Schmerzes folgt, ist die Reaktion auf den Schmerz. Es ist nur *unsere Reaktion* auf den Schmerz, die uns leiden lässt, und man kann lernen, damit wirkungsvoll umzugehen. Unser Körper hat eine ganz natürliche Anpassungsfähigkeit, eine Flexibilität, die glücklicherweise in unserem System geistig wie auch körperlich da ist. Diese Flexibilität steigert sich, wenn unser System extremen Situationen ausgesetzt ist.

Aber wir schützen uns vor extremen Situationen, die dem Körper weh tun könnten und uns unseres Komforts berauben würden. Unsere Gesellschaft versucht systematisch jeder kleinsten Unannehmlichkeit aus dem Weg zu gehen.

Wir haben sehr präzise Vorstellungen z.B. über die richtige Temperatur, das beste Auto oder die bequemste Sitzposition am Arbeitsplatz. Unser Körper soll sich ständig rundherum wohlfühlen, und dadurch wird er immer verletzlicher und schwächer.

Unsere natürliche Fähigkeit, mit extremen Situationen umgehen zu können, verliert sich dadurch. Das ist ein Grund, warum wir Schmerz gegenüber so sensibel – richtig wehleidig – werden. Es fehlt uns an Gleichmut und Immunität den Extremen des Lebens gegenüber.

Wenn du wirklich intelligent bist, dann lernst du durch den Schmerz hindurch zu gehen, ohne dagegen anzukämpfen. In dem Moment, wo du lernst, den Schmerz anzunehmen, wird er sich verringern. Ein krankes Tier hört auf zu essen, legt sich hin und ergibt sich vollkommen der Krankheit und erholt sich meist sehr schnell wieder.

Nur wir Menschen kämpfen und wollen uns der Krankheit nicht hingeben. Es sollte zwar alles Praktische getan werden, um den Genesungsprozess zu unterstützen, aber es ist vollkommen überflüssig, den Schmerz mit Sorge zu verbinden.

Wenn Schmerz kommt, musst du so oder so hindurchgehen. Du leidest mehr darunter, wenn du Nein sagst, es wird leichter und damit auch weniger schmerzhaft, wenn du es annimmst.

Akzeptiere das Krank- und Altwerden als einen natürlichen Prozeß des Körpers. Verändern kannst du diesen Prozess nicht, aber du hast die Freiheit, deine Einstellung gegenüber dem Unausweichlichen zu ändern. Hier zeigt sich unsere wirkliche Intelligenz.

↳ *Warum werden große Heilige wie Ramana Maharshi oder Rama Krishna trotzdem noch krank ?*

Eben, weil Krankheit und Absterben zum Unausweichlichen gehören. Der Körper hat seine physischen Zyklen und Gesetzmäßigkeiten wie Geburt, Wachstum, Tod und Verfall. Du kannst den Schmerz im Körper überwinden, aber den Prozess von Altwerden und Sterben kann niemand überwinden.

Warum sollte Ramanas Körper mehr wert sein als deiner? Was Ramana und andere Heilige zeigen wollten, hat nichts mit dem Körper zu tun.

Wenn du in *Samadhi* bist, weißt du, dass die Identifizierung mit dem Körper nur auf Unkenntnis beruht. Du bist dem Körper verbunden und verhaftet, weil du alle Freuden und Genüsse über ihn erlebst.

Kann der Körper ohne dich, oder kannst du ohne den Körper existieren? Eigentlich ist es für dich gleichgültig, ob du einen Körper hast oder nicht, wenn du in *Samadhi,* dem Zustand der Ausdehnung, bist.

↳ *Ist Yoga nicht ein Weg, um Körper und Geist in Einklang zu bringen ?*

Der Körper ist die sichtbare, konkrete Form des Geistes. Körper und Geist sind nicht absolut voneinander zu trennen.

Im Yoga löst du den Geist auf, dann gibt es keine Körperbewusstheit mehr. Auch wenn du tief schläfst, spielt der Körper keine Rolle für dich. Im Zug sehe ich manchmal Menschen, die, wenn sie mit einer gewissen Feierlichkeit ihre Sitze einnehmen, sich äußerst körperbewusst verhalten und sehr auf ihr Äußeres bedacht sind. Wenn sie dann aber einschlafen, fallen Oberkörper, Bauch, Extremitäten und ihr Gesicht in oftmals wirklich alles andere als edle und formschöne Positionen, was dann aber für sie offensichtlich keine Rolle mehr spielt.

Die Identifikation mit dem Körper nimmt ab, wenn du entspannst. Es ist leichter, zunächst den Körper zu entspannen und dann den Geist. Aber dies bedeutet nicht, dass der Körper für uns wichtiger ist. Wenn du Yoga nur als körperliche Übung verstehst, wirst du körperbewusster, was aber nicht das Ziel des Yoga ist.

Yoga wird sehr oft missverstanden als Weg zur Vereinigung von Körper und Geist. Daraus entsteht dann die Vorstellung, Yoga würde intensive Erfahrungen innerhalb des Körpers auslösen. Yoga hat mit dem Körper nichts zu tun.

In dem ursprünglichsten Text des Yoga, dem *Patanyali Yoga-Sutra,* finden wir lediglich eine einzige Textstelle, in der Patanyali den Körper erwähnt. Er schlägt uns vor, den Körper in eine stabile und angenehme Position zu bringen, alle Anstrengungen aufzugeben und den Körper zu vergessen. Wenn etwas zur spirituellen Erfüllung gehört, dann ist es, den Körper zu vergessen.

Deswegen solltest du den Körper entspannen. Wenn Entspannung wirklich der Schwerpunkt im Yoga ist, dann ist es gut. Hier im Westen glaubt man daran, dass man sehr energetisch sein sollte.

Aber das, was hier als Energie bezeichnet wird, ist oft nichts anderes als Unruhe. Es sollte jedoch eine wache Entspanntheit und ein Gefühl der Leichtigkeit angestrebt werden. Nur wenige Menschen kennen diese Dimension wirklich.

➷ *Erfährt man das Sterben in Samadhi ?*

Ja, das geschieht in Samadhi: *die Blase zerplatzt!* In der Meditation dehnt sich die Blase mehr und mehr aus, die Wasserschicht wird so dünn, dass sie sich nicht mehr halten kann und zerplatzt.

Aber wenn du aus Samadhi, dem wunderbaren Zustand der Auflösung, wieder herauskommst, dann ist es eine Blase, die vor dem Zerplatzen keine Angst mehr hat. Du kommst wieder, aber du hast keine Angst mehr, du liebst es zu zerplatzen.

➷ *Aber ich kenne nun mal nur die Existenz in meinem Körper ?*

Du sagst "*mein* Körper", nicht "ich bin der Körper". Du benutzt den Körper.

Wenn ein geliebter Mensch, stirbt, ist doch der Körper noch da. Warum weinst du dann? Was wir im anderen Menschen lieben ist nicht der Körper, es ist etwas, was hinter dem materiellen Körper ist. Es ist die Lebenskraft, die den Körper funktionieren lässt.

Wenn sie nicht da ist, ist der Körper tote Materie, die schnell in Verwesung übergeht. Wenn diese Lebensenergie den Körper verlassen hat, dann fürchtest du dich vor dem Körper. Es ist aber doch der selbe Körper, den du vielleicht einst geküsst und geliebt hast.

Die Lebenskraft ist es, die den materiellen Körper zusammenhält. Diese vitale Lebenskraft stirbt nicht. Sie kommt in den Körper und verlässt ihn wieder.

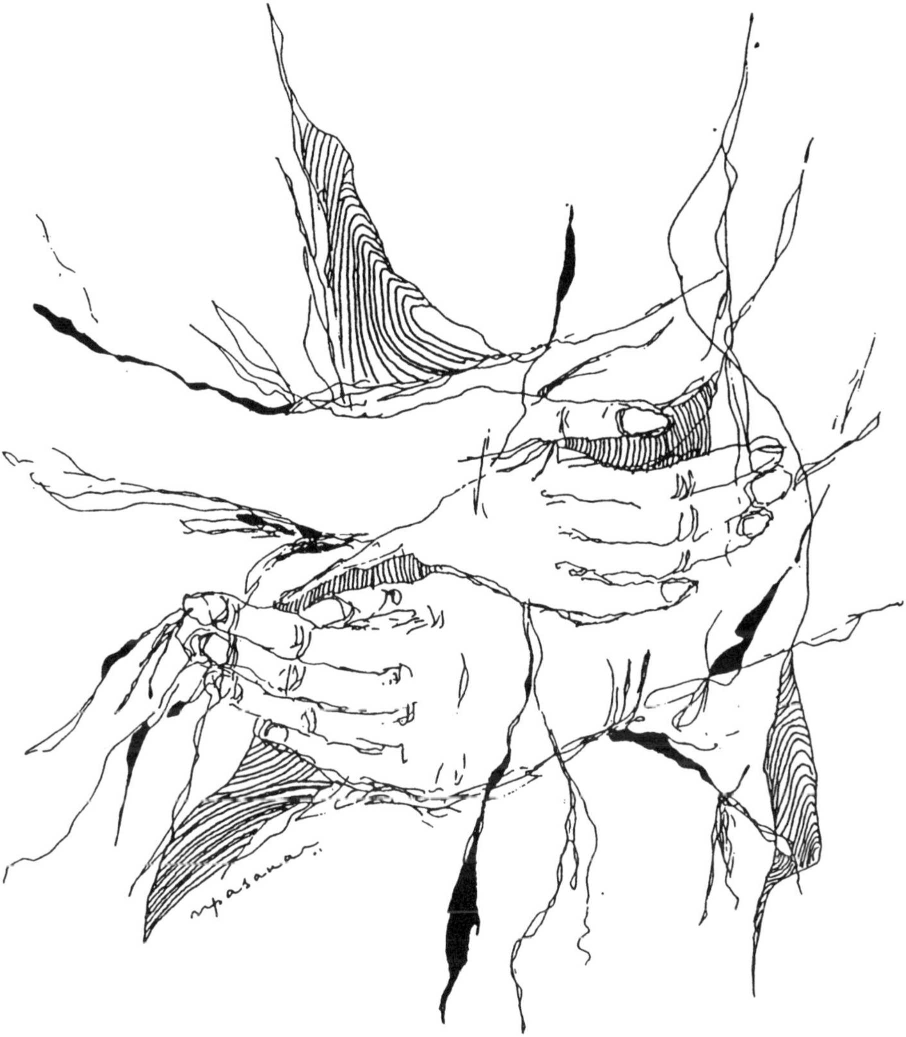

Ego

20.

Ego

Positives Ego... Befreites Ego... Verengtes Ego...

Am Leben teilnehmen oder sich einmischen... Existenz des Schattens...

Die Vorstellung intelligent zu sein... Sich beweisen müssen...

Aufgeblähtes Ego...

Inneres Vakuum... Intellektuelle Spiritualität...

Kämpfendes Ego... Spirituelles Ego... Spiel des Ego... Loslassen...

Solange wir im Körper sind, haben wir ein *Ego – unser Ich-Bewusstsein.* Wir können unser Ego nicht einfach aufgeben, denn dann könnte sich der Körper nicht mehr aufrecht erhalten.

Ein glückliches und positives Ego strahlt Frieden und Freude aus. Es ist ein Ego ohne Probleme. Ein solches Ego bereitet auch keine Probleme für andere, es ist harmlos. Die vollkommene Auslöschung des Ego gehört einer anderen Dimension an.

Irgendwann muss das Ego seine Sturheit aufgeben, sensibler werden und sich anpassen. Ein Ego, das sich anpassen kann, sich nicht mehr gegen etwas stellt und somit von der äußeren Welt nicht mehr berührt wird, ist ein befreites Ego.

Ein solches Ego wird weiterhin existieren, solange der Körper noch da ist. Selbst in Jesus, Ramana und Buddha war noch Ego. Aber dieses Ego hatte keine Kraft mehr.

Es ist wie der Unterschied zwischen Dampf, Wasser und Eis. Alles ist Wasser, aber es existiert in unterschiedlichen Formen. Eis ist solide und hart. Wenn wir eckiges Eis in einen runden Topf geben wollen, zerstören wir entweder den Topf oder das Eis. Wenn das Eis schmilzt, verliert es die Form und passt in jeden Topf hinein. Es benötigt immer noch einen Topf, weil es Wasser ist, aber es verliert seine feste Form. Wenn es zu Dampf wird, braucht es nicht einmal mehr einen Topf. Es hat sich dann vollkommen in die Einheit aufgelöst.

Das geschieht auch mit dem Ego. Es sagt: "Ich" und "mein!". "So wie ich das denke, so wie ich das sehe." Wenn wir denken, dass alles so sein muss, wie wir es für richtig halten, dann ist das eine verengte Form des Egos. Intelligenz verdichtet sich dann zu Arroganz, genau so wie Wasser zu Eis wird.

Wenn der Intellekt aufgibt, wird er wieder flexibel, entspannt sich und wird dadurch positiv. Das positive Ego nimmt am Leben teil, das negative Ego mischt sich ins Leben ein. Es stört ständig den harmonischen Fluss, weil es zu wissen glaubt, wie die Dinge geschehen sollten. Das positive Ego fließt mit dem Leben und achtet es. Wenn wir entspannt sind, haben wir ein entspanntes und positives Ego. Dann gibt es keine Probleme. Das Ego wird sanfter, und löst sich mehr und mehr auf.

Es wäre doch absurd, wenn eines Tages dein Schatten eine Identität annehmen würde und von sich selbst behauptete, er habe eine eigene Existenz. Das aber geschieht mit unserem Ego, denn es ist nur ein Schatten des absoluten Bewusstseins. Das Ego absorbiert die Kraft von der Bewusstseinsquelle und tut so, als ob es aus eigener Kraft existieren könnte.

Wenn dies problemlos geschehen würde, wären darüber keine Worte zu verlieren. Aber wenn wir die Lebensgeschichten von Menschen betrachten, so hat jeder von uns seine eigene Geschichte mit spezifischen Problemen und Leiden. Unser Leben ist ein ständiger Kampf, das Leiden zu überwinden und mehr Freude zu finden. Alle intelligenten und dümmlichen Aktivitäten sind nur ein Versuch, mehr Freude und Wohlbefinden zu erreichen. In diesem Prozess erfährt das Ego ständig Leid und Schmerz.

Das Leben wird noch schwieriger, wenn Menschen sich für intelligent halten. Dann entsteht die aufgeblähte Form des Ego, die ein ganzes Netz neuer Probleme erschafft. Solche Menschen besitzen die außerordentliche Fähigkeit, alles komplizierter zu machen.

Das ist das Problem des Intellekts, und viele Menschen sind sogar stolz darauf, dass sie die Dinge verkomplizieren können. Diese Fähigkeit ist wichtig für die Aufrechterhaltung des Ego, das durch die Welt geht mit der Einstellung: Ich kann es tun! Ich kann das Wissen bekommen! Ich kann andere besiegen! Ich werde mich beweisen! Ich werde es zeigen! Es ist das Spiel, sich ständig selbst beweisen zu müssen.

Viele Menschen sind ständig damit beschäftigt, mehr und mehr Wissen in Form von Informationen anzusammeln. Das Ego bläht sich mit dem Gedanken auf: Ich weiß etwas! Je mehr Informationen ich bekomme und je mehr ich weiß, um so besser fühle ich mich. Es sind die Experten unterschiedlichster Bereiche, die sich leicht auf jede Diskussion einlassen können. Sie werden von der Gesellschaft als sehr intelligente Menschen hoch geachtet.

Eine andere Möglichkeit, sich anderen gegenüber zu beweisen, ist die Ansammlung materieller Werte. "Was kostet die

Welt?" Das Ego bläht sich auf beim Gedanken, dass man sich alles leisten kann.

Die dritte und schlimmste Möglichkeit, das Ego zu verstärken, ist die Ansammlung von Macht. Es ist das Bestreben, mit kalter Intelligenz und zielgerichteter Verschlagenheit die Schwächen anderer auszunutzen, so dass man alles unter Kontrolle bekommt.

Doch es spielt keine Rolle, wieviel du weißt, wieviel materiellen Reichtum du angehäuft hast, über wieviel Macht und Einfluss du verfügst, oder ob du gar die ganze Welt erobert hast. Ausschlaggebend für ein gutes Leben ist letztendlich nur, wie du dich innerlich fühlst. Wenn man Menschen die Frage stellt, ob sie friedlich sind und sich wohl fühlen, dann sind sie verunsichert. Das, was sie angesammelt haben, dient oft als ein Schneckenhaus, in dem sie ihre Gefühle der Unzufriedenheit verbergen.

All dieses Bemühen, äußerlich exzellent und perfekt zu sein, als eine große und intelligente Person zu erscheinen, alle Aktivitäten, der Welt etwas beweisen zu müssen, entspringen dem Gefühl der Unzufriedenheit. Im Inneren empfinden solche Menschen oft ein Vakuum und fühlen sich klein und minderwertig.

Sie versuchen mit ihrem geschäftigen Leben, dieses Vakuum aufzufüllen. Das Vakuum wird jedoch immer größer, und das Gefühl der Unsicherheit verstärkt sich.

Ein intelligenter Mensch möchte nicht besiegt werden, und da genau liegt das Problem. Die Idee, besiegt zu werden, ist immer damit verbunden, sich selbst zu verlieren.

Unglücklicherweise befassen sich solche Menschen auch mit spirituellem Wissen nur mit dieser Einstellung und versuchen, es intellektuell zu erfassen. Ego und Intellekt können allerdings nicht einfach nur durch Lektüre bezwungen werden.

Viele eigentlich gutwillige, intelligente Menschen beschäftigen sich zwar mit großer Aufrichtigkeit mit diesem Thema und lesen in den Texten, dass dieses Wissen nicht durch den Intellekt, sondern nur durch die Erfahrung seine Erfüllung finden kann.

Also wird meditiert in der Haltung: Ich will es wissen und erfahren. Nun bauen sie sich über das, was sie in Büchern gelesen haben, verschiedenste Vorstellungen auf. Innerhalb des mentalen Rahmens kann dir der Verstand jegliche Erfahrung bieten, jedoch niemals außerhalb dieses begrenzten Feldes.

Er kann dir in seiner Vorstellungskraft eine Erfahrung liefern, nach der du sagst: Jetzt weiß ich es! In der Meditation machen Menschen bestimmte Erfahrungen und glauben an ein besonderes Erlebnis. Das bläht das Ego nur noch mehr auf. Es ist die Natur des Egos, nicht loslassen zu wollen. Deshalb vermittelt es uns alle möglichen Erfahrungen, die aber alle noch in seinem eigenen Rahmen liegen.

Ego und Intellekt wollen sich nicht verlieren und spielen daher alle möglichen Tricks, um sich aufrecht zu erhalten. Wenn du meditierst, solltest du es ohne Absichten und Erwartungen tun.

Denn wenn du irgendwelche Absichten mit der Meditation verbindest und du möchtest bestimmte Erfahrungen, dann wirst du keine Fortschritte machen. Verstand und Intellekt können unsere ursprüngliche Natur nicht begreifen. Sie kann nur erfahren werden.

Natürlich taucht jetzt die Frage nach dem Unterschied auf zwischen einem Menschen, der es wirklich weiß und jemandem, der nur denkt, dass er es weiß.

Ein Mensch, der es wirklich weiß, wird bescheiden, zufrieden und gleichmütig. Das Ego, das die Bewusstheit mit dem Gefühl des Ich ständig beschränkt, verflüchtigt sich und verbleibt einfach nur als Raum. Raum ist einfach nur da und gewährt allem Platz. Dieses Ego weiß nichts und hat keinen Drang, etwas wissen zu wollen. Wissen ist nur notwendig, wenn ein Gefühl der Unvollkommenheit existiert. Es ist der Zustand vollkommener Erfülltheit, der alle unsere Vorstellungen übersteigt. Das Ego kämpft ständig um eine Lösung der Probleme, die es selbst erschaffen hat. In der Realität existiert dieses ganze Spiel überhaupt nicht. Gebundenheit und Leid sowie Erleuchtung und Befreiung bestehen nur für das Ego. Es ist nur das Ego, das durch all diese Prozesse geht.

Wenn du loslässt, wird das Ego mehr und mehr sein Spiel aufgeben und zu seinem Ursprung zurückkehren. Das Ego ist ein Produkt der Unwissenheit. Es ist das Unwissen über die eigene Quelle, über die wahre Natur.

Warum wehrt sich das Ego ?

Die Schöpfung wird aufrecht erhalten von zwei gegensätzlichen Kräften: Da ist einerseits der Drang zu leben und Zufriedenheit zu finden und andererseits die Angst, sich selbst zu verlieren.

Diese Angst ist einfach da, wir können sie nicht ignorieren. Die Frage ist, wie man diese Angst überwinden kann. Sie macht vielen Menschen zu schaffen, wenn sie eine gewisse Tiefe der Entspanntheit erreichen.

Der Verstand kann sich dann nicht mehr aufrecht erhalten, da er ein Minimum an Bewegung benötigt. Kurz bevor dieser Zusammenbruch geschehen könnte, entsteht durch diese Angst eine große Gegenwehr in uns.

Du wirst in die normale Körperbewusstheit zurückgeworfen, in der du dich dann unglücklicherweise wieder sicher fühlst. Du hast dann die Möglichkeit vergeben, eine große Veränderung in dir geschehen zu lassen. Nur das Wissen und Loslassen ist die Antwort.

Es war nur die Angst des Ego, sich selbst zu verlieren. Das Selbst kennt keine Angst.

Wenn du durch die Nacht gehst und siehst einen Strick am Boden liegen, den du für eine Schlange hältst, bekommst du Angst. Der Grund für die Angst ist die Dunkelheit. Diese Abwesenheit des Lichts schafft die Vorstellung, der Strick sei eine Schlange. Das geschieht auch hier. Das Dunkel unserer Unwissenheit erlaubt uns nicht, unser Selbst wahrzunehmen.

➾ *Aber ich brauche doch das Ego, um zu meiner Quelle zu kommen, zu meinem Ursprung zurückzufinden ?*

Bei der Bewusstseinsausdehnung dehnt sich nicht das Selbst aus, sondern es ist das Ego, das sich ausdehnt und flexibler wird. Dieser Zustand ist so erhebend, dass jemand stolz werden und sich über andere erheben könnte. Dies ist eine große Gefahr. Sei also bescheiden, demütig und vor allem dankbar für deine Erfahrungen auf dem spirituellen Weg.

Keine ganz so einfache Sache! Da macht also jemand beispielsweise während einiger Monate einen Kurs, um Yoga-Lehrer zu werden, lernt dies und das, macht Erfahrungen, und dann bekommt er ein Zertifikat und ist Yoga-Lehrer. Nun lebt er auch in der Vorstellung, ein Yoga-Lehrer zu *sein* und in höherer Position.... Die Schüler zeigen Respekt und machen schöne Komplimente. Seien wir also auf der Hut und vergessen wir nicht, dass das spirituelle Ego das subtilste und gefährlichste ist.

Ein spiritueller Mensch wird jedoch ein einfacher Mensch. Du bist einfach das, was du bist und handelst auch so, ohne jegliche Absicht andere zu beeindrucken. Ein spiritueller Mensch handelt ohne Hemmungen und Komplexe, er tut, was er möchte, und wirkt vielleicht auf andere wie ein Narr.

Frage dich selbst, wer du bist. Wir sind alle sehr stolz darauf, dass wir viel wissen, viel gelesen und studiert haben. Wir sind wie wandelnde Lexika, intelligent und gebildet.

Aber stelle dir die einfache Frage: *Wer bin ich?* Das ganze Ego wird mit dieser einen Frage besiegt. Du hast darauf keine Antwort. Du kannst alles in dieser Welt anzweifeln, aber du kannst nicht deine eigene Existenz anzweifeln. Dass du existierst, ist die einzig zweifelsfreie Tatsache. Dazu bedarf es keines Beweises. Du brauchst einen Spiegel, um deinen Körper zu sehen, aber nichts um deine Existenz nachzuprüfen. Wenn du morgens aufwachst, weißt du genau, dass du existierst. Das braucht dir niemand zu sagen. Aber du weißt nicht, wer du bist. Das ist Unwissenheit.

↳ *Gibt es eine Antwort auf die Frage, warum denn dieses trickreiche Spiel stattfindet ?*

Diese Frage kommt aus Unwissenheit, und die Konzepte und Modelle zu dieser Frage kommen auch aus Unwissenheit. Es ist die Unkenntnis über das wahre Selbst, das Herausfallen aus der Einheit in die Dualität. Vom Unkonditionierten wird es zum Konditionierten, von der Fülle gerät es in die Beschränktheit. Du verlierst die Unschuld. Die Bibel beschreibt das als den Sündenfall. Das geschieht immer wieder, wenn du aus dem natürlichen und unkonditionierten Zustand durch die Kraft des *Maya*[34] – dem Grund für die Verhüllung der Realität – herausfällst. Es gibt keine Antwort darauf, wodurch *Maya* entstanden ist.

Durch dieses Herausfallen entstehen Sehnsucht und Verlangen in dir, zu deiner Quelle zurückzukehren. Die Unwissenheit treibt dich immer wieder zu Vergnügungen aller Art und hält die Möglichkeit geheim, dass du die Erfüllung dieser Sehnsucht nur in dir finden kannst.

Die Unwissenheit treibt dich voran in das Feld des *Maya* und hält diese ganze Schöpfung aufrecht. Durch die Verinnerlichung des spirituellen Wissens kannst du den ganzen Prozess umdrehen und zu deiner Quelle zurückkehren.

Das alles ist zwar nur ein Schauspiel, das eigentlich nicht existiert. Du brauchst aber ein neues Spiel, um das andere Schauspiel auszulöschen. Vom absoluten Standpunkt aus gibt es weder Gebundenheit noch Befreiung. Solange ich mich gebunden fühle, muss ich etwas tun, mich zu befreien. Wenn ich frei bin, muss ich nichts tun. Keiner weiß, was *Maya* – der Grund der seltsamen Verhüllung der Realität – wirklich ist. Es ist mit einer Fata Morgana vergleichbar. Du siehst etwas, aber existiert dies auch wirklich?

Es gibt da eine spezielle Logik in *Vedanta*[35]: *Von einem Punkt aus existiert etwas, von einem anderem aus gesehen*

---

[34] Maya ist der Grund für die Verhüllung der Realität und lässt das Nicht-Reale als real erscheinen.

[35] Vedanta heißt wörtlich übersetzt "Der letzte Teil der Veden". Es ist der essentielle Teil des spirituellen Wissens in Indien.

existiert es nicht. Es wird eine bestimmte Methode benutzt. Zunächst einmal nimmst du an, dass es existiert, sonst könntest du nicht darüber sprechen. Um zum Ergebnis zu kommen, musst du eine Existenz als Konzept voraussetzen. Aber auch das Konzept existiert eigentlich nicht.

Das Ganze hebt sich selbst aus den Angeln, und an einem gewissen Punkt gibt der Intellekt auf. Er wurde von dem Wissen besiegt. Danach wird auch dieses Wissen der *Vedanta* genau so unwichtig wie der Intellekt selbst.

➳ *Was ist also zu tun ?*

Halte nicht fest! Denn alles existiert ja nur im Verstand. Sobald du loslässt, existiert es nicht mehr. Das ist das spirituelle Spiel. Wenn das Ego versucht, sein Spiel zu spielen, verliert es den Kontakt mit dem Selbst. Du wirst dann bestraft. Die Botschaft hinter der Strafe ist: Komm zurück!

Es ist wie eine Mutter, die ihr Kind zurückruft. Sie kümmert sich um ihr kleines Kind, das irgendwann neugierig wird und sich vom Arm der Mutter löst. Es beginnt, mit Dingen zu spielen, die ihm gefährlich werden können. Wenn das Kind die Warnungen der Mutter nicht beachtet, wird sie das Kind zurückholen. Es fühlt sich vielleicht ungerecht behandelt und weint. Aber in den Armen der Mutter fühlt es sich dann wieder wohl und geborgen.

Wenn sich das Kind der Mutter vollkommen hingibt und realisiert, dass die Mutter es beschützt, geschieht alles nur zum Besten. Um alles wird sich in perfekter Weise gekümmert, wenn das Kind loslässt. Genau das passiert mit dem Ego. Es ist wie ein dummes Kind.

Ist dieses Loslassen ein aktiver Prozess ?

Das wirkliche Loslassen ist ein Geschehen. Du kannst aber aktiv und willentlich die Bedingungen dafür schaffen, damit Loslassen geschehen kann. Das ist es, was wir im Yoga und im Namen der Spiritualität tun: Wir schaffen eine Situation, in der sich das Loslassen ereignen kann. Viele Menschen verfangen sich hier. Sie versuchen, es zu tun. Sie versuchen etwas zu "machen" und überladen sich mit Übungen. Das ist ein falsches Verständnis. Denn Loslassen ist ein *Geschehen*.

Du kannst es vergleichen mit dem Schlafengehen. Du gehst nicht aktiv in den Schlaf, es *geschieht*. Aber bevor es geschehen *kann*, schaffst du die Bedingungen dafür. Du machst dir das Bett, du ziehst dich aus und machst es dir gemütlich. Solange du herumläufst, kannst du nicht einschlafen. Du musst ins Bett gehen, dann *geschieht* es, dass du einschläfst.

Die höchste Art des Loslassens ist, innerlich vollkommen unberührt zu sein, und alles so zu akzeptieren wie es ist. Wenn du dich selbst mit Langeweile oder innerer Unruhe leicht fühlen kannst, dann ist das wirkliches Loslassen.

Alle Übungen, alles Spiel und all der Zirkus ist nur dafür da, dich in diesen Zustand zu bringen. Es gibt dann nichts mehr zu verändern.

Unruhe, Langeweile, Frustration, alles kommt und geht. Du brauchst viel Kraft und Gleichmut dazu, alles nur geschehen zu lassen. Das ist das höchste Wissen.

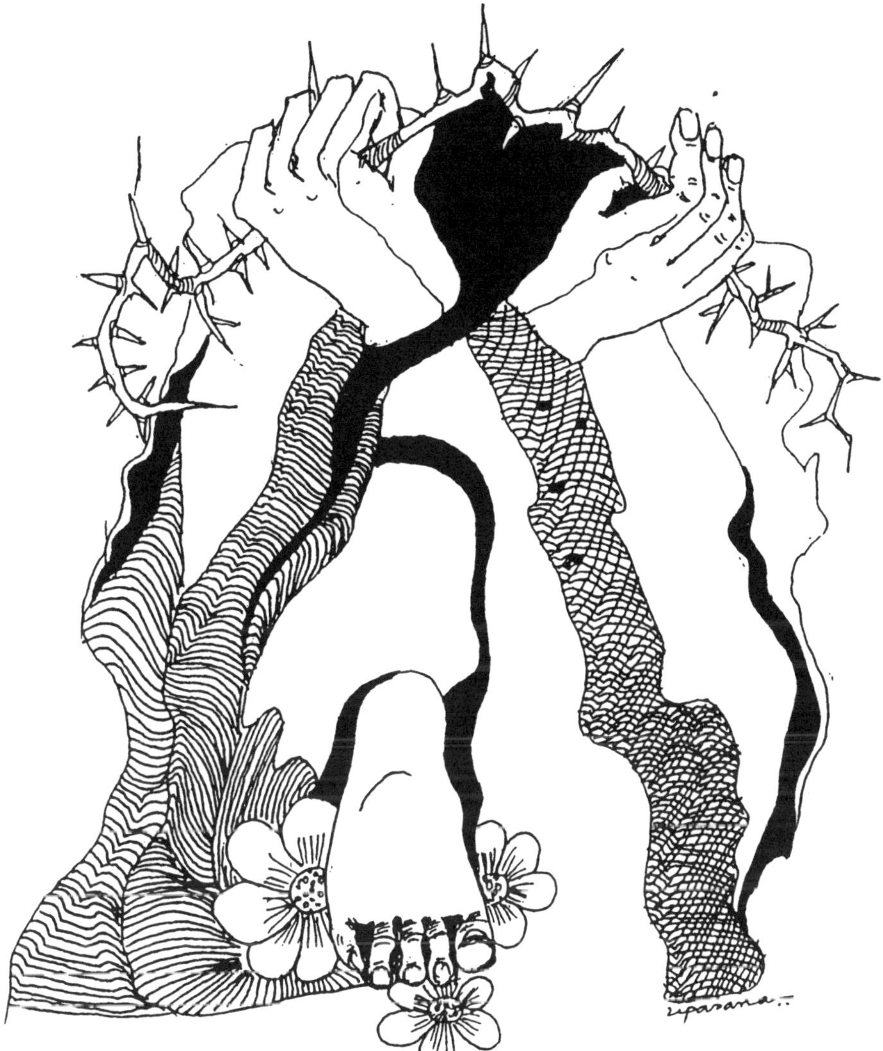

Unwissenheit

21

U n w i s s e n h e i t

Bewusstseinszustände... Realität... Vorstellungskraft... Feld der Illusion...

Veränderung der Wahrnehmung... Gedankenmuster... Verstand und Körper...

Das Selbst... Ein undefinierbares Gefühl... Maya...

Spiel des Lebens... Bildung und Erziehung...

Identifikation mit dem Wissen... Das Wissen, das niemandem gehört...

Jeden Bewusstseinszustand, in dem du dich gerade befindest, betrachtest du als real. So lange du träumst, ist das, was im Traum geschieht, vollkommen real für dich. Wenn du wach bist, ist das, was du in diesem Zustand erfährst, real für dich.

Wenn du unter Hypnose bist, ist diese Erfahrung real für dich. Und wenn du mit übernatürlichen Kräften wie Visionen, Intuitionen und verschiedenen außergewöhnlichen Wahrnehmungen in Kontakt kommst, dann ist dies wiederum real für dich.

Licht und Quelle der Wachheit hinter all diesen verschiedenen Zuständen sind identisch. Es ist das Subjektive, das unverändert bleibt, das Objektive verändert sich ständig. Denn du bist es, der durch all diese verschiedenen Erfahrungen geht. *Du* bist in all diesen Erfahrungen immer der gleiche Erfahrende.

Aber wir denken, die Erfahrung sei real, und das ist es, was man als *Maya* – Grund für die Verhüllung der Realität – bezeichnet.

In dieser objektiven Realität hängen zu bleiben und sie als real anzusehen, ist die grundlegende Täuschung, der wir unterliegen. Diese Täuschung hat ihre Wurzel in der Unwissenheit über uns selbst.

Wir kennen unsere subjektive Realität nicht, und das ist der Grund dafür, warum diese Unwissenheit geboren wird. So geben wir dem Realität, was nur in der Vorstellung existiert.

Die Welt, die wir sehen, entspringt ja "nur" unserer Vorstellungskraft, die durch die Konditionierungen des Verstandes erschaffen wurde. Dieser Welt geben wir aber eine absolute, unumstößliche Realität! – Obwohl diese Realität doch gar keine eigene Existenz hat, sondern nur durch unsere Überzeugung erschaffen wird.

So lange wir dieser nur vorgestellten Welt *Realität* beimessen, geben wir all dem Bedeutungen und verstricken uns damit immer tiefer in das Feld des *Maya*.

Die Wahrnehmung eines jeden Menschen ist seine ganz persönliche, auf ihn zugeschnittene und unterscheidet sich von von den Wahrnehmungen seiner Mitmenschen, obwohl wir identische Begriffe und Bezeichnungen für die wahrgenommenen Zustände, Dinge oder Handlungen benutzen.

Die objektive Realität ist also die Schöpfung der subjektiven Konditionierung. Wir lassen uns sehr ernsthaft auf diese vermeintliche Realität ein, in der Überzeugung, dieses sei die einzige Realität.

Wenn jemand eine blaue Wand unter Hypnose als rot sehen kann, dann sollte das auch im normalen Wachzustand möglich sein. Das Experiment unter Hypnose beweist uns, dass wir das Potenzial besitzen, unsere Wahrnehmung zu verändern.

Praktisch ist diese Wahrnehmungsveränderung nur deshalb nicht möglich, weil die Konditionierungen in uns so eng und festgefahren sind. Für uns ist und bleibt die Wand blau!

Unser Intellekt engt es zu dieser einzigen Möglichkeit ein. Unsere Vorstellungen werden durch den Intellekt bewacht und eng zusammengehalten. Wenn diese erschüttert oder in Frage gestellt werden, erweckt das sofort ein Gefühl der Unsicherheit und Angst in uns.

Der Intellekt wehrt sich gegen Veränderungen. Das ist eine große Hürde für die Verinnerlichung des spirituellen Wissens. Der Intellekt will nur das verstehen, was in den Rahmen hineinpasst, den er sich selbst aufgebaut hat. Nur was in diesen Rahmen passt, wird akzeptiert, alles andere wird abgelehnt. Der Rahmen vorgefasster Meinungen und all unsere alten Gedankenmuster verhindern, dass dieses Wissen uns durchdringen kann. Nur wenn sich alte Muster wirklich auflösen, kann dieses Wissen in uns aufleuchten.

Wenn du das Vergängliche als etwas Unvergängliches ansiehst, wenn du das Nicht-Reale als Reales ansiehst, dann ist das Unwissen. Real ist nur das, was keinen Veränderungen unterliegt, unreal ist das, was sich verändert. Aber alles, was wir kennen, unterliegt der Veränderung.

Der Verstand steht nie still, er verändert sich ständig. Ohne den Gedanken gibt es keinen Verstand. Was wir als Verstand bezeichnen, ist der Fluss der Gedanken. Auch der Gedanke ist etwas, was kommt und geht.

So ist es auch mit dem Körper. Jede Zelle des Körpers bildet sich nach einer gewissen Zeit wieder neu. Nach einigen Jahren sind alle Teile unseres Körpers ausgetauscht, und du hast ein komplett neues Modell. Von deinem alten Körper ist nichts mehr übrig.

Welches ist dann dein Körper? Ist es der, den du vor einigen Jahren hattest oder der, den du jetzt hast? So ist es mit allem in der äußeren Welt. Der Körper unterliegt Veränderungen, der Verstand unterliegt Veränderungen, alles in der Welt unterliegt Veränderungen, vom kleinsten Atom bis zu den größten Galaxien.

Das Ich, das heute im Körper ist, war auch schon vor einigen Jahren in diesem Körper. Es ist das gleiche *Ich.* Es ist das Ich, das alle Veränderungen bezeugt hat. Um zu wissen, dass sich alles verändert, musst du den nicht veränderbaren Aspekt des Bewusstseins erkennen. Es ist der Wissende und das Wissen. Das ist das *Selbst.*

Nur das *Selbst* ist Realität, alles andere ist nicht real. Das Selbst hat an sich keinen Ausdruck und auch keine Bewegung, deswegen ist es nicht greifbar. Wenn du das *Selbst* nicht erkennst, gibst du dem Vergänglichen Realität, und das ist Unwissenheit.

Der erste und feinste Ausdruck des *Selbst,* wenn es in Bewegung gerät[36], ist ein undefinierbares Gefühl des Lebens. Dadurch manifestiert es sich, und nur dadurch kannst du auch wieder dahin zurückgehen. Bewusste Entspannung ist der Faden, der dich zu diesem Gefühl zurückführt.

---

[36] Es ist das, was als paradox und nicht erklärbar erscheint, es wird als Maya bezeichnet.

Wenn du dieses Gefühl in der Entspannung erkennst und darin verweilst, absorbiert es die ganze Welt. Die Welt existiert dann nicht. Wenn dieses Gefühl die Sinnesorgane· wieder berührt und durch den konditionierten Verstand geht, projiziert es sich wieder nach außen und die Schöpfung ist wieder da. Das ist die Kraft des *Maya,* die die Welt erschafft.

Durch Entspannung löst sie sich wieder auf. Durch dieses Gefühl, das keinen Namen und keine Form hat, kannst du das *Selbst* zurückverfolgen. Wir nennen es hier "Entspannung", aber es hat eigentlich keinen Namen. Den ursprünglichen Ausdruck des *Selbst* erkennst du in dem Moment, indem du dieses Selbst berührst. Dann bist du mit der wirklichen Realität verbunden.

Aber wenn du dich mit dem Gefühl verbindest, ist da immer noch Dualität. Da ist jemand, der das Gefühl betrachtet, und das ist das Ego. Du siehst deine eigene Quelle, deinen Ursprung. Dieser Betrachter, also das *Ego,* hat keine Existenz, es existiert nur als Reflexion des *Selbst.* Das Ego ist die "*Ichheit*" die aus dem wirklichen "Ich" herausgefallen ist und nun glaubt, eine eigene Existenz zu haben.

↳ *Ist Maya auch ein Produkt des Ego ?*

Ego ist ein Produkt von *Maya*, und *Maya* ist ein Produkt des Ego.

Es ist die gleiche Frage, *ob das Huhn oder das Ei zuerst war.* Es ist so eng miteinander verwoben, dass du das nicht trennen kannst.

➯ *Dann ist alles, was ich sehe, nicht real ?*

Du kennst alles nur als Name und Form. Was ist z.B. ein Buch? Als kleines Kind, hast du gelernt, dass dies ein Buch ist. Bevor du das wusstest, existierte es bereits.

Bevor dein Verstand konditioniert wurde, dass dies ein Buch ist, konnte es für dich alles Mögliche oder nichts sein. Es war einfach enthalten im Feld der unteilbaren Bewusstheit.

In der Bewusstheit taucht das Phänomen Verstand auf, verengt die Bewusstheit und erschafft dadurch: ein Buch, einen Teppich, usw. So entsteht die Welt. Alles geschieht nur in deiner Vorstellung.

Es ist wie in deiner Traumwelt, in der du durch eine Stadt gegangen bist, Menschen und viele phantastische Dinge gesehen hast, eine Katze mit Hörnern oder ein Mensch mit Pferdekopf. Im Traum ist das alles möglich, und auch hier zweifelst du die Realität nicht an. Während du träumst, ist alles real für dich. Der Verstand ist ein Phänomen, das sich in unbeschränkt vielfältigen Formen äußern kann.

In der Spiritualität ist der Tiefschlaf der interessanteste Zustand. Es geht um die Frage: Wer bist du ohne Verstand? Damit beschäftigen sich die spirituellen Schriften.

➯ *Ist dann einfach alles nur ein Spiel ?*

Ja, genau. Wenn Kinder spielen, ist das für sie vollkommen real. Sie können in ihrer Unschuld und Unwissenheit ihre eigenen Realitäten erschaffen und verstricken sich manchmal sogar ernsthaft darin. Wenn in dem Spiel etwas schief läuft, ist das Kind genau so verärgert oder frustriert wie wir in unserem

Spiel des Lebens. Selbst der tröstende Hinweis der Mutter, dass dies doch nur ein Spiel ist, bringt dem Kind keine Erleichterung.

Als Erwachsene geraten wir in ein noch größeres Feld der Unwissenheit. Wir haben der Welt eine noch kompliziertere Realität verliehen, und versuchen, uns mit all unserer Intelligenz mit ihr auseinander zu setzen. Wir werden ernsthaft mit der Welt und leiden dadurch noch mehr.

Wenn uns nun ein Kind zu einem Spiel einlädt, das wir selbst in unserer Kindheit so ernsthaft gespielt haben, dann spielen wir zum Gefallen des Kindes freudig mit. Wenn dann im Spiel etwas schief läuft, fühlst du dich weder verärgert noch beleidigt. Du wirst einfach nur lachen, weil du weißt, dass es nur ein Spiel ist. Aber du hast die Freiheit, dich auf die Realität des Kindes einzulassen.

Das Leid, das sich in uns als diese Ernsthaftigkeit manifestiert, kann sich nur durch die Realisierung des Selbst auflösen. Das passiert, wenn wir die Welt ohne Qualitäten und Eigenschaften sehen, als ein Feld des Bewusstseins, in dem uns keine Konzepte mehr aufgezwungen werden. Nur diese Erfahrung kann dich überzeugen.

Wenn deine Überzeugung sich nur auf das Verstehen von theoretischem, also nur auf objektives Wissen ohne die eigene Erfahrung aufbaut, dann wird dies dein Leid nicht vermindern.

Wenn du Angst vor dem Wasser hast, kannst du diese Angst nur überwinden, indem du schwimmen lernst. Selbst wenn du alle Informationen der Welt über Schwimmen ansammelst und vielleicht sehr überzeugende Vorträge über Schwimmen hältst, so hast du doch noch Angst vor dem Wasser.

In dem Moment, in dem du dann wirklich schwimmen kannst, verlieren alle vorher gewonnenen Informationen ihre

Bedeutung. Nur dann weißt du wirklich, was Schwimmen ist, und deine Angst vor dem Wasser ist überwunden. Dennoch war das theoretische Wissen notwendig, um das Schwimmen zu lernen.

⯑ *Dann sind also Bildung und Erziehung trotzdem wichtig ?*

Es ist notwendig, durch die Unwissenheit zu gehen, um das Wissen zu finden. Bildung und Erziehung geben dir eine strukturierte Unwissenheit, die dir hilft, zum Wissen zu kommen. Vom absoluten Standpunkt aus ist auch das Wissen der spirituellen Schriften Unwissenheit.

Durch die Unwissenheit unserer Bildung und Erziehung hindurchzugehen, sie zu überwinden und mit Hilfe des Wissens der Spiritualität, das auch wieder Unwissenheit ist, kommst du schließlich zum wirklichen Wissen, was nur erfahren werden kann.

Ein Mensch, der sich mit der Unwissenheit von Bildung und Erziehung identifiziert, geht durch Leid. Jemand, der sich mit dem spirituellen Wissen identifiziert, geht durch noch größeres Leid. Bevor das Wissen wirklich erlangt wird, geht man durch viele Phasen hindurch, in denen sich das Ego aufbläht. Wenn jemand überzeugt ist, dass er etwas weiß, dann ist dies eine gefährliche Phase.

Du kannst dich in diesem Wissen verfangen und arrogant werden. Demut und Bescheidenheit sind daher die wichtigsten Qualitäten in Spiritualität. Dann realisiert du, dass du sehr klein bist. Das ist kein Minderwertigkeitskomplex, es ist *Demut*.

Wenn du bescheiden bist, bist du in einem Zustand der Hingabe. Du gehst in diesen Zustand, indem du dir deine eigene Unwissenheit eingestehst. Es ist ein großartiger Zustand, in dem du sagst: *"Ich weiß nichts"*. Wenn du dieses Wissen nun jedoch als dein Wissen betrachtest, ohne die Demut und den Wunsch, dich hinzugeben, wird dich dies in noch größere Verwirrung stürzen.

Erkenne deine Unwissenheit mit Hilfe dieses Wissens, um deinen Frieden und die Erfüllung im Leben zu finden.

Wenn du deinen Körper reinigst, dann benutzt du Seife und danach spülst du die Seife und den Schmutz weg. So ist es mit diesem Wissen. Bleibe nicht mit diesem Wissen auf der intellektuellen Ebene hängen. Dieses relative Feld des Wissens, das in der Form von Informationen zu dir kommt, hat nur seine Wichtigkeit, so lange du dich in Unwissenheit befindest.

Das wirkliche und direkte Wissen wird dir nur gewahr, wenn es für dich Erfahrung geworden ist. Es ist ein riesiger Unterschied zwischen dem, was man durch Information weiß und dem, was man realisiert. Da kann jemand viel über Entspannung *reden*, er kann Informationen darüber sammeln und Bücher lesen, er kann auch Berichte von Menschen haben, die die Entspannung aus eigener Erfahrung kennen, trotzdem kennt er sie vielleicht gar nicht, weil er sie nie wirklich erfahren hat. Erst durch die eigene Erfahrung kennt man die Entspannung wirklich.

↳ *Dann basiert dieses Wissen nur auf der Erfahrung und nicht auf intellektuellem Verstehen ?*

Der neutrale Zustand selbst ist Wissen. Wenn du nach außen schaust, weißt du, dass du wach bist – durch das Schauen.

Wenn du nach innen schaust, weißt du, dass du wach bist – durch das Denken.

Die Wachheit ist immer da. *Du* bist immer darin, sie ist nicht in dir. So wie der Fisch im Meer ist und nicht das Meer im Fisch. So einfach ist das. Es gibt da nichts zu suchen.

So lange du etwas suchst, wirst du nichts finden. Der Fisch sucht nicht den Ozean. Er kann ihn nicht finden.

Du bist in *Dem*. Du bist immer darin. Das ist so einfach, dass der Verstand es nicht annehmen möchte. Nur dem einfachen Verstand ist es zugänglich.

Wenn du entspannt bist, hast du einen einfachen Verstand. Von einem entspannten Zustand aus kannst du dieses Wissen besser verinnerlichen, und dadurch auch wieder besser entspannen.

Das Wissen und die Übung sind wie die zwei Flügel eines Vogels, sie gehören zusammen. All das, was hier gesagt wurde, ist eigentlich nicht wirklich neu für uns. Tief in unserem Inneren verborgen, wissen wir dies alles. Wenn wir es nicht schon irgendwie wüssten, dann würde es auch keinen Sinn für uns machen.

Wenn du dieses Wissen erkennst, das schon immer in dir ist, dann werden auch deine letzten Abhängigkeiten irgendwann verschwinden. Es ist nicht mein Wissen, nicht euer Wissen, so wie dies nicht mein Raum oder euer Raum ist. Wir alle teilen den selben Raum. Es ist ein Wissen, das in jedem in seiner absoluten Fülle existiert.

Es muss nur erweckt werden. Das Zusammensein von Menschen, die das anstreben, ist der Weg, dieses Wissen zu erwecken. Dieses Wissen ist nicht Information oder Erinnerung.

Du bist vollkommen in einem Zustand, in dem du nichts weißt. Das ist das wirkliche Wissen. Da ist keine Sprache notwendig. Es ist wichtig, die Sprache zu vergessen, denn sie engt dieses Wissen nur ein.

Im Moment, in dem du dieses Wissen in Sprache bringst, ist es schon begrenzt. Über was ich hier spreche, ist nicht das Wissen. Es ist Information über das Wissen, es ist nur indirektes Wissen.

Das Wissen ist das, was dir wirklich *geschieht*. Es ist das, was in dir erweckt wird. Es ist das, zu dem du vollkommen "Ja" sagst. Dieses Wissen besiegt alle Gründe, warum du dir Sorgen machen könntest.

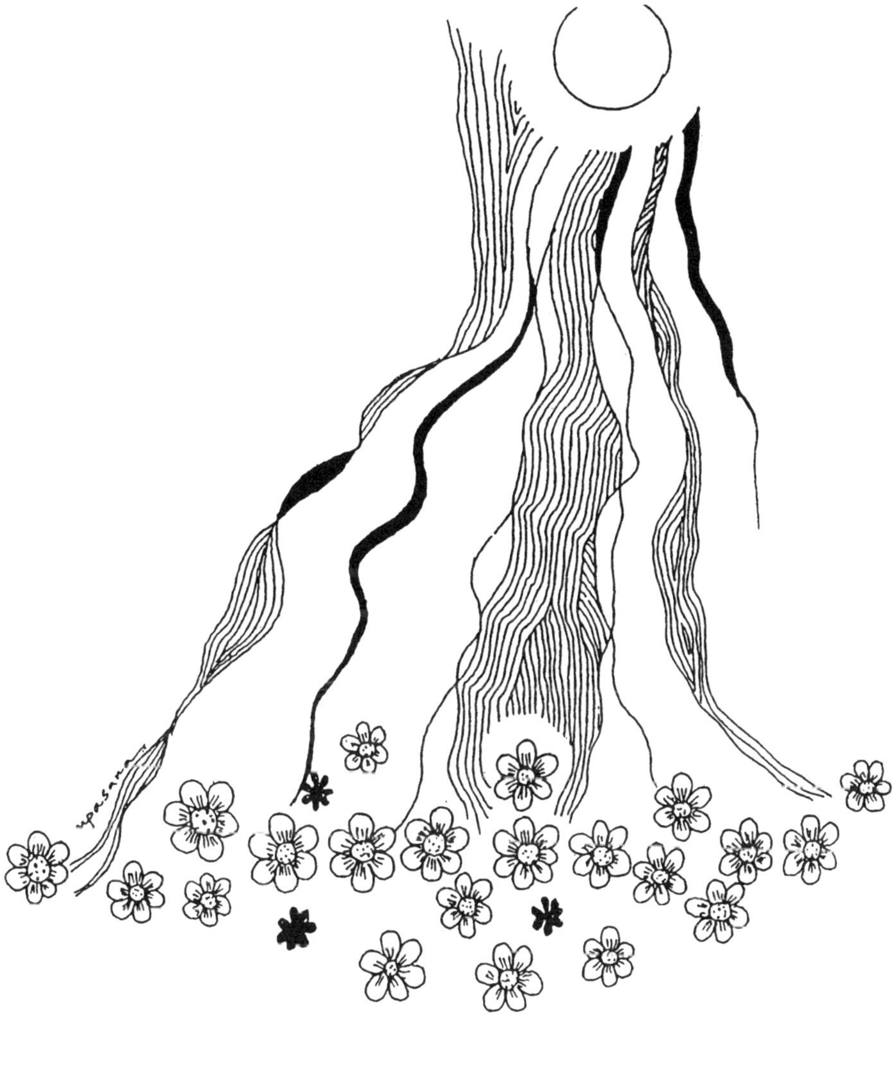

Der Fluss des Lebens

22.

Der Fluss des Lebens

Jeder Fluss beginnt irgendwo an einer kleinen Quelle. Es sind anfangs nur kleine, individuelle Tropfen, die dann zu einem kleinen Bach zusammenfließen. Viele kleine Bäche verbinden sich miteinander und werden zu einem großen Fluss.

Manchmal geht der Fluss durch Stromschnellen und Turbulenzen, schlägt an Felsen an, fließt weiter, manchmal sanft, manchmal wild in den Wasserfällen, manchmal dreht er sich in Strudeln. In diesem Verlauf verdunstet schon ein großer Teil des Wassers, versickert in der Erde oder wird konsumiert.

Nicht jeder Tropfen, der aus der Quelle kommt, wird den Ozean erreichen. Ungeachtet all dieser Vorgänge fließt der Fluss dahin, als würde er seinen Weg kennen.

Stell dir vor, jeder einzelne Tropfen müsste seine Individualität aufrecht erhalten. Er würde sich für den Lauf des Flusses verantwortlich fühlen, mit der Vorstellung diesen beeinflussen zu können. Er wäre überzeugt davon, dass der Fluss immer ruhig und sanft dahinfließen müsse.

Das Leben ist wie ein großer Fluss. Es gibt nicht viele verschiedene Leben. Es gibt einen Fluss des Lebens, der nicht vom Dasein getrennt werden kann.

So wie der Raum nicht getrennt werden kann von dem, was in ihm geschieht, so kann auch das Leben nicht von der reinen Existenz getrennt werden.

Nur das Individuum[37] lebt in der Annahme, für das Leben verantwortlich zu sein und es verbessern zu können. Damit versucht es, sich einen zu "großen Schuh" anzuziehen. Es bürdet sich dadurch die Last der Welt auf und leidet darunter. Das ist Unwissenheit.

Irgendwann und irgendwie haben wir diese Individualität angenommen, und in dieser Unwissenheit glauben wir, wir seien intelligent. Arroganz, Stolz, Sturheit, Gegenwehr und Aggression, sind die Eigenschaften des Ego und Ursache allen Leidens.

Wir weigern uns einzugestehen, dass wir hilflos sind und wollen nicht aufgeben. Spirituelles Wissen ist nur darauf ausgerichtet, das Ego zur Aufgabe zu bringen, indem es seine eigene Hilflosigkeit eingesteht.

Wenn das Individuum seine Unwichtigkeit erkennt, wird es demütig. Dann verbeugt sich der Mensch. Diese Hingabe bezeichnet man als "göttliche Hilflosigkeit".

Wenn alle Gegenwehr aufgegeben und die Last der Verantwortung abgegeben wurde, dann ist das Ego friedvoll und unbeschwert und kann in der Einheit dieses Flusses aufgehen.

Das allein ist die Erfüllung in Spiritualität.

---

[37] Individuum ist in diesem Zusammenhang gleichzusetzen mit Persönlichkeit oder Ego

Hier noch einige wichtige Begriffe aus dem Sanskrit

ॐ

Die drei *Gunas* :

Sattva Die Eigenschaft des Reinen, Klaren und Lichten.

Rajas Die Eigenschaft des Bewegenden, Leidenschaftlichen und Hitzigen.

Tamas Die Eigenschaft der Trägheit, Dunkelheit und Lethargie.

Merkmale wahrer menschlicher Natur :

Nirbhaya	Angstlosigkeit
Anagha	Freiheit von Schuld und Sünde
Bhuma	Ausdehnung
Vismaya	Verwunderung
Promodha	Natürliche Freude

Fünf verschiedene Arten der Losgelöstheit :

Abhava-Vairagya	Losgelöstheit durch Niedergeschlagenheit, weil man etwas nicht bekommt, das man unbedingt haben wollte.
Smashana-Vairagya	Losgelöstheit durch Tod eines nahestehenden Menschen.
Bhoga-Vairagya	Losgelöstheit durch Überfluss und Reichtum. Ein materieller Sättigungspunkt.
Jnana-Vairagya	Losgelöstheit durch die Verinnerlichung spiritueller Weisheit.
Sahaja-Vairagya	Eine natürliche Losgelöstheit, die aus einer natürlichen spirituellen Zufriedenheit kommt. Die einzige, die von Dauer ist.

Vier Methoden zum Umgang mit unseren Mitmenschen :

Maitri	Freundlichkeit und Hingezogenheit zu weisen und positiven Menschen.
Karuna	Mitgefühl mit leidenden und unwissenden Menschen.
Mudita	Den Erfolg anderer genießen,wie seinen eigenen.
Upeksha	Eine neutrale Einstellung zu bösen Menschen.

Die vier Instinkte :

Ahara	Hunger
Nidra	Schlaf
Bhaya	Angst
Maithuna	Sex

Die sechs Feinde des Menschen :

Kama	Sinneslust, Begierde
Krodha	Ärger, Zorn
Lobha	Gier, Habsucht
Moha	Vernarrtheit, Illusion
Mada	Stolz, Arroganz
Matsarya	Eifersucht, Neid

Wichtige Qualitäten der Spiritualität :

Viveka	Die Klarheit des Geistes zu unterscheiden, was förderlich ist für die spirituelle Entwicklung und was nicht.
Vairagya	Eine Bewusstheit der Losgelöstheit und Leidenschaftslosigkeit.
Shama	Mäßigung der Wünsche auf geistiger Ebene.
Dama	Kontrolle der Begehren aller Sinnesorgane.
Titiksha	Eine sich gut fühlende Fähigkeit, den Verlangen und Trieben von Geist und Körper entgegenzustehen.

Uparati	Nichtverhaftung an der Erinnerung vergangener Freuden.
Shraddha	Vertrauen in die Worte der Schriften, bis zu dem Zeitpunkt, an dem sie durch die eigene Erfahrung bestätigt werden.
Samadhana	Süße Geduld
Mumukshutva	Ein starkes Bestreben nach Freiheit von jeglicher Gebundenheit

---

<u>Die vier Wege des Yoga :</u>

Karma-Yoga	Der Weg des selbstlosen Handelns
Bhakti-Yoga	Der Weg der Liebe und Hingabe
Jnana-Yoga	Der Weg des Wissens
Raja-Yoga	Der Weg der Willenskraft

<u>Die üblichen Ziele des Lebens :</u>

Dharma	Rechtschaffener Lebenswandel
Artha	Materieller Reichtum
Kama	Erfüllung der Sinnesgenüsse
Moksha	Befreiung

निर्वाणषटक ॥

मनोबुद्ध्यहङ्कारचित्तानि नाहम्
न च श्रोत्रजिह्वे न च घ्राणनेत्रे।
न च व्योमभूमिर् न तेजो न वायुः
चिदानन्दरूपः शिवोऽहं शिवोऽहम् ॥१॥

न च प्राणसंज्ञो न वै पञ्चवायुः
न वा सप्तधातुर् न वा पञ्चकोशाः।
न वाक्पाणिपादं न चोपस्थपायू
चिदानन्दरूपः शिवोऽहं शिवोऽहम् ॥२॥

न मे द्वेषरागौ न मे लोभमोहौ
न मे वै मदो नैव मात्सर्य भावः।
न धर्मो न चार्थो न कामो न मोक्षः
चिदानन्दरूपः शिवोऽहं शिवोऽहम् ॥३॥

न पुण्यं न पापं न सौख्यं न दुःखम्
न मन्त्रो न तीर्थं न वेदा न यज्ञाः।
अहं भोजनं नैव भोज्यं न भोक्ता
चिदानन्दरूपः शिवोऽहं शिवोऽहम् ॥४॥

न मृत्युर न शङ्का न मे जातिभेदः
पिता नैव मे नैव माता न जन्म।
न बन्धुर न मित्रं गुरुर नैव शिष्यः
चिदानन्दरूपः शिवोऽहं शिवोऽहम् ॥५॥

अहं निर्विकल्पो निराकाररूपो
विभुत्वाच्च सर्वत्र सर्वेन्द्रियाणाम्।
न चासङ्गतं नैव मुक्तिर् न मेयः
चिदानन्दरूपः शिवोऽहं शिवोऽहम् ॥६॥

शंकराचार्य

Nirvanasatkam

Gedicht von Shankara

Ich bin weder der Verstand noch der Intellekt noch der Gedanke noch der Ichsinn (*Manas, Buddhi, Citta, Ahamkāra, die vier Aspekte des inneren Organs, Antahkarana*). Ich bin weder der Gesichtssinn noch der Geschmack noch der Geruchssinn noch das Gehör. Ich bin weder der Raum noch die Erde noch die Luft noch das Feuer. Ich bin reine Intelligenz und absolute Glückseligkeit. Das bin Ich.

Ich bin nicht Prana und auch nicht der fünffache Lebenshauch, Ich bin weder die sieben Elemente des grobstofflichen Körpers noch die fünf Hüllen, welche die individuelle Seele bilden. Ich bin nicht die fünf Tätigkeitsorgane.
Ich bin reine Intelligenz und Glückseligkeit. Das bin Ich.

Ich fühle weder Anziehung noch Abstoßung, weder Habgier noch Betrug. Ich empfinde weder Neid noch Stolz.
Ich habe weder Aufgaben zu erfüllen noch irgendein Ziel zu verfolgen.
Ich bin reine Intelligenz und Glückseligkeit. Das bin ich.

Ich bin weder das Böse noch das Gute, weder die Freude noch das Leid. Ich bin nicht das heilige Wort (*Mantra*), weder die Pilgerschaft noch die Schriften noch das Opfer.
Ich bin weder der Essende noch das Gegessene, noch der Akt des Essens selbst.
Ich bin reine Intelligenz und Glückseligkeit. Das bin Ich.

Ich kenne weder den Tod noch die Angst noch die Kasten-Unterschiede. Ich habe weder Vater noch Mutter, weder Geburt noch Freunde, weder Verwandte noch Lehrer noch Jünger.
Ich bin reine Intelligenz und Glückseligkeit. Das bin ich.

Ich bin ohne Wandel und ohne Form, bin unendlich, alles durchdringend. Nichts kann meinem Wesen etwas anhaben, weder die Sinnes-Verhaftung noch die Befreiung noch das Ziel der Erkenntnis.
Ich bin reine Intelligenz und Glückseligkeit. Das bin ich.

Wer an Informationen
über die Seminare mit Sukumar und Eberhard in Europa und Indien
interessiert ist, kann genaue Daten, Veranstaltungsorte, Anreiserouten,
Programme und alle weiteren Einzelheiten
verbindlich aus erster Hand erfahren auf der Website
www.upasana.de

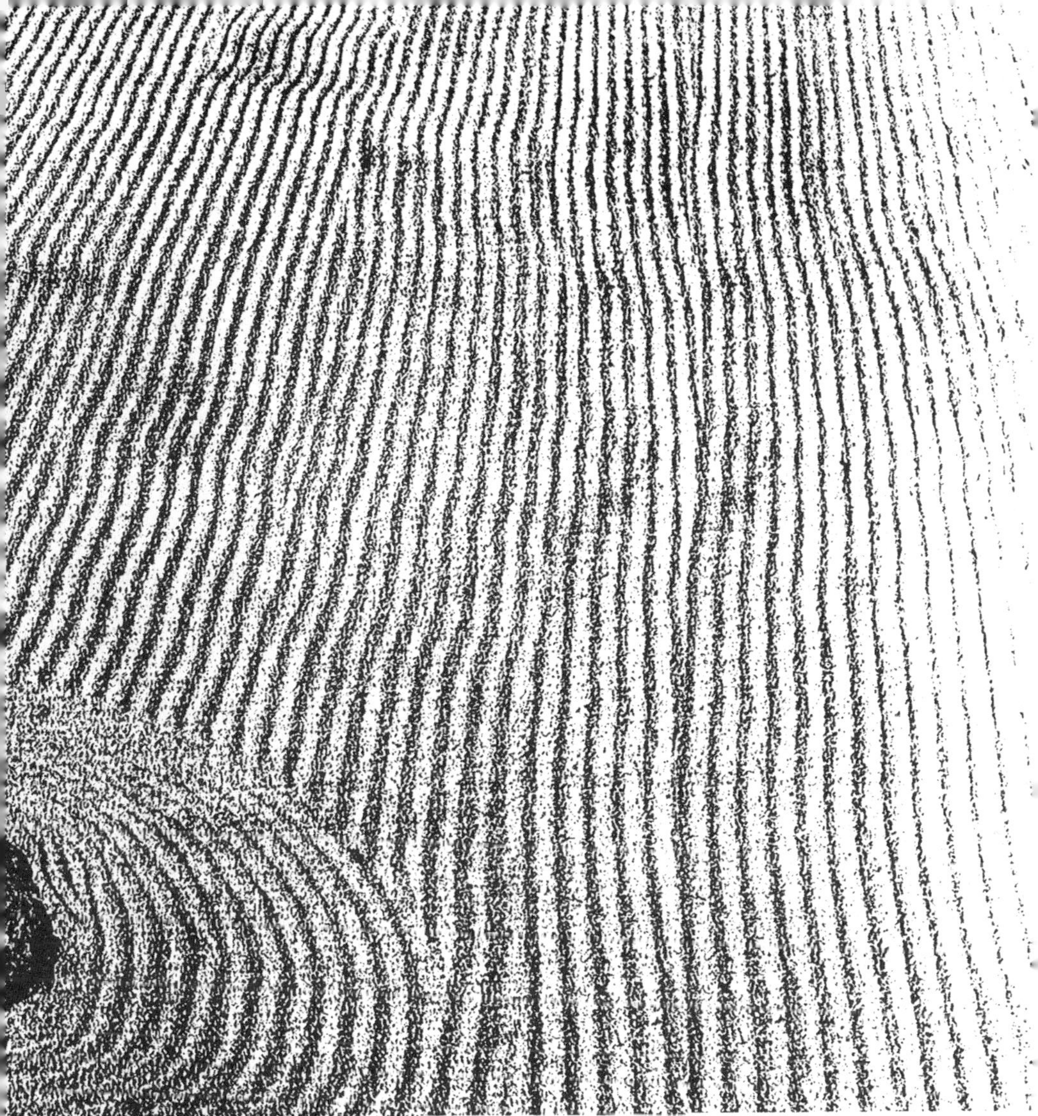

Immer mehr Menschen aus unseren Breitengraden interessieren sich für Yoga, östliche Meditationen, alte indische Schriften wie *Vedanta, Mahabharata* und *Bhagavadgita*. Mehr und mehr Menschen möchten sich die Weisheiten Buddhas oder Gowind Krischnas zu eigen machen. Wird da nicht einfach ein Lehrgebäude gegen ein anderes ausgetauscht? Werden nicht einfach die vertrauten, mit reichlich matter Patina überzogenen abendländischen Moraltheorien ersetzt durch geheimnisvolle, offensichtlich Herz und Sinn erfreuende Botschaften? Da ist beispielsweise die Rede von spiritueller Essenz nach der Lehre der Vedanta. Das zentrale Konzept ist *Samadhi,* ein Bewusstseinszustand, der im Westen *Erleuchtung* genannt wird.

Wie fühlt sich denn Erleuchtung an ?

Du weißt es und spürst es in jeder Faser: *Alles ist ganz anders als alles, was du jemals über dich und die Welt gedacht hast...*

Viele westlich geprägte Menschen können sich diesen Zustand nicht vorstellen.

Ja, weil diese Menschen nicht gewohnt sind, zwischen *Verstehen* und *Wissen* zu unterscheiden. Verstehen geschieht durch Intellekt. Aber *Samadhi* lässt sich nicht durch den Intellekt erfassen. In den westlichen Gesellschaften glaubt man, Wissensvermittlung sei eine mühsame, komplizierte Angelegenheit. Aber das durch *Vedenta* übermittelte Wissen ist sehr einfach und direkt.

---

sukumar

upasana

das gute Gefühl

Die von Eberhard Bärr erstmals schriftlich festgehaltenen Erkenntnisse des indischen Yogalehrers Sukumar

---

Hardcover. 344 S. Zeichnungen des zeitgenössischen indischen Künstlers Abhinandon. ISBN 3-906410-55-2

SFr.43.80 / € 25.80

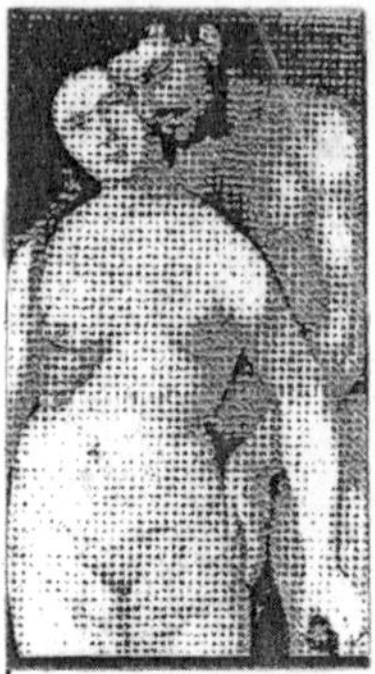

AUGUST E. HOHLER

Das Prinzip

ZÄRTLICHKEIT

Das kleine Bändchen, das mithalf, unsere Welt ein bisschen wohnlicher zu machen.

Jetzt in 5.Auflage

Textprobe:

.Das Göttliche erscheint, wenn überhaupt, im Allerirdischsten, was nicht in unsere abendländischen Schädel hinein will. *Auch hier sind Götter,* sagte Heraklit, der Philosoph, der sich an einem Backofen wärmte. Und schon damals schüttelten die Banausen den Kopf. Sie haben seither nicht aufgehört. Der Raumfahrer fand im Weltall keinen Gott – Kunststück, da er ihn zuhause übersah.

Süß und rund und würzig und weich: Zärtlichkeit zweier Menschen als reife Lebensfrucht? Wie wächst eine Beziehung, woran spüre ich, dass sie süß und rund (also reif) ist, worin besteht die reife Frucht einer Begegnung? Was verzehre ich da? Beiße ich in den Apfel der Erkenntnis wie Adam und Eva?

Das bibliophile Geschenk. 64 S. illustriert
ISBN 3-905410-41-2. SFr. 19.80 / € 13.40

Gegen den Strom nach vorn

AUGUST E. HOHLER

Stationen einer Lebenswende

“Von einem inneren und äußeren Aufbruch in vorgerückter Lebensstunde – vor dem Hintergrund einer tiefgreifenden Zeitenwende – erzähle ich in diesem Buch, was offenbar, nach ungezählten Zeugnissen zu schliessen, vielen Leserinnen und Lesern Mut machte, mehr vielleicht, als ich selber hatte, um meine Ängste zu überwinden…“

6. Auflage

Die Bücher dieses wegweisenden Psychologen und Kommentators haben weit über 100'000 Leserinnen und Leser gefunden. 166 S.,illustriert. ISBN 3-96410-35-8. SFr. 36.90 / € 24.50

Aus der Stille
Out of Stillness

Samuel Widmer

Textprobe:

Setze dich hin für eine halbe Stunde täglich und lausche dem Fluss der Geräusche, der Musik des Seins, den Kinderstimmen von ferne, dem Summen der Heizung im Haus, dem Flugzeug, das vorbeibrummt, dem Vogelgezwitscher draußen, dem Motorenlärm von der nahegelegenen Strasse. Lausche auf alles, nimm alles wahr. Ohne darauf zu antworten. Sei einfach damit wie mit einer schönen Musik, bis der Fluss der Geräusche wirklich ein Fluss geworden ist, identisch mit dem Fluss des Lebens, der durch dich hindurch fließt. Das ist ein ganz einfacher Weg, der dich sehr schnell zu einem inneren Gleichgewicht führt.

Aus dem Inhalt:

Da ist einmal das Lauschen. Dann ist da das Schauen. Keine Spuren hinterlassen! Verteile deine Aufmerksamkeit! Schau dir zu, wie du sprichst! Sei still! Beginne mit der Frage zu leben, wofür du dein Leben hingibst! Finde heraus, wann es richtig ist zu handeln! Und finde ein Gleichgewicht zwischen Disziplin und Dichgehenlassen! Sei pünktlich und halte dich an Abmachungen! Stop smoking! Tue immer das, was die Lebensqualität erhöht! Übe dich in einem neuen Balzverhalten! Beziehung ist Liebe. Wenn du alleine bist, verhalte dich, wie wenn du Besuch hättest – wenn Gäste bei dir sind, zeige dich so, wie wenn du alleine wärst! Folge der Liebe! Vermeide jede Fixierung im Persönlichen! Nimm dich nicht so wichtig! Es ist fatal zu vergessen, dass du vergänglich bist.

120 S. illustriert, Zweisprachig Deutsch / Englisch
ISBN 3-906410-37-4. SFr. 27.80 / € 15.40

Petra Dobrovolny

Lass mich atmen!

Die Atem- und Psychotherapeutin, Schülerin von Ilse Middendorf, erzählt die Geschichte vom Informatiker Theodor Guth, der eine schwere Lebenskrise meistert durch neuen Umgang mit sich und seinem Atem. Die Leserinnen und Leser erleben mit ihm Lampenfieber, Ängste, Freude und inneres Wachstum. Heilende Kräfte wirken und innere Ressourcen werden erschlossen. *Der reich illustrierte praktische Teil ermöglicht eigene Erfahrungen mit Träumen und Atem.*

Aus dem Inhalt:

Innere Heimatlosigkeit: Warum verlassen wir uns? Verzweiflung, Gnade und Begegnung. Beheimatung: Sich berühren lassen und sich spüren lernen. Das tägliche Brot: Geduld mit sich selbst. Der Umgang mit uns selbst an "Weihnachten" und "Ostern". Mut zu kleinen Schritten. Wie Sie Ihrer Seele zuhören können. Wie Sie Ihrem Atem zuhören können. Ausruhestellungen. Der Schaukelsitz. Federn und Schütteln. Der Fusskreis. Hilfreiche Tricks in Stress-Situationen.

Textprobe:

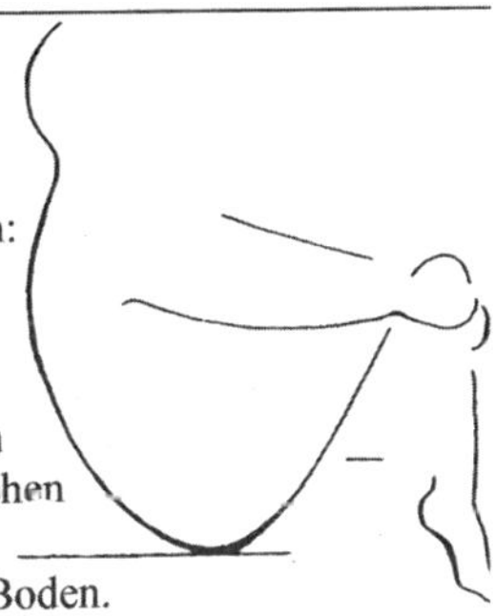

Nun spüren Sie nach:
Ihre Hände ruhen
locker auf den
Oberschenkeln.
Sie sind immer noch
über Ihrem Sitzknochen
aufgerichtet, Ihre
Füße sind ganz am Boden.
Was hat es bewirkt?
Wie geht Ihr Atem jetzt? Wie fühlen Sie sich
jetzt? Sind Sie ruhig geworden? Sind Sie mehr
bei sich? Im Schaukelsitz können
Sie sich wieder ausruhen.

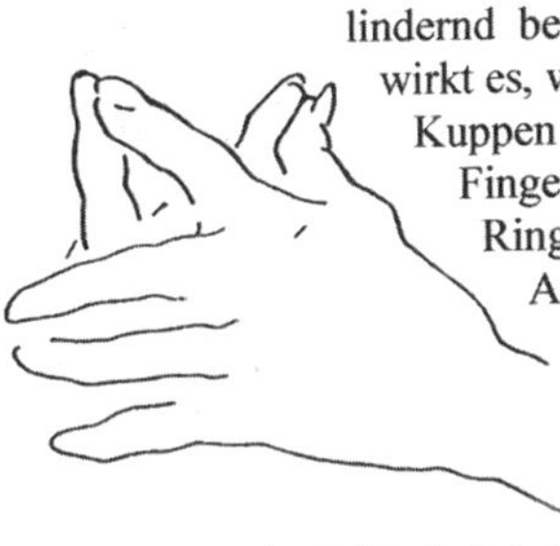

Ebenfalls beruhigend und
lindernd bei Kopfschmerzen
wirkt es, wenn Sie die
Kuppen Ihres kleinen
Fingers und des
Ringfingers leicht
Aneinander drücken.

232 S. Farbige Tafeln der Autorin & s/w Illustrationen
ISBN 3-906410-52-8. SFr.53.60 / € 32.80

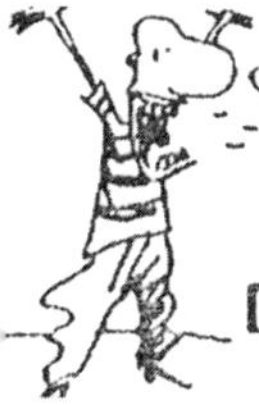

ecstasy
DIE USER FIBEL

Hier spricht ein Vater zu seinen übermütigen Kindern. Hier spricht ein Vater zu andern Vätern und Müttern, die sich Sorgen machen. Er versteht beide, und vor allem versteht er, worum es geht. Die Droge, gehasst oder geliebt – man rennt ihr nach oder verteufelt sie, und wenige sind bereit, sich tiefere Gedanken zu machen. Das Buch trägt zu einer bewussten Auseinandersetzung mit Partydrogen bei. Für alle, die über das Wesen von MDMA schon lange mehr wissen wollten.

Samuel Widmer will Klarheit schaffen. In seinem Buch berichtet er über seine eigenen körperlichen und psychischen Erfahrungen mit Ecstasy. In über tausend therapeutischen Sitzungen hat er unter Aufsicht des Bundesamtes die Droge bzw. verwandte Formulierungen angewandt und ihre Wirkungen erforscht.

Hardcover, 168 S. Farbig & s/w illustriert vom international renommierten Comic-Zeichner Wazem.
ISBN 3-908410-40.4. Sfr. 36.80 / € 24.80

Samuel Widmer

stell Dir vor, Du wärst ein stück NATUR

Von der Lust am Verbotenen

Aus dem Inhalt:

Von den Geschenken, welche uns die Natur darbringt. Das Unerhörte, Unbekannte, Andere. Warum Psychotherapie nichts nützt. Was ist Psycholytische Psychotherapie? Psycholyse als Einweihung. Praktische Durchführung der Psycholytischen Psychotherapie. Das Bewusstsein und sein Inhalt. Das Durchbrechen der Mauer. Die Integration im Alltag. Männerfreundschaft. Die Frauen und das Weibliche. Psychotherapie und Geld.

288 S. Farbig & s/w illustriert. ISBN 3-906410-46-3
Sfr. 58.- / € 32.80

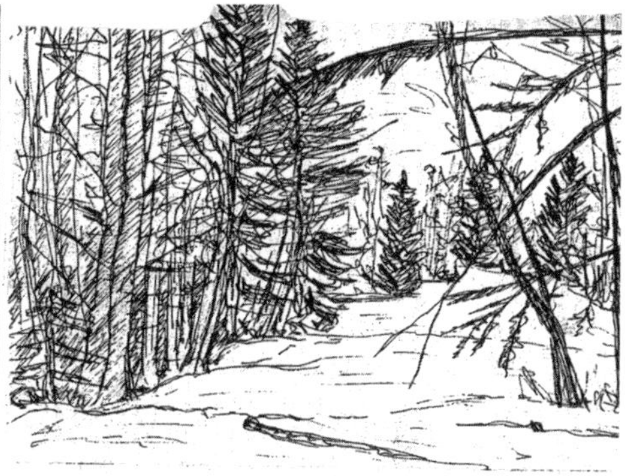

Samuel Widmer & seine Freunde & Freundinnen, die seit mehreren Jahren in Gemeinschaft leben, lassen grüssen !

Durchdrungen sein vom Du

Von der Praxis der Liebe

Protokolle einer Gemeinschaft

46 Frauen und Männer mit unterschiedlichen Biographien berichten frank und frei darüber, was sie in ihrer offenen Gemeinschaft verbindet. Oder gegeneinander abgrenzt. “Es ist so einfach“, sagt Samuel Widmer über das kühne Projekt, “wir sind eine Gemeinschaft von Menschen, von Freunden, die sich zusammengefunden haben, um ein anderes Leben zu suchen. Wir bemühen uns, neue und bessere Wege zu finden, was das Gemeinsame betrifft, die Kinder eben oder das gemeinsame Wohnen, das gemeinsame Sorgen füreinander, die Sexualität, das Geld.“

528 S. ISBN 3-906410-53-6 SFr. 49,80 / € 33.60

Die Einsamkeit auf dem Weg

GESCHICHTEN
TRÄUME GEDICHTE

Zum Beispiel die Geschichte vom Menschen, der eine verschlossene Türe einrennen wollte, schließlich erschöpft aufgab und nach hinten in dasjenige hineinfiel, was er gesucht hatte, und zudem entdeckte, dass die Türe gar nicht verschlossen gewesen war – und überdies überhaupt keine Bedeutung hatte.

MEDITATIONEN MIT

Samuel Widmer

208 S. 10 Farbtafeln des Autors
ISBN 3-906410-47-1. SFr. 58.- / € 32.80

WEITERE MEDITATIONEN

Die Liebe äußert sich ganz einfach

Mit wundersamen, hinterhältigen, schauerlich schönen erotischen und intimen Geschichten und vertraulichen Notizen gibt der bekannte Arzt und Psychotherapeut Einblick in gelebte offene Lebensgemeinschaften.

Samuel Widmer, Die Liebe äußert sich ganz einfach.
Hardcover 320 S. Mit 8 farbigen Kapitelbildern des Autors.
ISBN 3-916410-54-4. SFr. 58.- / € 32.80

HANS REUTIMANN

Was Feuer nicht brennt

AUS DEM LEBEN DES
GOWIND KRISCHNA

Der Autor, einstmals als Lehrer in Indien tätig, führt uns ins große indische Epos *Mahabharta*, dem mythischen *Vyyasa* zugeschrieben. Mit Gowind Krischna begibt sich der Autor auf die Suche des Unzerstörbaren im Menschen. Der ansprechende Band ist ausgestattet mit prachtvollen indischen Farbaquarellen aus der Sammlung des Rietberg-Museums Zürich.

208 S., Prächtige Farbillustrationen
ISBN 3-906410-56-0 SFr. 42.80 / € 25.80

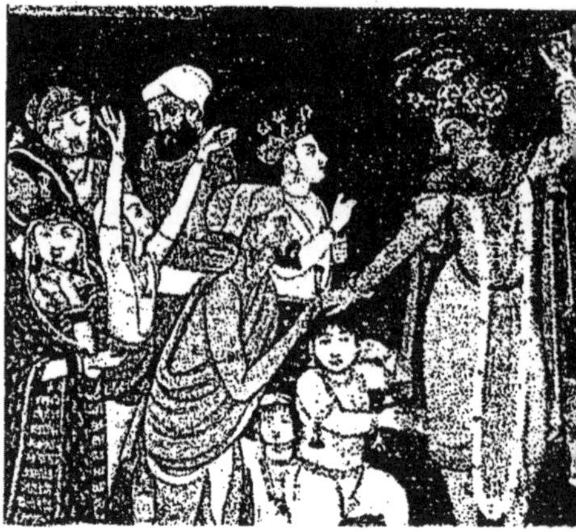

Imre Spong

Psychotherapie für Normale

Von der Normalität zur Individualität

Ein provokativer Selbstbefreiungsweg durch einundzwanzig Gespräche

"Klar, verständlich, gut !" Emil Steinberger

Ein Leitfaden zur Befreiung des Selbst.

226 S. Farbig & s/w illustriert
ISBN 3-906410-51-X. SFr. 49.50 / € 29.80

"Ausgerechnet Du !"

Das Inzest-Tagebuch

von Sandra Weiss

Ein aufwühlender Bericht, Vorlage zum Drehbuch des gleichnamigen Schulfilms zum Thema "Familienszene – Wege aus der Gewalt".

Erarbeitet von Margrit Keller und Ruedi Welten, wissenschaftlich begleitet von Prof.Dr.Heinz Herzka

Textprobe:

" Beim ersten Mal war ich sechs, es war dieser Holzer. Der hatte mich nackt ausgezogen, einer der eine gewisse Zeit bei uns gewohnt hat. Er wollte – also hatte er die Hosen auch schon heruntergelassen, dann sind meine Brüder herbeigesprungen, zum Glück lärmend und johlend... Ich wusste nicht, was er wollte. Ich dachte, er würde mich töten, wieso zieht er dich aus? Ich dachte, jetzt bringt er mich um...."

200 S. ISBN 3-906410-30-7. SFr.42.80 / € 25.80

VON DER UNERLÖSTEN LIEBE ZWISCHEN VATER UND TOCHTER

Vom Inzesttabu und seinen Folgen

Aus dem Inhalt:

Von den Geboten, welche die verloren gegangenen Beziehungen notdürftig ersetzen. Das Dreieck: Herausforderung für Gegenwart und Zukunft. Oedipale und Inzestproblematik. Mamma mia, Mamma mia: Protokoll einer Psycholytischen Sitzung. Von der Sucht, etwas werden zu müssen. Vom verlorenen Herz zwischen Sinnen-loser Sexualität und Plastik-Spiritualität. Ehrbarkeit und zoologische Gärten. Über das Allein-Sein als Wahl. Leben füreinander. Ein Nachklang für unsere Zukunft.

272 S. Farbig & s/w illustriert.

ISBN 3-906410-45-5- SFr. 58.- / € 32.80

Geschäftsantwortkarte

EDITIONS HEUWINKEL

CAROUGE / GENEVE • BASEL / NEUALLSCHWIL

22, rue de la Filature

CH-1227 Carouge / Genève

Bücherzettel Book Order Commar

.... Ex. *Benz & Jolissaint* **Fluid Spirit Bd 1**
.... Ex. *dito.* **Bd. 2** pro Band Sfr. 58.- € 32.80
.... Ex. *Sukumar* **Upasana** Sfr. 43.80 € 25.80
.... Ex. *Dobrovolny* **Atmen** Sfr. 53.60 € 32.80
.... Ex. *Sandra Weiss* **Inzest** Sfr. 42.80 € 25.80
.... Ex. *Sponga* **Psychotherapie** Sfr. 48.50 € 29.-
.... Ex. *A.Nuscha Lanz* **Kriya Yoga** Sfr. 42.80 € 25.8(
.... Ex. *Nicolet / Widmer* **..Bübchen..** Sfr. 48.- € 2

Samuel Widmer

.... Ex. **Im Irrgarten der Lust** Sfr. 58.- € 32.80
.... Ex. **Ins Herz der Dinge...** Sfr. 58.- € 32.80
.... Ex. **Unerlöste Liebe Vater/Tochter** Sfr. 58.- € 32.
.... Ex. **Liebe äußert sich** Sfr. 58.- € 32.80
.... Ex. **Die Einsamkeit auf ...** Sfr. 58.- € 32.80
.... Ex. **Durchdrungen vom Du** Sfr. 49.80 € 33.6(
.... Ex. **Aus der Stille** Sfr. 27.40 € 13.40
.... Ex. **Ecstasy User Fibel** Sfr. 34.80 € 20.-
.... Ex. *Garz* **Narrenschwämme** Sfr. 87.- € 48.-
.... Ex. *Sergius Golowin* **Jenische** Sfr. 42.80 € 27.8(

August E. Hohler

.... Ex. **Zärtlichkeit** Sfr. 19.80 € 13.60
.... Ex. **Gegen den Strom** Sfr. 36.90 € 24.50
.... Ex. **Mit der Türe ins Haus** Sfr. 34.70 € 23.80
.... Ex. **Diese Welt oder keine** Sfr. 39.80 € 26.70

Name: ....

Adresse: ....

....

Tel. .... Fax .... E-Mail ....

Lieferung gegen Rechnung zahlbar an Deutsche Bank Lörrach oder

EDITIONS HEUWINKEL
22, rue de la Filature, CH-1227 Carouge/Ge
Tel. +41 (0)22 342 8676 Fax +41 (0)22 300 (
E-Mail heuwinkel-edition@bluewin.ch www.librop